高等院校精编教材
高等医学院校系列规划教材

国家级一流本科专业建设项目配套教材
国家级一流本科课程建设项目配套教材
安徽省高等学校“十三五”省级规划教材

YIXUE
KEYAN FANGFA

医学科研方法

（第2版）

叶冬青◎主审
苏　虹◎主编

U0241201

北京师范大学出版集团
BEIJING NORMAL UNIVERSITY PUBLISHING GROUP
安徽大学出版社

图书在版编目(CIP)数据

医学科研方法/苏虹主编. —2版. —合肥:安徽大学出版社,2021.9(2024.6重印)

高等学校规划教材. 公共卫生系列

ISBN 978-7-5664-2249-1

Ⅰ. ①医… Ⅱ. ①苏… Ⅲ. ①医学-科学研究-研究方法-医学院校-教材 Ⅳ. ①R-3

中国版本图书馆CIP数据核字(2021)第127222号

医学科研方法(第2版) 苏 虹 主编

出版发行:北京师范大学出版集团
安 徽 大 学 出 版 社
(安徽省合肥市肥西路3号 邮编230039)
www.bnupg.com
www.ahupress.com.cn

印 刷:安徽省人民印刷有限公司
经 销:全国新华书店
开 本:787 mm×1092 mm 1/16
印 张:22.25
字 数:423千字
版 次:2021年9月第2版
印 次:2024年6月第4次印刷
定 价:65.00元
ISBN 978-7-5664-2249-1

策划编辑:刘中飞 武溪溪
责任编辑:武溪溪
责任校对:陈玉婷
装帧设计:李 军
美术编辑:李 军
责任印制:赵明炎 孟献辉

本书编委会

主　审　叶冬青

主　编　苏　虹

副主编　姚应水　张秀军　黄　芬

编　者　（以姓氏笔画为序）

王　斌　王　静　文育锋

叶冬青　朱继民　刘国礼

孙业桓　苏　虹　李宝珠

杨林胜　张秀军　陈　燕

金岳龙　姚应水　袁　慧

黄　芬　潘海峰

前 言

科学是人类探索未知领域的一种认识活动,其核心在于创新。医学科学研究是人类探索生命与疾病的本质和规律,研究与制定改造人类生存环境、维护和增进人群健康、防治疾病、提高人口素质的策略与措施的科研活动。通过医学科研活动,可以提高人们对疾病和健康的认识及比较各种医学干预的效果,为不断改进医疗干预、疾病防控和保健实施等提供科学依据。作为医学和文献学、科研方法学、数理统计学、论文写作、科技管理学等相结合的产物,医学科研方法是医学科技工作者开展医学研究的“桥梁科学”。医学科研人员和医务工作者在实际工作中会不断遇到有待认识的新问题,只有掌握正确的科研方法,才能有的放矢,充分发挥自身的聪明才智,达到事半功倍的效果。

本书是根据当前深化教育改革和发展高等医学教育的实际需要进行编写的。全书共 16 章,以医学科学研究全过程的基本知识和方法为主线,贯穿医学科研方法学的原则、理念和应用;主要内容包括医学科研选题、医学科研课题申报、医学文献检索、调查研究、常见调查设计方案、实验研究、常见实验设计方案、定性研究、医学文献阅读与评价、医学科研质量控制、医学科研数据录入与管理、医学科研论文撰写、医学科研中的伦理道德、医学科研中常见统计学错误以及医学科技成果申报。

本书在编写过程中重视系统性、规范性、先进性和新颖性,围绕“医学科研方法”课程体系和结构要求,按照“适宜、实用、可操作”等原则来组织编写;在强调掌握基本理论、基本知识和基本技能的基础上,进一步突出思想性、科学性、先进性、启发性和适用性,着重于培养学生的综合素质和实践能力,使其在系统获取医学科研方法知识的基础上,结合各自专业特点,提高自身对医学新问题的认识能力和应对能力。

参与本书编写的人员都是正在从事医学科研工作和方法教学的一线教师,他们在各自的研究领域都具有丰富的科研经历,并且在日常科研和教学活动过程中积累了丰富的素材和经验。

本书系统地论述了医学科研方法的基本知识和技能,贴近医学科研实际需要,具有实用性强和可操作性强的特点,既可作为高等医学院校各专业本科生、研究生的教材,也可作为医学专业人员从事科学研究的指导书,并适用于一线的医疗、疾病防控和保健人员作为工具书参考阅读。

由于编者水平有限及编写时间仓促,书中的错误和缺陷在所难免,敬请读者批评指正,以使我们在今后的修订中予以改正和完善。

苏 虹
2021年3月

目　录

第一章 绪 论

第一节 医学科研概述

一、医学科研的概念与意义

科学是人类特有的活动形式，是探索未知，正确反映客观世界的现象、内部结构和运动规律的系统理论知识，并提供认识世界和改造世界的方法。科学技术革命已发展成为世界性潮流，越来越深刻地改变着社会的面貌。具体来说，科学技术通过运用于生产过程，渗透到生产力各要素中，引起劳动者、劳动资料和劳动对象的变化，从而转化为现实的生产力。科学技术是当代社会的第一生产力。科学的目标是增加知识，科学研究的主要方向是探索未知世界。科学研究是永无止境、不断发展的，其核心在于创新。普及科学知识是实现社会现代化的重要措施。

目前，新的科学技术相互渗透、相互制约，已彼此密切联系，形成科学技术结构体系，对社会产生了巨大的影响。科学研究方法在长期的科技发展过程中，已形成一门独立的学科。它研究的内容是人类在认识世界和能动地改造世界的过程中如何掌握正确的方法，以达到事半功倍的目的。如果人们没有一整套方法学的指导，纵使雄心万丈，也不过如同跛脚勇士艰辛地攀登。

医学科学研究是探索人类生命与疾病的本质和规律，研究与制定改造人类生存环境、维护和增进健康、防治疾病、促进身心康复、提高人口素质的策略与措施的科学研究活动。医学科学研究同其他科学研究一样，具有探索性、创新性、继承性、积累性，以及个人独立思考与集体性等特点。它是自然科学与社会科学相结合的学科。医学科学研究的目的在于揭示人体各种生理现象和病理现象的规律，即人体生命本质以及健康和疾病互相转化的规律，并运用这些规律探索防治疾病和促进健康的技术、方法和手段，维护和增进人类的健康，为人类造福。

医学科学研究是一个极其复杂的认识过程，在这个认识过程中，既要遵循“实践→认识→再实践→再认识”这个对客观事物的认识规律,又要正确运用科研工作方法,通过各种手段获取第一手资料,再利用综合、分析、归纳、演绎等思维方式将这些资料转化为理性认识。同时,还要认真地按照科学研究的基本程序和要求开展研究工作,才能使科研选题内容新颖、研究目的明确、设计方法科学,采用的手段先进、得到的资料可靠,获得预期的科研成果。

医学科研方法是医学和数理统计学、医学文献学、医学论文写作、科技管理学等相结合的产物,是文理科相互渗透、相互交叉的学科,也是医学科技人员开展医学研究的“桥梁科学”。学习这门科学,了解科学研究中的一些基本概念以及它们之间的相互关系,对于开展医学研究工作具有非常重要的意义。法国著名生理学家克洛德·贝尔纳曾说过:“良好的方法使我们能够更好地发挥运用天赋的才能,而拙劣的方法则可能阻碍才能的发挥。”因此,医学科研方法是广大医学研究人员和医务工作者必须掌握的一门应用性极强的学科。

二、医学科研存在的问题

改革开放以来,我国医学科学研究走上了健康发展的轨道。国家在科技政策、研究经费、人才培养以及研究环境等方面,均给予了大力支持,并创造了良好的环境。经过多年来的奋斗,我国在医学研究领域与西方发达国家的差距正在逐渐缩小。尤其是21世纪以来,医学科研水平正在以前所未有的速度提升,在医学领域不仅取得许多重大的研究成果,为人类健康事业作出重大贡献,而且拥有一大批具有敬业精神和创新意识的高素质科研人才。然而,当前我国正处在社会转型期,伴随着医学科研的快速发展,也暴露出我国当前医学研究工作中存在的一些问题。

(一)医学科研功利化倾向

医学科研功利化会严重制约和危害医学的长远发展。某些机构的个别科研人员发表不负责任的、不属于自己专业领域的评论,甚至为了追逐名利,虚报成果,出现科研造假现象,在社会上造成不良影响,严重影响科研工作的正常进行。

(二)存在各自为政现象

各自为政会导致资源分散。例如,首个SARS患者在中国被发现,而且我国的“人类基因组”研究中心无论是规模还是技术水平,均不逊于国际同行,但SARS病毒基因组的测序却被加拿大和美国科学家捷足先登。造成这种结果的部分原因在于科研部门之间缺乏合作精神,没有紧急应对机制。

(三)存在基础研究与临床研究脱节现象

基础研究和临床研究各自具有不同的优势,并且具有很强的互补性。基础研究和临床研究的有机结合,可以实现资源的高效利用和共享。临床研究和基础研究脱节会导致资源的严重浪费。

(四)片面追求科研论文数量,忽视质量

过分强调发表的论文数量,并以此作为业绩考评依据,会带来许多不良后果。这不仅会导致医学研究工作中低水平重复现象严重,伪劣论文纷纷出笼,浪费时间和有限的资源,而且还会滋生不正当竞争。此时,加强科研诚信显得尤为关键。科研诚信是科技创新的基石,离开了科研诚信,创新就会受到质疑。因此,构建良好的科研环境、加强科研活动的全流程诚信管理、推进科研诚信制度化建设等,对于建设科技强国意义深远。

(五)科研管理体制有待进一步健全

部分科研管理者习惯于把眼光放在一些基金或成果的"专业户"身上,却往往忽视那些具有创新性思维的研究。医学科研本身是一种创新,要促进医学科研发展,管理的创新必须先行一步。

第二节　医学科研的特点

一、科学研究的特点

从辩证唯物主义的认识论出发,系统分析和讨论"科学研究方法学"对推动科学的发展和促进青年科学工作者的成长无疑是很有帮助的。它可以教会我们如何进行逻辑思维,如何发挥自己的聪明才智进行巧妙的工作,如何选择正确的方法进行事半功倍的研究,如何在物质世界的海洋中找到自己的目的地,以及如何披荆斩棘开出一条通往科学彼岸的征途。科学研究一般具有以下特点。

(一)探索性和创新性

科学研究是一类特殊的社会生产劳动,探索未知以及生产和发展知识是科研活动的中心任务。因此,探索性和创新性是科学研究最重要、最本质的特征,是区别于一般性生产劳动的根本所在。医疗活动是综合应用医学知识,预防和诊治疾病的过程;教学活动是传授知识,培养学生能力;而科研活动则必须创新知识。科学研究的过程是探索未知、创造和发展科技知识的过程,也就是科技知识从无到有、从少到多的发展和积累过程。探索和创新是科学研究中不可分割的两个过程,探索是创新的前提,创新是探索的目的。创新→新的发现→新的发明→新的创造则是探索的结果,是在探索过程中实现的创新。探索性和创新性特征从本质上概括和反映出科学研究的根本任务和科研劳动的真正价值,衡量科研成果水平的高低,在一定程度上取决于创新成分的大小,创新性越大,水平越高,反之水平就越低。如果没有创新,就不能称其为科学研究。

(二)继承性和积累性

科学的发展是科学知识连续增殖、积累的过程。科学研究工作是在前人的基础上进行的,离不开对前人科技劳动成果的继承。科学研究活动需要收集和积累大量的相关信息,并对已有的研究工作、研究思路和方法等进行系统的分析、评价、整理和加工。只有这样,才能在前人或他人已有工作的基础上提出新的目标任务和研究方案。在研究过程中也要不断收集、整理、分析和积累资料。这些都反映了科研工作继承性和积累性的特征。

(三)在个体性基础上的集体性

科研活动以脑力劳动为主,其成效主要取决于劳动者的学识和能力。在现代科学研究活动中,研究者的学识和能力既包括研究者个人的学识和能力,也包括研究者集体的学识和能力。个人尤其是科研活动组织者或学术技术带头人的才能,无疑决定了科研工作的成效和水平。中世纪到19世纪科学技术的发展水平很低,各门学科基本上都是独立发展,各学科研究的问题也不十分深入。一个科学家往往可以在几个学科里同时做出成绩,如伽利略、笛卡儿和牛顿等科学家几乎都是有名的哲学家、物理学家、天文学家和数学家。但是,随着现代科学技术的高速发展,科研规模越来越大,科技发展的综合性越来越强,人们对自然科学的研究已经集中在某一学科或某学科中的一小部分,任何有才能的科学家单凭自己的个体劳动已经无法完成重大的科研任务,科研劳动者的集体劳动——科研协作是必不可少的。当然,这种协作应当是在学术带头人先进的学术思想、完整的研究战略意图指导下的分工合作,是有计划、有组织的分工合作,而不是科研劳动者个人的简单组合。

二、医学科学研究的特点

医学科学研究同其他科学研究一样,也具有探索性、创新性、继承性、积累性,以及个人独立思考与集体性等特点。但与其他学科的研究工作相比,医学科研具有自身鲜明的特征。

(一)医学科研的对象特殊

医学科研的对象主要是人,人是世界上最复杂、最高级的生命体,既具有生物性,又具有社会性;既具有一般的生理活动,又具有特殊的精神活动。人体的生命现象既不能简单地用一般物理化学运动的规律来解释,也不能简单地用一般的生物学规律来解释。所以,医学科研除了考虑生物学因素外,还必须考虑心理因素、自然环境因素、社会环境因素等对人体产生或可能产生的各种影响。医学科学研究必须确保人身安全,绝不能直接或间接对人体健康造成损害。既不能借口为了更多人的健康和安全，而损害少数受试对象个人的安全；也不能将一些无安全保障的初步研究结果盲目地应用于人群；更不能搞一些弄虚作假的研究成果，来危害社会、坑害他人。为了确保研究结果准确可靠，医学科研工作必须进行科学严密的设计，必须遵守国家有关技术规范和安全标准。

(二)医学科研的实施困难

医学科研的成果最终还是被用于指导医疗、保健的实践，在防病治病中发挥积极的作用。但医学科研的对象是人，因而对其要求倍加严格。这种严格的要求从伦理道德的角度来看是非常必要的，也正是医学科研的严肃性之所在。但这却给医学科研增加了更大的困难，这种困难在其他学科的研究工作中很少能体会到。其他学科可直接利用和处理自己的研究对象，向其施加各种干预因素，需要时可以剖而视之，甚至完全毁坏。医学科研显然不能如此，根据不损害人体健康、保障人体安全这一原则，许多实验不允许在人体上直接进行，必须采取间接的模拟方法，如动物实验，然后才逐步进行临床试验。

(三)医学科研的内容复杂

为促进人类的健康，各种医学研究都是以人体为中心展开的。人体既具有各器官系统的独特性，又具有其对立统一的整体性；既有特殊的内在活动规律，又受到复杂的外界环境影响。医学研究的对象看似简单，仅仅是人体，但以此为中心展开的研究范围却十分广泛。在研究深度方面，对人的生老病死的每一个阶段都要进行研究；在研究广度方面，对周围自然环境和社会环境中可能影响人体健康的各种因素也要进行分析。这种深度与广度之间的关系交织在一起，使得医学科研的内容变得十分复杂，任何其他学科的研究都难以与之相比。当前，医学模式从单纯的生物医学模式转变为生物—心理—社会的综合医学模式，医学科学既分化又综合且以综合为主的发展趋势都充分证明了这一点。特别是近几十年来，医学有了飞速的发展，这也是由于许多新兴学科的建立和边缘学科的产生，如分子生物学、分子遗传学、分子免疫学、分子药理学、细胞生物学、分子内分泌学、分子生理学等。

第三节　医学科研的基本过程

一、医学科研基本原则

(一)伦理原则

医学研究成果在造福人类的同时，也可能带来一些伦理问题，如转基因技术、器官移植技术等,而这些问题的解决则需要道德法规的指导。例如,吸烟与肺癌的因果关系研究,就不能采用实验设计人为地规定一组人吸烟,另一组人不吸烟,前瞻性观察若干年,比较两组的发病率,以证实吸烟与肺癌的因果关系;而只能用病例对照研究或队列研究等分析性研究来进行。再如,临床药物研究必须先对该药的药理、毒理作用有比较全面的了解后,才能进行临床试验。因此,医学科研中必须强调医学伦理的指导与规范作用。

1. 自主与知情同意原则 医学研究过程中,受试对象应依据自主与知情同意原则,在对研究目的、方法、可能获益和潜在伤害等充分知情的基础上,对是否参与干预研究发挥自主决定权。知情同意原则也是临床医学科研应遵循的核心原则。

2. 平等与公正原则 医学科研中应依据平等与公正原则,无论受试对象的年龄、性别、民族种族、社会经济状况如何,都应给予他们应有的尊重。研究者和受试对象应达成一种平等合作的关系,而不是隶属关系;研究者不能利用医疗上的主动地位随意操纵受试对象,应同等对待每一位受试对象。

3. 保护受试对象权益原则 保护受试对象的生命健康是医学实践的前提。医学研究中对受试对象的选择应慎重,应综合分析受试对象的生理、心理及社会等多方面信息,权衡其负担和受益,充分告知受试对象目前最有利的研究方案和可供选择的医疗手段。同时,应特别关注受试对象中是否有弱势人群,做到保障其权益。

4. 有利和不伤害原则 由于医学科研中实施的诊疗手段往往存在双重性,在带给受试对象健康受益的同时,有可能或不可避免地给其造成某种伤害。因此,要求研究者在科研实施中始终将受试对象的健康放在首位,遵循最优化原则,即以无损健康或影响最小、风险小于利益为原则,尽量以最小的伤害去获取患者的最大利益。

(二)对照原则

有比较才能鉴别,许多问题就是在对比中得到澄清的。临床研究中由于个体差异大,影响因素多,试验条件难以标准化,此时没有严格的对照,许多问题很难得到肯定的结论。例如,像普通感冒等一些疾病都有明显的自愈倾向。即使像恶性肿瘤这些病死率较高的疾病也不一定 100%死亡,患者的存活时间也会长短不一。至于像高血压、糖尿病和肾炎等慢性疾病,病程中也有自行缓解和反复发作的现象。因此,在判断某些药物的作用、某些因素对疾病预后的影响时,没有严格的对照就难以说明问题。即使是描述性研究,如某种疾病的自然史研究、疾病的临床表现以及无对照的一组病例防治效果分析或流行状况调查等,它们虽然没有设立对照,但在分析结果时还是要与过去的经验或资料进行对比。只不过这种对照是历史对照或潜在的自身对照。

1. 空白或安慰剂对照 空白是指对照组不施加任何处理；安慰剂是指用一种对自然病程不产生任何影响的制剂作对照，常用的有淀粉、乳糖等，制成与实验组颜色、大小、气味、外形完全相同的制剂，以便于盲法的实施。二者共同的特点是保证对照组保持其固有的自然特征，可清楚地分析处理因素的作用。即凡是改变自然过程的，均可认为产生了作用。

2. 标准对照 所谓“标准”，是指肯定为有效的处理方法。如杀灭病原体有效的抗生素或其他抗菌药；退热、抗心衰、降血压、降血糖等有肯定效果的对症处理，标准对照是治疗研究中最常用的对照。标准对照既能得到肯定的结果，又能符合道德伦理要求，是一种很好的对照。它适用于那些有肯定疗效的治疗方法的疾病，但目前尚无特效治疗方法的疾病则无标准对照可寻。

3. 实验对照 除所研究的实验因素之外，对照组与实验组的其他伴随因素完全一致。如用狗做胆总管结扎术，研究胆道梗阻后引起的胆道感染来源与机制问题。对照组必须给予同样的手术过程，只是不做结扎胆总管这一步骤，以排除手术过程中其他因素的影响。这种对照一般用于动物实验。有些治疗措施要通过静脉注射或静脉滴注来处理，那么对照组也应该采用同样的溶剂注射或滴注，以避免这种溶剂对结果的影响，这也算实验对照。

4. 交叉对照 即在实验过程中将研究对象随机分成两组，在第一阶段，一组人群给予干预措施，另一组作为对照，干预措施结束后，两组对换实验。这样，每个研究对象兼作实验组和对照组成员。但这种对照必须有一个前提，即第一阶段的干预措施不能对第二阶段的干预效应有影响，这在许多研究中难以做到。

5. 自身对照 即实验前后以同一人群作对比。如评价某预防规划实施效果，在实验前要规定一个足够的观察期限，然后将预防规划实施前后的人群疾病与健康状况进行比较。

(三)均衡原则

为了保证对比研究所得结果的准确可靠，除了选择合适的对照外，组间的可比性也非常重要。可比性是指实验组与对照组之间比较的背景相同或近似的程度。必须是两组差异无统计学意义，即在均衡性良好的情况下才能排除其他伴随因素的混杂，保证结果的准确可靠。

1. 配对 以已知的对结果可能产生影响的非处理因素作为配对条件，选择与实验背景条件相同者为对照同时进入研究，称之为配对研究。本法适用于病例对照研究，多以病例组为准，再从对照组中找出合适的对象进行比较分析，配对背景条件主要有性别、年龄、职业、文化水平、经济收入、营养状况等一般情况，还有手术、临床分型、病情和病程等情况，即考虑对结果有影响的非处理因素。同时也必须注意防止要求过分严格,否则会导致挑选对照困难,甚至难以找到符合条件的对照。所研究的处理因素绝不能列入配对条件中,如果两组间处理因素构成的差异无统计学意义,则处理因素的实际意义将被掩盖,造成匹配过头。因此,必须充分利用专业知识,选择好必要的配对条件,以利于研究工作的顺利进行。

诊断试验研究中一份标本同时用两种方法进行检测是配对处理的另一种方式。前瞻性研究中的自身前后对照试验、交叉试验也是配对的一种形式,可比性均较好。以人为研究对象的研究,尤其是用患者来做前瞻性研究时,很难遇到有两个条件相似的患者同时入院接受研究,因而限制了配对研究的实施。

2.分层　比较是在单个患者中按一定的条件进行配比,分层则是先按对结果可能有影响的因素进行分层,将一些条件相似的人群归为一层,再在此层中进行分组,接受不同处理,以获得较好的可比性。如按年龄分层,则老年人与老年人相比,中年人与中年人相比,青年人与青年人相比,分别观察其结果,以防止年龄对结果的影响。其关键在于找准分层因素,分层不宜过细,以免实施困难。有人主张研究的实施过程不需要分层,而在资料分析时采用分层分析法,以排除混杂偏倚和识别交互效应对结果的影响。

3.随机　随机抽样是指样本来自同一总体,按机会均等的原则进行抽样,保证样本对于总体的代表性。随机化分组是指研究对象中每一个体被分到实验组和对照组的概率是均等的,保证组间均衡。"随机"不等于"随便",对随机的概念不要误解和滥用。

(四)重复原则

随机化分组或抽样可较好地消除非处理因素造成的偏差,但这并不是绝对的,并不能消除机遇所造成的误差。理论上讲,只要是抽样研究,就一定会有抽样误差造成的机遇存在,机遇只能缩小而不能完全消除。医学科研中常会遇到一些意想不到的成功与失败,例如,牛痘苗的发明就是Jenner在做实习医生时,偶尔遇到一个挤牛奶工,发现挤牛奶工很少患天花而得到启发,经过他锲而不舍的努力,终于发现了牛痘预防天花的作用。这只是一个成功的例子,但更多的偶然发现是机遇造成的偶然结果,大多数经不起实践的检验而被淘汰。实践是检验真理的唯一标准,重复就是多次实践。因此,任何实验必须在多次的重复中得到相同或相似的结果,才是准确可信的,可见重复原则的重要性。

二、医学科研的四个步骤

医学科学研究的探索性、创新性、复杂性、继承性、积累性,以及个人独立思考与集体性等特征,决定了医学科研工作必须遵循一定的工作程序,科学合理的科研程序可以有效地指导研究活动,使科研工作符合科学规律,以取得科学的研究成果。医学科研的基本程序可概括为选题与制订计划、计划的实施、资料的整理与分析、研究总结四个阶段。

(一)选题与制订计划

1.选题　选题就是在阅读大量文献的基础上，经过科学思维确定研究的具体题目，即要认识或要解决的问题，也就是提出研究问题，确定研究目的、研究内容，形成科学假说的过程。科研选题是医学科研的第一个决策，是具有战略意义的首要问题，它直接决定了科研工作的水平、意义和价值，也直接关系到医学科研工作的质量和效益，关系到科研工作的成败。爱因斯坦说过："提出一个问题往往比解决一个问题更重要，因为解决问题也许仅仅是一个数学上或实验上的技巧而已，而提出新问题、新的可能性、从新的角度去看问题，却要有创造性的想象力，而且标志着科学的真正进步。"所选择的科研课题应当具有客观需要、意义重大、目标明确、立论充分、起点水平高、学术思想新颖、特色突出、创新明显、可行性良好等特点。科研题目的字数看起来不多，但它却集中体现了选题者的科学假设和理论水平、实验方法以及要达到的预期结果和目的；它是贯穿整个医学科研过程的中心思想和指导医学科研中各项工作安排的主线，对研究工作成效的大小、成功与失败起着决定性的作用。

科研选题过程是积极的创造性思维过程，这需要我们从纷繁复杂的现象中抓住事物的主要矛盾，捕捉到有重大意义和价值、有重要发展前景的研究课题。只有课题选得准、立得牢，才有可能取得成果。科研课题要有明确的目的及先进性、创造性、科学性和可行性。防止随波逐流的盲目跟从，避免低水平的重复性研究。

2.制订计划　科学研究要事先(不是事后)进行设计，就像盖房子要事先进行建筑设计一样。科学研究是在一般认识的指导下，对尚未研究过或尚未深入研究的事物进行探索。研究的目的在于揭示事物内部之间的联系，正确回答和解决所提出的问题。科研计划的制订主要是为了保证科研结果符合"四个性"，即实用性(适用性、目的性、可行性)、独创性(先进性)、重复性和经济性。计划的主要内容有：

(1)动机与意义。为什么要选这个题目？依据是什么？这部分还要讲述该研究的意义与重要性。

(2)目的。必须用最简洁的文字列出研究目的，亦可分主要目的和次要目的逐一列出。

(3)方法。研究和实验方法、技术路线是达到研究目的的手段，它在一定程度上反映研究者的学术水平和技术水平。这部分主要包括方法简介、基本条件、测定指标和偏倚的控制等。

(4)进度。在医学科研的内容、方法和指标明确后，可根据工作量的大小和实验流程的需要来安排计划进度。计划进度既要紧凑,又要有机动的余地,不可定得过于机械。

(二)计划的实施

在实施阶段,要按照科研设计方案进行观察和实验,科研人员通过这一科研活动获得第一手客观事实资料,作为理性思维的物质基础和前提。收集的资料必须全面、客观、准确地反映研究对象,反映事物的本来面目。研究者要格外关心资料的完整性、可重复性和真实性,切忌主观性和片面性。医学科研的研究类型主要有描述性研究、分析性研究和实验性研究。

1. 描述性研究　描述性研究是一种没有对照或仅有历史(潜在)对照的设计方案,如基础医学研究中的形态和功能描述、临床病例报告、临床分析、未设对照的治疗、诊断报告、疫情的流行病学调查以及疾病自然史的描述等,均是此类研究。描述性研究常常是许多研究的起步阶段,在对此问题有一定了解后,再采用论证强度较高的设计方案进行更深层次的研究。描述性研究的缺点主要在于所得到的结果是一种静态资料;另外,若人群流动性大,则每次研究的偏差会较大。

2. 分析性研究　分析性研究主要包括探索性病例对照研究、检验性病例对照研究、巢氏病例对照研究、前瞻性队列研究、历史性队列研究和双向性队列研究等。前瞻性研究(以队列研究为代表)是一种由因及果、从现在(或过去)看未来的研究路线;回顾性研究(以病例对照研究为代表)是由果及因、从现在回顾过去的研究路线。

3. 实验性研究　实验性研究是医学科研设计中论证强度最高的一种。从理论上讲,一切医学研究都必须经实验性研究验证才能得出确切的结果,这一要求在有些研究中也能做到。实验性研究与其他类型研究的主要区别是,实验性研究人为地施加了一项或几项干预措施。

(三)资料的整理与分析

资料处理是对观察与实验中所收集到的大量数据资料进行科学的加工,为最后的理论分析和科学抽象奠定基础。凡是与研究目的相关联的正反两方面资料都应当选取,不能只选用与预期结果相符合的资料,舍弃与预期结果不符合的资料。否则,就可能出现重大偏差,甚至导致错误的研究结果和结论。对数据资料的加工整理,应当依据科研设计正确应用统计学方法,误用统计学方法必然出现结论性错误。合适的统计方法和统计软件对结果的判断非常重要。在对数据资料的整理中,应当就各种偏倚对研究结果的影响作出估量,可采用分层分析、多元协方差分析或 Logistic 回归分析,尽量减少混杂偏倚,必要时要补充进行部分实验和观察。在资料整理中,判断所收集资料的可靠性还要有一定的工作经验和专业知识。对一些一时不能确定下来的资料,不要轻易地作出判断和处理,应该进行检查、核对和思考。一切原始资料均应积累和保存，以备重新整理和查阅。

资料分析是十分复杂的问题，它是通过归纳与演绎、分析与综合、具体与抽象等许多思维形式实现的。

1.归纳与演绎　人类的认识秩序总是由特殊到一般，又由一般到特殊，循环往复，以至无穷。所谓“归纳”，就是从个别到一般，从个别事实走向一般概念、原理的思维方法。所谓“演绎”，就是从一般到个别，从一般的原理、概念出发走向个别结论的思维方法。归纳和演绎各有各的特定作用。归纳的重要性在于，它是在对客观事实进行逻辑抽象的过程中，从客观事实中得出一系列概念和判断，使认识有一个坚实可靠的基础，因此，它在经验科学中起着特殊的重要作用；演绎是从概念到概念、从判断到判断的推理，它在理论科学中的应用尤为突出。

2.分析与综合　分析方法是对客观对象的分解，是把客观事物的各个部分、各个侧面、各种特性从整体中分解出来，分别进行研究的方法。我们平常说的“解剖麻雀”，就是分析的方法。综合就是在分析的基础上进行科学的概括，即把对事物各个部分、各个侧面、各个特性的认识统一为对事物整体的认识，以实现从整体上把握事物的本质和规律。

3.具体与抽象　理性认识的形成、发展和深化的过程还表现为从感性具体到抽象再到理性具体的过程。作为认识对象的客观事物都是具体的，人的认识绝不满足于此，而是要从感性过渡到抽象，深入把握事物的本质。

（四）研究总结

研究总结是医学科学研究工作的最后一道工序，科研工作完成后应写出工作报告和（或）科研论文，如果没有写出研究总结，则科研成果无从体现，不能发挥传承和交流的作用，因而所做的研究工作也就没有意义。因此，医学科研工作者应基于科研过程，通过分析、归纳与演绎等方法，将科研成果上升到学术水平，并及时地把科研成果推广出去，为广大的医务工作者和科研人员服务，以促进医学科学技术的不断发展，为防病治病和促进健康服务，实现医学科研为人类造福的目标。

（苏　虹　叶冬青）

第二章 医学科研选题

一项具体的医学科学研究始于课题的选择，课题一旦确定，整个研究活动的目标和方向也就随之确定。选题观点是否正确，选题方法是否恰当，不仅直接关系到项目研究的水平和成果的大小，还与研究的成败、研究的效率密切相关。如李四光在《地质力学之基础与方法》中指出："做科学工作最使人感兴趣的，与其说是问题的解决，怕不如说是问题的形成。……正确地提出问题等于解决问题的一半。"课题选择不仅是科研的起点，更是贯穿于项目研究的全过程，且自始至终占据主导地位，是科研工作基本内容和目标的高度概括，是指导和安排科研工作的主线，是科研设计和实施的主要思想。只有确定了要研究的问题，才能确定研究题目，制定研究计划和研究方案。

第一节 医学科研选题概述

按照一定的科学依据，为解决一个科学问题提出的包括具体目标、研究设计和实施方案与措施的最基本单元，称为课题。一个研究课题应包括四个基本内涵：明确的研究目标，解决问题的具体方法和依据，达到目标的设计方案或技术路线，完成课题的基本条件。科研选题是根据选题的原则和要求，遵循选题的程序，确定具体研究课题的过程；它集中体现了研究者的科研思维、理论知识、实践能力及研究所要达到的目的。医学科研工作者应该根据实际，围绕社会发展需要，发挥自身优势，选择合适的医学科研课题。

一、医学科研课题的来源

医学科学的研究领域广泛，每个领域都存在着大量的医学科研课题，现象与理论之间的矛盾、质疑精神与创造性思维的结合以及实际医学需要等都可以产生诸多医学科研课题。医学科研常涉及某一疾病或健康状况的病因、发病机制、诊断、治疗、预后和预防等方面的问题。

(一)医学实践

医学科研选题首先要面向医学科学研究中的实际问题,形形色色的医学现象、医学行为和医学事件,以其横向的丰富性和纵向的经常性成为各种医学科研选题的主要来源。

医学科研工作首要解决的是临床医学的应用技术问题,由此决定了必须以应用研究为主,但若仅局限于应用研究和开发研究,势必会受到基础理论问题的制约和困扰;为了解决这两类研究中提出的各种理论问题,则有必要开展相应的基础研究,否则,医学难以从根本上提高。处理好三类研究之间的关系,各级医疗卫生部门必须结合各自的实际,因地制宜,合理调整基础研究、应用研究和开发研究课题的比例,优化资源配置,使三类课题相互支持、协调发展,形成良性循环,以获取最大的社会效益和经济效益。中等医疗卫生部门受规模、人才和设施的限制,应以应用研究和开发研究为主;随着规模的扩大,医学科研条件的改善,可以适当结合实际开展一些基础研究工作。这是培养医学科研专业技术人才、提高临床诊治水平、加强学科建设的必然要求,也是医疗卫生部门提高医学科研水平的有效途径。

(二)个人经历

从医学科研工作者个人特定的生活环境和生活感受中,也可以发现和发展起来许多有创造性且又切实可行的医学科研课题。因为个人经历是医学科研工作者参与医学生活的特定记录,是个人对医学生活的认识、感受和积淀,这为医学科研工作者观察各种现象、各种行为和各种事件提供了基本的视角和出发点。即使有的问题已经初步被了解或有了某种推测性解释,但通过自身进一步的研究和探索,常常可以帮助人们加深对问题本质的认识,甚至修正某些错误的理论,从而更好地指导医疗实践。

日常工作时要注意观察并记录自己经手的基础实验过程数据和临床资料,当积累到一定程度时,便可进行整理、归纳,进而提出新问题。遇到实际问题,要大胆提出设想,特别是在多次遇到某种现象,而现有知识又不能圆满解释时,则意味着其中存在值得探究的未知规律和原理;对医学工作中的现有方法或理论不满意,也可以加以改进、创新;在医学科研工作中,还可以不断追踪新出现的问题,提出深入的设想,进而提出一系列医学科研选题。

(三)文献资料

医学科研具有连续性和继承性,对某一个问题的每一次探索都是在前人已有认识基础上的向前推进。科研工作者将他们对医学科学世界的探索成果总结成文,这些文献资料就成为其他研究者医学科研选题的另一来源。前人或他人在医学实践中遇到的一些有争论的问题,如两种学说的对立,同一种诊断或治疗方法的两种不同结论等,都可能成为科研选题的主要来源。在医学科研活动中,真理与谬误始终进行着斗争,肯定和完善真理,否定和纠正谬误,就需要医学科研工作者去探索和验证,研究课题也由此而产生。

研究者怀着科学的审视精神,广泛展开联想,勇于对相关文献提出质疑,则利于提炼出新的医学科研课题。互联网使得检索工作在广度、深度和速度上得到了突飞猛进的发展,医学科研工作者得以准确、迅速地找到学科空白领域或近乎空白领域,进而发现新的医学科研课题。在一些医学科研论文的末尾部分,常常提出相关研究的不足和今后工作中应该继续探讨的问题,这些均是该领域内新知识的滋生点。

(四)协作要求

多学科协同研究已成为现代医学发展的总趋势,一项研究课题往往涉及多个不同的专业或学科。因此,协作是当今医学科研工作的一种重要形式。一个科研项目可分解成多个课题,而一个课题根据研究需要又可以划分为多个子课题。项目负责人往往请求更专业的单位、科室或个人参与合作这些课题或子课题,对于后者来说,这即是来自于协作要求的课题,协作课题的承担者可以和项目负责人来自同一单位的不同科室,也可以来自不同单位、不同省市甚至不同国家。

有时,医学科研工作者在接受委托后,也可在不影响其所承担任务的前提下,适当扩展研究范围,增加一些观察项目或检测指标,这样既可满足协作课题的全部要求,又能对自己感兴趣的问题进行探索。

(五)上级指令与委托

根据国民经济建设的需要或文化科学发展的特点以及医学科学的现状,各级领导机关可以从相应的角度提出一定时期内的医学科研任务,指令性地要求某些医学科研单位、高等学校或专题研究小组在规定期限内完成某些课题的研究,如国家卫生健康委员会某一时期内的攻关项目和重点研究项目、各省市一定时期内的医学科学研究与技术发展重点项目等,一般可分为临时交付和定期下达两类。在同一时期内,个人考虑自选医学科研课题时,这些项目也都具有方向性的指导意义。

(六)公开招标

随着改革开放的进一步深入,医学科研项目的分配引入了竞争机制。通过公开招标,择优支持,不仅减少了科研投资金额,缩短了科研周期,而且提高了医学科研工作的质量,加速了医学发展。

当然,在实际的医学科研工作中,常常是多种不同来源的共同作用才提出一个选题。例如,也许最初医学实践中的某种现象引发了医学科研工作者的兴趣,同时,这一现象又使他联想起个人生活经历中的某些感受、体会或经验,于是对这一现象的产生、发展、结局及与其他现象的关系等产生一定的推测和类比等。而这种推测和类比又促使医学科研工作者去阅读相关的文献，进而加以比较，若发现研究结果与观察到的现象不一致，或现有的研究对研究者的疑问解答得不够充分，甚至尚未涉及医学科研工作者所思考的问题，便会引出一个新的医学科研选题。

二、医学科研选题的要求

医学科研的目的是提高对某一疾病或健康状况的诊断水平、治疗效果，改善预后和探索病因，以便提出相应的预防措施和治疗方案。医学科学研究的选题一般遵循如下要求。

(一)重大公共卫生问题

医学科研选题要遵循“依靠科技进步，为防病治病、保护人民健康服务”的方针，选择疾病预防、治疗和健康促进等方面亟待解决的问题，作为医学科研的重要内容。疾病对人群的危害以及对社会和经济所造成影响的程度称为“疾病负担”(burden of disease)，疾病负担的常用测量指标包括：①发病指标：如发病率、罹患率和续发率；②患病指标：如患病率、感染率和残疾率；③死亡指标：如死亡率、病死率和生存率；④残疾失能指标：如潜在减寿年数(potential years of life lost, PYLL)和伤残调整寿命年(disability adjusted life year, DALY)。其中，PYLL是指某年龄组人群因某病死亡者的期望寿命与实际死亡年龄之差的总和，即死亡所造成的寿命损失，为人群中疾病负担测量的一个直接指标；DALY是指从发病到死亡所损失的全部健康寿命年，包括因早死所致的寿命损失年(years of life lost, YLL)和因疾病所致残疾引起的健康寿命损失年(years lost due to disability, YLD)两部分。DALY科学地对发病、失能、残疾和死亡进行综合分析，是用于测算疾病负担的主要指标之一。

通过对疾病负担指标的测量和评价，可以甄别出高发病率、高残疾率、高PYLL和DALY的公共卫生问题，如心脑血管疾病、恶性肿瘤和呼吸系统疾病等，这些即是医学科研工作的重点，其预期成果及其应用前景对防病治病和医学发展有重大促进作用，有利于以较少的投入和较低的成本尽快取得较大的实际价值。随着社会经济的发展和医学模式的转变，疾病谱和疾病负担也在不断发生变化，传染病的发病率和死亡率大幅度下降，慢性非传染性疾病成为全球范围内的主要公共卫生问题；另外，不同地区的疾病谱和疾病负担也存在差别，这些情况在医学科研选题时均须考虑。

(二)创新性和先进性

医学科研选题应该具有与以前的研究不同的特点，要选择前人没有解决或没有完全解决的课题,使未知转化为已知,研究的预期成果应该是前人不曾获得的结论,即要有所创新;创新体现了医学科研工作者的创造性,是医学科研选题得以成立的基本条件和价值所在。如果医学科研工作者只是在同一领域、同一范围或同一层次上重复前人的研究成果,缺乏创新性,就只能算是学习而不能算是真正的科研劳动。

创新性不是靠凭空想象,而是依赖于平时的医学工作积累和观察,通过广泛查阅国内外文献,及时掌握国内外学术信息和学术动态,最终确定课题的学术价值。创新性可分为两种类型,一是根本性创新,它带有突破性,包括在所研究领域中基本概念的建立或对原有学术观点的突破、新方法新研究手段的建立或其在新领域的拓展,基础研究的工作多强调根本性创新;二是增量性创新,它带有改进性,主要表现在对现有概念和方法的补充和改良,应用基础研究和部分应用研究多属于增量性创新。当前国际化竞争异常激烈,更要重视根本性创新,选择并研究具有自主知识产权的医学科研课题,在创新的程度上要体现国内外的最高水平。创新性的衡量取决于医学科研选题是否开拓了新领域,提出了新思想和新理论,采用了新设计、新工艺、新方法和新材料等。

随着科学技术的进步,各个领域的空白逐渐被填补。在这种情况下,医学科研工作者更应经常着眼于思想上、角度上和方法上的创新,从已有研究的某一方面挖掘出新颖独到的研究课题。具体地说,可以选择前人没有研究和涉及的课题,即填补某一医学科学领域的一项空白;或者选择前人已有研究,但随着社会的发展和进步,原有技术、方法和产品已不能满足需求的课题,本次选题出了新的实验结果或事实资料,即对以往的理论认识有所发展和补充,在原有基础上开拓新领域,解决新问题;另外,也可以选择国外已做过一些研究,但尚需结合我国医学科研实际的课题,从而填补国内空白,引进新的医学科学技术。

先进性和创新性密切相关,先进性表征了创新性的程度。二者的区别在于,创新性往往对科学而言,而先进性多对技术所指。从空间上看,创新性是指整个世界范围内,所谓前人没有的,先进性往往是对一定地区而言的。实际中,特别针对应用性和开发性的医学科研选题,具备先进性非常必要,可以通过广泛查阅文献,及时修改完善自己的医学科研选题,使之更加先进。

(三)满足社会需要

社会需要是医学科研选题的前提和动力,事先发现问题固然是选题的基础,但同时必须事先对问题的意义作出判断,即医学科研工作者所选定的课题是否能够带来效益以及效益大小;医学科研选题必须着眼于社会实践和科学发展的需要,如果一项课题并不值得花费人力、物力和财力去研究,那么它当然不值得医学科研工作者选择。这种价值可以是理论上的,可以是实践上的,也可以是理论和实践兼备的。理论价值是指该课题为一门医学学科的发展、一种医学理论的形成或检验、一种医学现象的解释、一个医学过程的理解或一条医学规律的认识等所能作出的贡献;实践价值是指该课题对现实医学生活中的具体问题能否进行科学的指导,提供合理的解决办法和管理措施。

具体实践中,应结合国家经济建设和社会实践以及医疗卫生保健事业发展的需要进行选题,特别是应用性医学科学研究和技术性医学科学研究;同时,要善于将客观需要同本学科、本专业发展有机结合起来,及时适应客观需要去开拓新的领域,形成新的学科优势和技术优势。一般来说,判断能否满足社会需要时应考虑如下三个方面:课题自身意义,社会的经济科技背景,社会的资源背景。满足了社会需要就有了明确的医学科研目标,同时还要有正确的行为目的,个人选题一般都体现了医学科研工作者的个人兴趣,这时要将理想与国家利益结合起来,要有为医学科研献身的精神。

(四)可行性

虽然医学科研的结果不能以成败定论,但是在选题之初必须考虑课题主要技术指标实现的可能性,保证课题完成后,能够基本上或至少部分地实现其预期目标。课题越重要,越具创新性,它所受到的制约也就越多,即可行性越差。

首先,医学科研的选题要符合医学伦理学原则,如研究对象的权益和隐私应受到保护,不违背其宗教信仰和生活习俗等。其次,要具备科研方案实施所需要的客观条件,如必需的仪器设备和实验条件、合格的实验动物和实验试剂、必要的人员配备、足够的经费资助和合理的时间周期等。再次,要拥有开展该课题的科研工作者及其科研团队的主观条件,即研究者是否具备开展该课题的自身条件、知识范围、研究经验、组织能力和心理素质等,甚至包括性别、年龄和体力等纯生理条件,以及学术团队的专业结构、知识结构和年龄结构的合理性。

另外,尽量结合本单位和本科室的优势与需求,争取单位领导及相关科室的支持和配合。青年医学科研工作者可在专家指导下,在前人研究工作的基础上,选择一些增量性创新的应用性课题,进一步深入研究,不断积累,以求突破,这类课题一般研究周期相对较短,易出成果;具备一定工作基础的医学科研工作者可选择一些根本性创断的基础研究课题或应用基础性课题,这类课题一般难度较大,研究周期相对较长,可取得较大成果。

三、医学科研选题的条件

选题既展示了医学科研工作者的专业理论知识,又体现了其视野的开阔性和洞察力的敏锐性。为了做出一个有价值、有新意并且可行的医学科研选题,研究者应该具备如下条件。

(一)渊博的知识

贝弗里奇说:"在其他条件相同的情况下,我们的知识宝藏越丰富,产生重要设想的可能性就越大。"可见,渊博的知识是科研选题的基础。医学科研工作者要想做出合适的选题,应该先从自身知识的积累做起。首先,不仅要具备本专业的知识,对所要研究的领域有所了解,还应不断积累邻近学科和其他专业的知识;其次,不仅要掌握前人的科研成果和研究程度,还应善于发现所在领域的知识空白,即当前尚未研究而又迫切需要解决的问题。只有熟悉和掌握已有的研究,才能了解和发现医学中那些迫切需要研究的问题。

(二)质疑精神和变换角度的思维方式

当观察到的事实与现成理论或权威的观点矛盾时,医学科研工作者应勇于怀疑,因为只有主动地怀疑、批判,才能积极地继承前人的知识,才能创造性地进行医学科研选题。

变换角度的思维方式与怀疑的态度一样重要。面对同一个医学问题,有的医学科研工作者只会硬性记忆、理解,最后掌握;而有的研究者却能打破常规,变换思路,另辟蹊径,从不同角度和不同层次去探索,提出新的医学科研选题。

(三)掌握医学科研动态

在这个知识迅速更新的时代,医学科研工作者必须具有强烈的紧迫感。只有具备较高的信息素养、较强的信息意识,才能不断学习,时刻追踪所研究领域的最新动态,更新和积累医学知识,紧密掌握前沿信息,才能为提出科学假说提供经验基础。知道哪些医学问题已经盖棺定论,哪些尚存在争议,哪些是迫切需要解决的,才便于确定自己研究的起点。否则,提出的医学科研选题便会带有很大的盲目性,甚至会重复其他医学科研工作者已经证明的事实或结论。

第二节 医学科研课题的类型

不同类型的医学科研课题,其研究的角度、深度和广度亦不同,研究方法和手段也有所差异。了解各种类型研究的特点,有利于根据研究的目的及主、客观条件确定合适的研究类型,正确指导与安排自身的医学科研。

一、基于研究目的的课题分类

(一)基础研究

基础研究(basic research)又称基础理论研究或"纯科学"研究,其任务往往不是直接解决医学领域中急需解决的具体问题,而是旨在增加科学技术知识和发现新的探索领域；基础研究侧重于研究医学领域中具有根本性质的一般规律（共性），而不考虑其特定的应用或使用目的，如认识人体生命和疾病现象、揭示生命和疾病的本质、探索生命和疾病运动的规律等，特异性不明显。基础研究的重要成果常常对整个医学领域具有深远的影响，如DNA的研究和血液循环理论的建立等，对医学科研产生了划时代的意义。

（二）应用研究

应用研究（applied research）是指利用基础研究取得的成果或确立的理论，直接解决医学中存在的实际问题的研究；应用研究侧重于研究已有的科学理论、知识、方法和技术如何广泛应用，进而开拓基础理论的覆盖范围，即在获取知识的过程中具有特定的应用目的。如采用放射免疫技术取代经典的生物学方法对激素进行检测，即是应用研究的贡献之一。研究者利用“抗原-抗体免疫反应的高度特异性”和“同位素标记的高度灵敏性”等基础研究成果，将二者结合起来建立了放射免疫测定技术，检测体液中的激素水平，克服了生物检测方法灵敏度低、特异性差和操作烦琐的缺陷。

（三）应用基础研究

应用基础研究（applied fundamental research）是针对具体实际目的或目标，主要为获得应用原理性新知识的独创性研究，包括方向已经比较明确、利用其成果可在较短时间取得技术突破的基础研究和应用研究中的理论性研究。

（四）开发研究

开发研究（development research）是指为了发展基础研究或应用研究的成果，或将这些成果转化为技术形态而进行的医学科研活动，是一种以生产新产品或完成工程技术任务为内容的科研活动。如疾病的诊断、治疗和预防措施；新药的筛选、结构测定及生物与化学合成；生物工程、细胞工程、酶工程和发酵工程用于寻找新药物；生物制品、医用生物或化学材料的筛选等。

（五）转化研究

转化研究（translational research，TR），也称转化医学（translational medicine），是将基础医学研究和临床治疗连接起来的一种新的思维方式，但转化医学的概念目前还没有统一的国际标准。该研究的基本特征是多学科交叉合作，针对临床提出的问题，深入开展基础研究，使研究成果得到快速应用。转化研究强调从“实验室到床边”的转化，又从临床应用中提出新问题回到实验室，为实验室研究提出新的研究思路。

基础研究和应用研究是辩证统一的关系，基础研究的课题大都是产生于临床实践的需要，如心血管疾病的临床需要产生了血流动力学的理论研究；应用研究进一步证实了基础研究的理论或成果，又促进了基础研究的发展。二者的主要目的都是为了增加和扩大科学技术的知识面,开发研究则主要是为了推广和开辟新的应用,往往可产生直接的社会效益和潜在的经济效益。

二、基于资料获取手段的课题分类

(一)调查性研究

调查性研究(investigation research)以现场调查和观察的方法作为资料获取的主要手段,其特征是在不向研究对象施加任何人为干预或控制的条件下,通过客观地观察和记录取得医学科研数据;基础医学各种生理数据的获得,以及流行病学和卫生学等方面的课题多采用此类研究。如疾病的发生、转归、传播和消长规律,疾病的病因,各种因素对人的致病或伤害作用,多种药物效应的交互作用等,多是依靠周密的观察和科学的调查性研究获得的。

1. 现况调查　现况调查是在特定时点(或期间),观察特定范围内的研究对象是否发生了某种医学事件以及是否暴露于某些变量,了解医学事件的三间分布情况,并可初步比较分析暴露组与非暴露组的医学事件的发生情况,或发生该医学事件的研究对象与未发生该医学事件的研究对象的暴露情况,从而探索某因素与该医学事件的关系。

2. 回顾性调查　回顾性调查是在某医学事件发生之后,以发生了该事件的研究对象作为病例组,以未发生该事件的研究对象作为对照组,回顾性地观察和记录两组是否暴露于某因素及暴露比例,然后进行归纳和分析,以检验某因素与该医学事件之间是否存在关联以及关联程度的大小。从因果关系的角度看,回顾性调查是先发生了医学事件(果)再调查暴露(因)情况,属于由果及因的研究,检验效能通常不高,多用于广泛探索病因或初步检验病因假设。

3. 前瞻性调查　前瞻性调查是在某医学事件发生之前,按是否暴露于某可疑因素及其暴露程度将研究对象分为不同亚组,然后随访研究对象某医学事件的发生情况以及暴露因素的相关资料,并通过比较不同亚组之间该医学事件发生频率的差异,判断暴露因素与医学事件之间有无因果关联及关联程度大小,进而得出结论。从因果关系的角度看,前瞻性调查的暴露(因)在前,医学事件(果)在后,属于由因及果的研究,检验效能较高。

三类调查的论证强度由大到小依次为前瞻性调查、回顾性调查和现况调查。现况调查同时调查医学事件和暴露因素,通常不易判断医学事件和暴露的发生何者为先,何者为后,难以明确因果关系。回顾性调查存在不可控的回忆性偏倚等因素,前瞻性调查则可以按照严密的医学科研设计方案进行,故前瞻性调查较回顾性调查所获得的资料更为可靠,结论可信度更高。诚然,由于调查性研究不能人为地控制各种干扰因素,因此研究结果的科学性受到一定限制。当然,通过严密的科研设计，可以尽量地控制非研究因素对调查结果的影响，从而提高此类研究结论的真实性。需注意，现在许多期刊对调查性研究稿件也要求提供医学伦理学论证报告。

（二）实验性研究

实验性研究（experimental research）以实验作为收集资料的主要手段，此类研究可以主动地对研究对象施加一定的处理因素，并可通过随机分组、有目的地设置各种无偏倚的对照等，增强实验组和对照组间的可比性，控制一些主要非研究因素的影响，从而获得更为可靠的数据资料，为验证假说提供有力的证据。实验性研究既可应用于病理学、生理学、药理学等基础医学研究，也可应用于临床疗效观察、临床药理学观察以及社区干预试验。

根据研究对象的不同，实验性研究可以分为体外细胞实验研究、体内动物实验研究、临床试验研究和社区干预试验研究等。体内外实验以符合要求的细胞或动物为研究对象，利用物理、化学、生物学基础实验方法开展研究，探索疾病与健康的机制，根据获得的结果，逐步过渡到人体。如毒物的致畸、致癌和致突变实验、药理实验以及损伤、手术的病理变化实验研究等。由于动物和人体的差异性，在充分的动物实验研究基础上，有些医学科研课题还需要人体临床试验进行验证，以便作出科学的结论。临床试验是以病人为研究对象，以临床为基础，对临床效果作出评价的医学科研活动。一般局限于对受试者身心无损伤的试验，目前多为某种药物或某项疗法的效果观察。社区干预试验以社区人群为研究对象，观察某项保护措施减缓或降低某种危险因素致病的效果，如对新生儿注射乙肝疫苗后预防乙型肝炎的作用，在克山病流行地区指导人群加服硒剂、观察克山病发病率的变化等。

以人为研究对象的实验性研究需要控制的非处理因素较多，如人的性别、年龄、病程、病情、心理因素、依从性等，故在设计与分析时要注意这些因素的组间均衡性以及它们对研究结果的影响。另外，实验性研究必须符合医学伦理学要求。

（三）资料整理性研究

在医学科研工作中，不是进行直接获取数据资料的研究，而是对已有资料进行整理和分析，综合前人或别人的研究成果，并从中发现新的知识，得出结论，这类研究即是资料整理性研究。如基于文献研究的系统综述（systematic review）与Meta分析（meta-analysis），以及基于医疗卫生相关记录的数据挖掘等。

系统综述是一种系统地、定量地总结和整合现有文献、进行科学推论的研究方法，其本质是综述，目的是总结；Meta分析是系统综述中用来定量地整合多个有关研究的结果，以获得能够代表这些研究平均结果的统计学方法。数据挖掘则是从大量的、不完全的、模糊的、随机的数据中，提取隐含在其中的、人们事先不知道但又是潜在有用信息和知识的过程。住院病历、诊疗记录、报销系统、健康档案、卫生防疫部门的监督材料等现成的资料都可以作为数据挖掘的资料来源,用于分析探讨疾病的治疗效果、疾病的消长规律、环境因素对健康的影响和各种预防措施的实际效果等。

资料整理性研究可以作为调查性研究和实验性研究的基础,也是医学科研选题的主要参考。

第三节　医学科研选题的方法与基本程序

一、医学科研选题的方法

从纷繁复杂的医学实践中甄别、筛选进而提出一个具体、明确、针对性强的科研课题,没有普遍适用的方法。简单地说,它要求医学科研工作者依靠其掌握的理论知识和社会阅历,善于观察,勤于分析,不唯上,不唯书,勇于批判,善于推理。

(一)同步选择法

一方面,医学科研选题要适应科学发展的总趋势,注意与科学发展主流,特别是"带头学科""新兴学科"和"前沿学科"等同步;另一方面,医学科研选题还要与国家和社会需要同步。

(二)阶段分析选择法

医学科研的发展阶段不同,人们对研究对象的认识深度、所获取知识的数量和形态也随之不同,故有待于进一步研究的主要内容和研究方法也不尽相同。因此,在进行医学科研选题时,首先要充分了解该学科或领域的发展历史,分析其所处的发展阶段,以便根据不同特点选择不同性质的课题。具体地说,处在学科诞生阶段的医学科研选题应抓住源头;处在学科发展阶段时则是以实验研究为主;如果学科已进入成熟阶段,研究重点就要从实验转向理论;到了学科相对饱和阶段,人们已掌握了比较丰富的知识,学科体系也基本建立,此时选题重点应放在应用研究上,即如何更好地利用已有知识,使其物化。

(三)交叉点选择法

当前,各学科领域都在不断向尖端发展,学科与学科既高度综合,彼此交叉,相互渗透,又高度分化,学科间的空隙越来越明显,而这些空隙之间常常隐藏着许多具有重大意义的医学科研课题。控制论的创始人维纳曾指出,在科学发展上可以得到最大收获的领域,是各种已经建立起来的各部门之间的无人区。因而,在不同学科的交叉点或结合部选题,具有较强生命力。

(四)移植选择法

将某学科或某几门学科、某疾病或某几种疾病、某专业或某几个专业、某领域或某几个领域的先进经验、方法、理论和思想等引入和转移至另一学科、疾病、专业和领域，为己所用，进而开发出大量新颖的课题，促进医学科研工作不断发展，新学科日趋成熟，老学科更加充实、丰满。

(五)适应需要选择法

此方法对应用性较强的医学科研课题的选择颇有价值。如进口大量生化检验分析的仪器，由于试剂难以自给，依赖进口，价格昂贵且订购过程复杂，周期较长，为了适应医学科研需要，研制国产试剂之类的选题，极有望成功。

二、医学科研选题的基本程序

一个医学科研课题的选定，不仅需要有充分的理论与实践准备，还需要有严格的科学思维程序，经历一个由粗到细、由浅入深、不断深化认识的过程。

(一)提出问题

提出问题的过程即是医学科研工作者投入到对医学科学问题探索的过程，问题以物体、有机体和自然界的事件为中心，与概念联系在一起，这些问题能引导学习者进行实证调查研究，通过收集和利用数据形成对医学现象的解释。

提出问题是判断思维是否具有独特性和创新性的一个重要依据。爱因斯坦在《物理学的进化》中指出："提出一个问题往往比解决一个问题更重要，因为解决问题也许仅仅是一个数学上或实验上的技能而已，而提出新的问题、新的可能性，以新的角度去看旧的问题，却需要创造性的想象力，而且标志着科学的真正进步。"从逻辑上说，医学问题是医学科研的起点，它推动着医学科研并获得更深入的选题。提出医学问题，用科学批判和理性质疑的医学精神去审视旧的医学问题，充分发挥创新性的想象力提出新医学问题的过程就是创新的过程。

提出问题并不能算是医学科研选题，研究者还需要把提出的问题系统化、深刻化和完善化，使其新颖性、科学性和可行性进一步增强，转化成初步的理论知识，形成假说。达到这一目的的过程，主要是依靠查阅国内外文献来实现的，通过了解该问题的研究历史、研究现状以及存在的问题，在理论上对自己所提出的问题进行合理而充分的解释，进而证实这一假说，达到医学科研选题的基本要求。

从文献中能够借鉴其他人的知识和经验，结合自身的经验总结，了解到该问题是否被解决和解决的程度，争论的焦点及今后的研究动向和发展趋势，从中得到启发和借鉴，减少浪费。如果文献显示该问题已被反复论证，作出了肯定或否定的结论，则无须做无意义的重复，而应该对未涉及的问题进行补充；如果文献显示对该问题的解决存在方法学或其他方面的问题，结论不可信，则可以部分地改进或采用新的方法进行验证。基于文献查阅对形成假说的重要作用，医学科研工作者要特别关注有代表性和权威性的专业刊物的资料,切忌以偏概全,查阅手头有限的几种刊物就急于下结论。

形成假说要敢于创新,勇于标新立异,摆脱传统医学观念的束缚;同时又要有充分的科学依据,一切从事实出发。形成假说的过程要警惕个人在思想方法上的片面性,要批判地接受别人的意见。

(二)建立假说

"假说"即是对客观问题的假定说明,是根据已知的某些医学事实与医学结论,对未知事物的规律所作出的一种猜测和推理,是有待证实的认识和理论。首先,它以一定的事实和理论为依据,以他人的研究总结或个人的前期研究工作为基础,具有科学性,而绝不是随意的幻想和毫无根据的猜测;其次,假说是基于对已有医学事实的推测,故又具有假定性,它是在观察和实验材料不足的情况下,依赖思维活动作出的,尚有待实践的检验,将来既有可能被证实,亦有可能被推翻。医学科研过程就是提出假说、验证假说和得出结论的过程。假说的建立是一个复杂的科学思维过程,一般是由医学科研工作者根据自然科学基本原理和基本规律,基于以往的科学资料并结合个人的实践经验而建立的。医学上常见的建立假说的方法有如下几种。

1. 求同法　求同法(method of agreement)是根据医学事件发生的一致性建立假说的方法,即某医学事件出现在两个或两个以上场合,并且发生该事件的研究对象均只有一个共同的暴露因素存在,则该暴露因素为该医学事件的影响因素。例如,大量的流行病学调查发现冠心病患者多可检出高血压,因而建立冠心病与高血压具有共同的危险因素(如高血脂、吸烟、肥胖等)的假说。

求同法的推理形式为:

医学事件(病例,A)		有关(暴露)因素
A, B, C	————	a, b, c
A, D, E	————	a, d, e
A, F, G	————	a, f, g
……	————	……

所以,a 是 A 的影响因素。

2. 求异法　求异法(method of difference)是根据观察到的医学事件的差异建立假说的一种方法,即某医学事件在一个场合出现,而在另一个场合不出现,并且这两个场合只有某一个因素的暴露情况存在不同,则该暴露情况的差异与该医学事件之间有因果联系。例如,John Snow 针对伦敦霍乱的流行进行观察研究,发现不同自来水公司用户的霍乱死亡率并不相同,据此首次提出了"霍乱是经水传播"的著名科学论断。

求异法的推理形式为：

医学事件(对照,非 A)		有关(暴露)因素
B, C	——————	(a 不出现), b, c
D, E	——————	(a 不出现), d, e
F, G	——————	(a 不出现), f, g
……	——————	……

所以,a 与 A 存在因果关系。

3. 类推法　类推法(method of analogize)是根据已知医学事实或医学规律推论未知医学事件,进而建立假说的一种方法,即医学事件甲中多数因素的暴露情况都和已知的另一医学事件乙相符合时,则医学事件乙中的暴露因素也可能是甲中的因或果。例如,阿托品具有扩张血管的作用,进而改善微循环,已知阿托品属于 M 胆碱能受体阻滞剂;由中药藏茄分离出来的山莨菪碱也属于 M 受体阻滞剂,因此推断它也具有改善微循环的作用,这一推断已被大量动物实验与临床试验所证实。

根据现代医学综合发展的特点,医学科研工作者还可以将相邻学科的理论和其他有关知识类推至自己的专业中来,进而建立假说。

4. 共变法　共变法(method of concomitant variation)是根据某因素的暴露剂量增加时,某种医学事件的发生频率也随之增加,进而提出两者可能存在因果关系,建立假说的一种方法。注意,在医学事件发生程度变化时,有且只有一个因素的暴露情况发生程度上的变化,才能够运用共变法建立假说。例如,印刷厂溶剂或空气中正己烷含量越高,工作时间越长,印刷工人发生周围神经传导速度迟缓的现象越明显;据此建立假说:正己烷导致神经传导异常。

共变法可以看作求同法的特例,其推理形式如下：

事件(效应,A)		有关(暴露)因素
A_1, B, C	——————	a_1, b, c
A_2, D, E	——————	a_2, d, e
A_3, F, G	——————	a_3, f, g
……	——————	……

所以,a 是 A 的影响因素。

5. 剩余法　剩余法(method of residues)是在逐一排除可能影响某医学事件的各暴露因素后,推断剩余的不能排除的暴露因素与该医学事件存在因果关系,进而建立假说的一种方法。例如,弗莱明在一次实验中发现培养皿中的葡萄球菌被溶解,该培养皿的营养成分和各种实验条件与之前完全相同,均可被排除,唯一区别在于本次培养皿中发现了青霉菌;据此建立假说:青霉菌很有可能是此次葡萄球菌发生溶菌的原因,进而发现了青霉素。

剩余法可看作求异法的特例,其推理形式如下:

医学事件		有关(暴露)因素
A, B, C	——————	a, b, c
B	——————	b
C	——————	c

所以,剩余 a 与 A 存在因果关系。

大胆推理之后尚需小心求证,假说建立之后,需要经过严密的医学科研实践验证其正确性。这一过程可能得到三种结果:一是肯定,即假说被验证,为医学发展所证实,最终成为新的医学理论;二是否定,即假说不能被实验结果所验证,甚至被推翻,即便如此,本次医学科研工作也并非没有意义,而是可以指导其他医学科研工作者不再去研究该科研选题;三是既不能肯定又不能否定,此时需要重新审查原医学科研设计及执行计划有无不足之处,以供进一步探讨。

(三)拟定题目

在提出问题和建立假说的基础上,要初步考察采用何种设计方案来验证假说,并再次结合实际,将医学科研选题的需要性与完成的可能性综合考虑,进而拟定明确而具体的医学科研题目。题目能反映出研究对象、研究因素和研究效应三者之间的关系,即本次研究的主要内容。题目还应该含蓄地体现假说的内容,并附加限定词语,以表达医学科研课题研究的性质,如“初步研究”“探讨”“临床观察”和“实验研究”等。由于不同的研究方法有不同的论证强度,在题目中列出方法学,如“随机双盲对照”“随机双盲安慰剂对照”“队列研究”和“配对病例对照研究”等,不仅醒目,而且便于文献检索,有助于提高检出效率。题目过于宽泛时,如“军团病的临床研究”,让人无从判断该研究有哪些具体内容,是军团病的临床诊断,还是临床治疗,或是新的血清学检测方法等,在实际工作中要避免这类情况的发生。

1.预实验　建立假说是一种思维活动,为验证这一认识上的产物是否正确,需要开展预实验,以熟悉方法和摸索条件,并了解自己现有的技术能力和仪器设备能否满足检验假说的需要。在预实验中,对于尚未熟练掌握的关键性技术操作方法要反复练习、多加摸索,使实验条件完全稳定下来;对于正式研究中所需要的各种试剂、器皿和材料等,亦应该初步落实,必要时还需要进行一番市场调查,以防开题之后影响研究工作的部署与进程,甚至使课题被迫中断或停止。预实验的另一个重要目的,是初步掌握研究对象对研究因素的反应情况,以及获得理想结果的最佳条件等,通过预实验获取的数据资料,也是编制科研设计的重要参考,如根据频率数据计算样本量等。

若能在预实验中取得较为理想的结果，则表明研究目标的实现已经具有较大的可能性；若在预实验中屡遇失败，则不宜在预实验中耗费大量时间和精力，而要考虑是否要更改设计方案甚至更换课题。通过预实验，可初步了解建立的假说是否具有科学性，研究方法和技术路线是否合理。预实验反映的问题也有助于进一步修正假说、改进研究方法、完善技术路线，进而使得科研设计更加严密。

2.方案论证　医学科研虽然具有很强的独立思考特性，但群体的智慧亦十分重要，方案论证就是在个人独立思考的基础上，进一步发挥集体智慧的一种体现形式。通过方案论证，可将个人对课题的认识与想法公之于众，集思广益，请与会者对自己的见解和设想进行充分讨论，进而扩展思路，补充不足，纠正偏差，堵住漏洞。方案论证也是争取广大群众对课题支持的一种好形式，对将要进行的医学科研工作大有裨益。这种以技术论证为主的讨论并不是一帆风顺的，如果有大量的事实或足够的证据，论证者可以要求对原设计草案进行大修大改，甚至可以完全否定，研究者必须认真对待并做好充分的思想准备。方案论证通常包括四个方面的内容。

(1)专题综述。为使参加论证者了解课题的意义，必须详细介绍课题的有关情况，包括研究简史、研究现状、最新进展及知识空白点等，体现医学科研工作的继承性和连续性等。

(2)初步设想。专题综述摆出既往事实，解决了课题的历史发展问题，而有关未来的问题则要通过初步拟定的科研设计草案来解决。初步设想包括研究设计中各项内容的拟定过程及其主要依据，甚至包括医学科研工作进度和经费计算方法等，以供与会者讨论各项内容计划是否合理以及有无遗漏。初步设想是方案论证的重点。

(3)完善设计。论证结束后，医学科研工作者要及时整理记录，认真分析提出的各种问题，在集思广益的基础上，对原设计草案中的不当之处作出修改、补充或加工，使之更加完善。此工作可减少正式研究中遇到的困难，增加取得预期效果的可能性。

(4)比较论证。课题承担者通过不同的科研草案和预实验结果，发现有数种研究方法可供选择，但经反复比较依然难以确定何者最佳，希望广泛听取意见，得到参加论证者的帮助，此时就需要比较论证。比较论证是方案论证中的一种特殊形式，即同时提出多个不同的方案，分别说明其自身的优缺点，请参加论证者帮助比较和选择，全面权衡利弊后确定一个最佳方案。

拟定的题目并不是一成不变的，在具体医学科研过程中，如果有了新的发现，可以对原来的题目扩展、修改或补充，甚至重新拟定。一个正确的医学科研课题，从选题到研究工作完成，都在不断进行调整，使之逐渐完善。

通过上述程序拟定医学科研课题后,便可以制定研究设计方案。若符合各级政府组织的课题或科学基金资助的课题的要求,即可上报相关主管部门,参加招标;若作为个人自拟课题,即可着手开展相关研究工作。

(朱继民)

第三章 医学科研课题申报

医学科学研究是以正确的观点和方法，探索与医学有关的未知或未全知的事物或现象的本质及规律的一种认识和实践。医学领域会不断出现新问题，如何针对发现的新问题选择适当的研究方法，并解决问题，是医学科学研究人员应学习和掌握的方法。开展医学科学研究的前提是获得资金资助，而要获得资助就必须了解科研项目的来源及项目申报书的撰写等。本章重点介绍科研课题的来源、立项的原则、项目申报书的撰写等内容。

第一节 科研课题的来源

科研项目依据项目经费来源分为纵向课题和横向课题两种。纵向课题经费主要来源于各级公共财政经费，经费来源包括国家、省(市)和院校等；横向课题经费则来自非公共财政经费，经费来源包括国内外企事业机构等。

一、纵向课题

(一)国家部委层面项目

国家部委层面项目主要包括国家科技部、国家自然科学基金委员会、国家教育部、国家卫生健康委员会、国家发展和改革委员会等部门设立的科研项目。

1. 国家科技部设立的项目

(1)国家科技重大专项。国家科技重大专项是为了实现国家目标，通过核心技术突破和资源集成，在一定时限内完成的重大战略产品、关键性技术和重大工程，是我国科技发展的重中之重。《国家中长期科学和技术发展规划纲要(2006—2020年)》在重点领域中确定一批优先主题的同时，围绕国家目标，进一步突出重点，筛选出若干重大战略产品、关键共性技术或重大工程作为重大专项，充分发挥社会主义制度集中力量办大事的优势和市场机制的作用，力争取得突破，努力实现以科技发展的局部跃升带动生产力的跨越发展，并填补国家战略空白。确定了转基因生物新品种培育,重大新药创制,艾滋病和病毒性肝炎等重大传染病防治等 16 个重大专项,涉及信息、生物等战略产业领域,能源资源环境和人民健康等重大紧迫问题,以及军民两用技术和国防技术。

(2) 国家重点研发计划。国家重点研发计划面向事关国计民生需要长期演进的重大社会公益性研究,以及事关产业核心竞争力、整体自主创新能力和国家安全的重大科学问题、重大共性关键技术和产品、重大国际科技合作,按照重点专项的方式组织实施,加强跨部门、跨行业、跨区域研发布局和协同创新,为国民经济和社会发展主要领域提供持续性的支撑和引领。重点专项是国家重点研发计划组织实施的载体,是聚焦国家重大战略任务、围绕解决当前国家发展面临的瓶颈和突出问题、以目标为导向的重大项目群。重点专项下设项目,根据项目不同特点可设任务(课题),指南以项目形式进行征集。

(3) 技术创新引导性计划。

1)科技惠民计划。为贯彻落实《国家中长期科学和技术发展规划纲要(2006—2020 年)》,加快科学技术成果的转化应用,发挥科技进步在改善民生和促进社会发展中的支撑和引领作用,科技部和财政部组织实施科技惠民计划。该计划坚持面向基层,依靠科技进步与机制创新,加快社会发展领域科学技术成果的转化应用。通过在基层示范应用一批综合集成技术,推动一批先进适用技术成果的推广普及,提升科技促进社会管理创新和服务基层社会建设的能力。其资助范围主要包括人口健康、生态环境、公共安全等与社会管理和社会发展密切相关的科技领域,其重点任务是:支持基层开展具有导向作用先进技术成果的转化应用,提升技术的实用性和产业化水平;支持基层开展重点领域先进适用技术的综合集成和示范应用,推动先进适用技术在基层公共服务领域转化应用。

2)星火计划。星火计划是经中国政府批准实施的第一个依靠科学技术促进农村经济发展的计划,是中国国民经济和科技发展计划的重要组成部分。

2. 国家自然科学基金委员会设立的项目　“十三五”期间,国家自然科学基金适应基础研究资助管理的阶段性发展需求,统筹基础研究的关键要素,逐步构建探索、人才、工具、融合四位一体的资助格局。其中,探索项目系列以获得基础研究创新成果为主要目的,着眼于统筹学科布局,突出重点领域,推动学科交叉,激励原始创新;人才项目系列立足于提高未来科技竞争力,着力支持青年学者独立主持科研项目,培育优秀人才团队;工具项目系列主要着眼于加强科研条件支撑,特别是加强对原创性科研仪器研制工作的支持,开拓研究领域,催生源头创新;融合项目系列面向科学前沿和国家需求,聚焦重大基础科学问题,推动学科交叉融合,推动领域、行业或区域的自主创新能力提升。

(1)面上项目。面上项目是国家自然科学基金资助项目数量最多、学科覆盖面最广的一类项目资助类型，面上项目经费占各类项目资助总经费的45%以上。面上项目支持从事基础研究的科学技术人员在科学基金资助范围内自主选题，开展创新性的科学研究，促进各学科均衡、协调和可持续发展。自然科学基金委每年发布《国家自然科学基金项目指南》，提出资助范围及申请注意事项等引导申请。

(2)重点项目。重点项目支持从事基础研究的科学技术人员针对已有较好基础的研究方向或学科生长点开展深入、系统的创新性研究，促进学科发展，推动若干重要领域或科学前沿取得突破。重点项目应体现有限目标、有限规模、重点突出的原则，重视学科交叉与渗透，有效利用国家和部门现有重要科学研究基地的条件，积极开展实质性的国际合作与交流。

(3)重大项目。重大项目面向科学前沿和国家经济、社会、科技发展及国家安全的重大需求中的重大科学问题，超前部署，开展多学科交叉研究和综合性研究，充分发挥支撑和引领作用，提升我国基础研究源头创新能力。重大项目采取统一规划、分批立项的方式，根据科学基金发展规划、优先发展领域、基金资助工作评估报告和科学部专家咨询委员会意见确定重大项目立项领域并制定年度重大项目指南。

(4)重大研究计划项目。重大研究计划围绕国家重大战略需求和重大科学前沿，加强顶层设计，凝练科学目标，凝聚优势力量，形成具有相对统一目标或方向的项目集群，促进学科交叉与融合，培养创新人才和团队，提升我国基础研究的原始创新能力，为国民经济、社会发展和国家安全提供科学支撑。重大研究计划应当遵循有限目标、稳定支持、集成升华、跨越发展的基本原则。重大研究计划执行期一般为8年。

(5)国际(地区)合作研究与交流项目。国际(地区)合作研究项目资助科学技术人员立足国际科学前沿，有效利用国际科技资源，本着平等合作、互利互惠、成果共享的原则开展实质性国际(地区)合作研究，以提高我国科学研究水平和国际竞争能力。国际(地区)合作研究项目分为重点国际(地区)合作研究项目(以下简称"重点合作研究项目")和组织间国际(地区)合作研究与交流项目(以下简称"组织间合作研究项目")。

重点合作研究项目资助科学技术人员围绕科学基金优先资助领域、我国迫切需要发展的研究领域、我国科学家组织或参与的国际大型科学研究项目或计划以及利用国际大型科学设施与境外合作者开展的国际(地区)合作研究。组织间合作研究项目是自然科学基金委与境外资助机构(或研究机构和国际科学组织)共同组织、资助科学技术人员开展的双(多)边合作研究项目。

(6)青年科学基金项目。青年科学基金项目支持青年科学技术人员在科学基金资助范围内自主选题，开展基础研究工作，培养青年科学技术人员独立主持科研项目、进行创新研究的能力，激励青年科学技术人员的创新思维，培养基础研究后继人才。

(7)优秀青年科学基金项目。优秀青年科学基金项目支持在基础研究方面已取得较好成绩的青年学者自主选择研究方向开展创新研究，促进青年科学技术人才的快速成长，培养一批有望进入世界科技前沿的优秀学术骨干。

(8)国家杰出青年科学基金项目。国家杰出青年科学基金项目支持在基础研究方面已取得突出成绩的青年学者自主选择研究方向开展创新研究，促进青年科学技术人才的成长，吸引海外人才，培养和造就一批进入世界科技前沿的优秀学术带头人。

(9)创新研究群体项目。创新研究群体项目支持优秀中青年科学家为学术带头人和研究骨干，共同围绕一个重要研究方向合作开展创新研究，培养和造就在国际科学前沿占有一席之地的研究群体。

(10)海外及港澳学者合作研究基金项目。海外及港澳学者合作研究基金项目支持海外及港澳50岁以下华人学者与国内(内地)合作者开展高水平的合作研究，吸引海外及港澳优秀人才为国(内地)服务，发挥海外及港澳科技资源优势。

(11)地区科学基金项目。地区科学基金项目支持特定地区的部分依托单位的科学技术人员在科学基金资助范围内开展创新性的科学研究，培养和扶植该地区的科学技术人员，稳定和凝聚优秀人才，为区域创新体系建设与经济、社会发展服务。

现面向的地区有内蒙古自治区、宁夏回族自治区、青海省、新疆维吾尔自治区、新疆生产建设兵团、西藏自治区、广西壮族自治区、海南省、贵州省、江西省、云南省、甘肃省、吉林省延边朝鲜族自治州、湖北省恩施土家族苗族自治州、湖南省湘西土家族苗族自治州、四川省凉山彝族自治州、四川省甘孜藏族自治州、四川省阿坝藏族羌族自治州、陕西省延安市和陕西省榆林市。

(12)联合基金项目。联合基金旨在发挥国家自然科学基金的导向作用，引导与整合社会资源投入基础研究，促进有关部门、企业、地区与高等学校和科学研究机构的合作，培养科学与技术人才，推动我国相关领域、行业、区域自主创新能力的提升。

(13)国家重大科研仪器研制项目。国家重大科研仪器研制项目面向科学前沿和国家需求，以科学目标为导向，加强顶层设计，明确重点发展方向，鼓励和培育具有原创性思想的探索性科研仪器研制，着力支持原创性重大科研仪器设备研制，为科学研究提供更新颖的手段和工具，以全面提升我国的原始创新能力。

(14)基础科学中心项目。基础科学中心项目旨在集中和整合国内优势科研资源，瞄准国际科学前沿，超前部署，充分发挥科学基金制的优势和特色，依靠高水平学术带头人，吸引和凝聚国内外优秀科技人才，着力推动学科深度交叉融合，相对长期稳定地支持科研人员潜心研究和探索，致力科学前沿突破，产出一批具有国际领先水平的原创成果，抢占国际科学发展的制高点，形成若干具有重要国际影响的学术高地。

(15)应急管理项目。应急管理项目用于资助具有重要科学意义、需要及时支持的创新研究、学术交流、战略研究项目以及其他特殊需要的项目，包括委综合管理项目、科学部综合管理项目、局室委托任务及软课题三大类。

(16)外国青年学者研究基金项目。外国青年学者研究基金项目支持外国青年学者在科学基金资助范围内自主选题，在中国内地开展基础研究工作，旨在促进外国青年学者与中国学者之间开展长期、稳定的学术合作与交流。项目负责人可以根据研究工作需要提出一次延续资助申请。

3. 国家教育部设立的项目

(1)创新团队发展计划项目。教育部创新团队发展计划是为进一步发挥高等学校创新平台的投资效益，凝聚并稳定支持一批优秀的创新群体，形成优秀人才的团队效应和当量效应，提升高等学校科技队伍的创新能力和竞争实力，推动高水平大学和重点学科建设，有计划地在高等学校支持一批优秀创新团队。创新团队带头人应具有高深的学术造诣和创新性学术思想，一般应为在本校科研教学第一线全职工作的两院院士、长江学者、国家杰出青年科学基金获得者、“百人计划”入选者、国家重大项目主持人或首席科学家等中青年专家。创新团队应是在长期合作基础上形成的研究集体，具有相对集中的研究方向和共同研究的科技问题，以及合理的专业结构和年龄结构。

(2)教育部留学回国人员科研启动基金项目。教育部留学回国人员科研启动基金项目旨在贯彻国家留学方针，充分发挥广大留学回国人员在社会主义现代化建设中的作用，支持其回国后的教学、科研工作。

(3)教育部高等学校博士学科点专项科研基金项目。教育部高等学校博士学科点专项科研基金项目分为博导类、新教师类和优先发展领域课题三类。教育部高等学校博士学科点专项科研基金项目的目的是进一步促进高级专门人才的培养，加强博士学科点的建设和高等学校科学研究的发展。博士点基金主要用于资助学术思想新颖、创新性强、有重要应用前景的课题。

4. 国家卫生健康委员会设立的项目　卫生行业科研专项课题围绕我国卫生事业发展中的实际需求，针对重点支持领域，根据卫生行业发展中所面临的共性科技问题进行研究，支持推动卫生行业持续性发展的培育性、实用性、应急性和科技基础性工作研究，通过技术研发、集成、转化、推广和应用来解决疾病预防诊治中的突出和迫切问题。在项目完成时,应当在疾病预警、预防、诊治等方面初步建立相关技术标准和规范;在提高疾病诊断率和疗效,减少并发症,缩短住院时间,降低医疗费用,提高基层医疗卫生机构技术水平,提升公共卫生保障能力,减少公共卫生不良事件发生等实际问题的解决上产生明显成效。

(二)地方政府层面项目

地方政府层面项目主要包括地方有关科技、卫生、教育等行政主管部门根据地方社会经济建设和医学科技发展需求而设立的各类项目。

1. 地方自然科学基金　地方自然科学基金战略目标一般都是从本地区实际出发,结合自身基础研究的专长或优势,在人才培养、团队塑造以及基地建设等方面突出自己地方的重点,主要支持基础和应用基础方面的研究。

2. 地方科技计划项目　地方科技计划项目是指列入地方政府科技计划,通过地方政府财政科技经费支持或以科技政策扶持、引导,由独立法人单位承担,并在一定时期内组织实施的科学研究、技术开发、成果转化及相关科技活动。地方科技计划主要面向本地区社会经济发展的实际需求,重点支持应用研究和产业化研究。

二、横向课题

(一) 国外基金项目

有来自国际组织、国外大学团体以及各种专门的基金组织设立的科研基金和慈善机构基金等,如世界卫生组织、联合国儿童基金会、美国中华医学基金会(CMB)等。

(二)社会力量层面项目

随着我国社会经济的发展和人民群众对健康需求的日益增长,以医药企业和社会公益机构为代表的社会力量对医学科技发展的投入也不断增加,它们根据各自的需求也设立各种医学科研项目,支持医学科技的发展。

1. 企业委托研究项目　企业委托研究项目是指企业根据其自身的技术需求,为解决相关领域的某些关键技术问题,委托具有相应研发能力的科研机构从事的科学研究活动,研究成果一般直接应用于企业生产活动实践。医学科学研究的委托项目主要来源于医药行业的企业,集中在新药和医疗器械技术研发领域。

2. 社会公益基金项目　该类项目来源于各类社会公益基金的科研项目,重点支持科研单位在提高社会公益科研能力和提升科技公共服务水平方面共性问题的研究。由于医药健康领域的科学研究本身具有很强的公益性特征,因此各类公益性基金往往根据自己的宗旨,设立相应的医学科学研究项目。

第二节　科研课题立项的原则

选好题目具有战略性的意义，必须具备极其严肃认真和科学的态度。优秀的医学科研选题必须符合创新性强、意义重大、目标明确、立论充分、需求客观、特色突出、可行性好、起点水平高等要求，因此，在立项时要遵循七个基本原则，即创新性原则、科学性原则、需要性原则、可行性原则、效能性原则、兴趣性原则和可持续原则。

1. 创新性原则　医学科研选题的创新性主要表现为概念和观点上的创新、方法上的创新以及应用上的创新，具体体现在提出新观点、创造新方法、获得新发现、得出新结论、发明新技术、创制新材料、开发新产品等方面。创新性是科学研究的灵魂，选题要十分注重创新，选题过程中需要充分查阅有关专业文献资料，及时掌握国内外本领域医学科技发展前沿及动态，保证选题的创新性。

2. 科学性原则　科学性原则是指医学科研选题的依据与设计理论是科学的，能够充分反映出研究者思路的清晰度与深刻性，选题要以事实为依据，从实际出发，实事求是，与客观规律相一致，不能违背已确认的基本科学规律和理论。科学性原则体现了科学研究的内在根据，即科研必须以经过科学实践反复验证的客观规律为基础才能避免陷入歧途。

3. 需要性原则　需要性原则是指医学科研选题应面向社会需要和科学理论发展需要，特别是要瞄准具有重要意义或迫切需要解决的关键问题。医学科研选题要同时考虑对医学科技发展的推动作用和人民群众的健康保障需求两个方面，特别是高度重视威胁人类健康和生命的重大疾病防治方面的研究。

4. 可行性原则　可行性原则主要指医学科研选题应与主客观条件相适应，实事求是，量力而为，根据研究者已经具备的或经过努力可以具备的条件进行选题，从而使设定的预期研究目标具有实现的可能性。可行性原则表征了科学研究的现实条件，即科研必须以主客观条件为前提，才能达到既定目标。

5. 效能性原则　效能性原则主要是指在进行医学科研选题时要充分考虑科研投入与产出之间的比例，力求用最小的投入获取最大的科研产出，提高科学研究效益。在当前我国科技投入还不够充足、科研项目申报竞争十分激烈的情形下，围绕一些高发病、多发病和重大疾病开展的科研选题，在同等投入的前提下，科研产出的社会效益和经济效益可能会提高，也更有可能获得国家立项支持。

6. 兴趣性原则　兴趣性原则主要是指医学科研选题最好能够结合研究者自己的科学研究兴趣展开。科学研究成功的关键就在于研究者孜孜不倦地对科学问题进行深层次的思考和探寻,做自己最感兴趣的科研选题,保证研究者能忘我地投入工作,促使其能够始终保持着高昂的研究热情与激情,在享受研究带来的乐趣中自由地游弋在学科领域的最前沿,为实现自己的假说不遗余力。

7. 可持续原则　可持续原则主要是指在进行医学科研选题时要具有一定的战略眼光,要充分考虑自身科研工作的可持续发展。同时尽量围绕一些前沿学科或发展前景好、应用前景广阔的研究方向或研究领域,使自己的科研工作能够在某一个方向上获得长期的聚焦和发展,以利于科研工作的积累和后续研究工作的深入开展和延伸。

第三节　申报书的撰写

医学科研工作者在其长期的科研工作中必须不断地自主申请各类科研项目,因此,申请者必须掌握项目申报书的正确写法,通过申报书将自己的研究设想、研究方案及工作基础等充分地表达出来,使同行专家和主管部门认可,才有可能得到科研资助。本节将详细介绍项目申报书的撰写及个人陈述等内容。

一、申报书的结构与撰写

(一)申报书的结构

项目申报书是科研项目立项资助的核心依据。申请者必须按照各类项目申报书的要求,认真细致地填写,填写内容应力求完整、精练。申报书主要包括简表、立题依据、研究方案、研究工作基础及经费预算等内容。

(二) 申报书的撰写

1. 简表　简表是对整个申报书主要内容和特征的概括表达。下面介绍简表中的几个关键事项。

(1)项目名称。项目名称是申请项目内容的高度概括。项目名称应简明、具体、新颖、醒目。好的项目名称应能确切反映项目的研究对象和研究内容。项目名称的字数一般控制在40个字以内。项目名称用词应规范,不可口语化或使用方言。如果要求英文题目,英文应尽量与中文含义一致,不要出现语法错误。

(2)申请金额。申请金额的重要依据是项目指南,即科研部门计划资助经费额度。另外,项目研究的实际开支是申请金额的另一重要依据。

(3)申报学科。申请者填写申报学科时,应根据所申请项目的研究内容来确定。一般可允许报两个,但是应该重点选好第一个。遇到相近学科、交叉学科时,应选报能体现创新和研究基础的学科。

(4)项目组成员。项目组成员是指在项目组内对项目学术思想提出、研究方案制定及对项目完成起重要作用的人员。项目组成员必须形成合理梯队,既有课题设计指导者,又有实验的主要实施者,还应有必要的辅助人员。既有一定的高级职称人员,又有中级职称、初级职称和研究生等不同高层次人员。高级职称人员过多或没有,会被认为人员组成不合理。

(5)项目摘要。项目摘要是整个项目申报书的高度压缩,是项目的核心与精华的体现。各类申报书对项目摘要字数均有要求,一般在400字符内。摘要内容应包括简要背景、存在的问题、采用的主要方法、研究内容、预期结果、理论意义及应用前景(或预期的经济效益)等。项目摘要是项目评审者评审项目的重要内容,所以申请者应该认真提炼,反复推敲。项目摘要后一般要求列出主题词,其数目不多于3～5个,中英文主题词应一致。

2.立题依据　立项申请能否批准,立题依据撰写的成功与否占50％～60％。

(1)研究意义。选题决定科学意义,一般指重要科学意义或国民经济和社会发展中迫切需要解决的关键科技问题。

(2)国内外研究现状分析。分析要清楚、准确和全面。弄清楚重要的代表性研究成果和重要研究过程。注意主次要文献的取舍,引用主要文献要体现进展。与本研究相同、相似、相矛盾的文献应全面分析。相同结果与观点恰如其分地给出赞许性结论,不同观点要客观地评价。“温故知新”,系统、全面和深入地对所研究的问题进行分析,再加上科学想象力,才能有创新。

(3)学术思想创新性。这是此部分的关键点,也是整个立项申报书的特色与灵魂。一定要有明显的创新,可了解过去与现在,提出问题的关键,通过研究策略、角度、方法与手段的革新,在可行性基础上进行风险性研究。

(4)参考文献。一般列出20篇左右,以30篇以内为宜。要求参考文献与本项目密切关联,时间上以近三年为主,且以高影响的主流杂志为主。

3.研究方案　研究方案中包括研究目标、研究内容、研究方法、技术路线、可行性分析、项目创新点、年度研究计划及预期研究进展、预期研究成果等内容。

(1)研究目标。用简洁的文字将本项目的研究目的写清楚。如“了解城市社区居民伤害现状及影响因素”“了解北京市城市居民糖尿病患病率及其影响因素”。原则上目标要单一、特异。一项研究只能解决一至两个问题。研究目的可以分为主要研究目的和次要研究目的。

(2)研究内容。研究内容要紧紧围绕研究目标,内容要具体,切忌内容分散、涉及面大而庞杂,要重点突出,不要面面俱到。因此,在填写时应明确以下内容:①你准备从哪几个方面的研究来论证你提出的问题,即本课题由哪些分题深入扩展。②明确从哪个角度、哪些范围、哪个水平进行研究。③每个方面或分题计划选择什么样的可供考核的技术或经济指标。

(3)研究方法。即通过何种技术方法实现目标。对解决科学问题来说,说到底是一个方法问题。选用什么样的方法是以研究目标、内容的要求和研究者对方法掌握的熟练程度为依据的。方法一定要先进、有技术创新,具体的研究方法在某些方面或整体上应有创新。

(4)技术路线。在项目申报书中,研究者可以用文字、简单的线条或流程图的方式,将研究的技术路线表述清楚。清晰的技术路线可以直观地反映研究者的研究思路,也可使项目评审专家迅速地了解本研究的全貌。

(5)可行性分析。可行性分析要体现可操作性,即使有创新性、有科学意义或应用前景,也不一定可行。可行性是指在现有条件下,完成研究内容和实现研究目标的可能性,可行性分析一定要全面。

(6)项目创新点。创新点是指本研究在选题、设计、方法、技术、路线、成果、应用等方面的与众不同之处。科学研究的核心是创新,要简明扼要、准确地表达自己的研究与他人的研究有何不同之处,以及本研究独具的创新性。创新点不可太多,一般为2~4条。

(7)年度研究计划及预期研究进展。应包括每年的研究进度、每年的主要研究内容及可能产生的阶段性成果。凡正式立项的科研项目,每年都要检查科研完成情况,是否按计划进度完成。所填写的年度研究计划要具体、量化,具有可检查性。

(8)预期研究成果。对预期研究成果应有明确的预测,客观实际与研究内容、研究目标要相对应。如果是应用研究,应该有研究成果的技术指标,作为项目完成后的验收指标;如果是基础研究和应用基础研究成果,应预测发表几篇论文,甚至将论文名称都能拟定出来;如果是开发性的研究,应侧重于直接获得的经济效益和社会效益。

4.研究工作基础

(1)与本项目有关的研究工作积累,最好是原有工作的深入研究,其次为有一定相关性的工作积累。

(2)本单位及课题组的实验条件和技术平台情况。

(3)以往承担的科研项目,尤其是相关领域科研项目的完成情况,用以说明承担新的科研项目的能力。

(4)申请者和主要参加成员的学历和研究简历,已发表的与本项目有关的论文论著,已获得的学术奖励情况以及在本项目中承担的任务等。简历应能反映其成就、能力、工作积累和完成项目的可能性,注意简历与研究的相关性。

5.经费预算　项目的经费预算是否合理,直接影响项目的同行评议结果。要求预算合理，依据充足，条目详细，额度准确，不要贪大，也不过少。经费预算包括以下几个方面：

(1)科研业务费。包括测试费、计算费和分析费；业务资料费；论文印刷费和出版费；仪器有偿使用费；水、电、气费等。

(2)实验材料费。实验材料费是指项目研究过程中消耗的各种原材料、辅助材料、低值易耗品等的采购、运输、装卸、整理等费用。

(3)仪器设备费。包括申请项目专用仪器设备(一定要慎重)购置费、运输和安装费，自制专用仪器设备的材料、配件购置费和加工费。大型仪器和办公设备不能申请科研费，这是申请单位应具备的条件。本单位不具备某些条件的，提倡利用国家重点实验室和相关部门开放实验室的条件。注意仪器设备费与实验条件项目的相关性。

(4)实验室改装费。实验室改装费是指为了完成申请项目，对实验室进行简易改装而产生的费用，不能把实验室扩建、土建、维修费列入其中。该条一般应严格掌握。

(5)协作费。协作费专指外单位协作承担资助项目的研究在实验工作中开支的费用。

(6)差旅/会议/国基合作与交流费。这类费用是指在项目研究过程中开展科学实验(试验)、科学考察、业务调研、学术交流等发生的外埠差旅费和市内交通费；为了组织开展学术研讨、咨询以及协调项目研究工作等活动而发生的会议费用；项目研究人员出国及赴港澳台、外国专家来华及港澳台专家来内地工作的费用。

(7)出版/文献/信息传播/知识产权事务费。这类费用是指在项目研究过程中，需要支付的出版费、资料费、专用软件购买费、文献检索费、专业通信费、专利申请及其他知识产权事务费用等。

二、申报中应注意的问题

1.要精心设计研究选题　项目申报能否获得成功与选题的新颖程度有很大关系。新颖的选题一般包括四类：一是尚无人涉足的研究领域或选题；二是学科前沿的理论探讨；三是老问题的新研究视角、新材料发掘或新技术、新方法的运用；四是海外新理论、新观点的引进与推广。其中第一类最具创新性，属于开辟新的研究领域或研究方向，甚至是创立新学科的研究项目，具有填补学术空白的价值，申报这样的课题立项的可能性最大。为此，在申报项目确立选题前，必须认真做好选题的“查新”工作。所谓“查新”，就是通过查阅相关立项信息，确定申报选题或课题立项是否具有新颖性。在确立选题前，应有针对性地进行文献查阅和以往立项信息查询，从而最大限度地避免从事重复性研究。同时，通过文献查新和信息查询,还可以了解国内外相关研究领域的研究水平和现阶段的研究热点,这对于确定研究选题与研究方向也是非常有价值的。同时,申报的课题还应力求满足以下几点:一是申报的课题应有相应的前期研究成果。在评审时申报者是否有前期成果也是一个很重要的条件,是对申报人员自身研究能力、前期准备情况、能否高质量完成本研究任务作出正确评价的基本考量指标。二是申报的课题要有特点,要切实结合本单位或部门的研究优势和自身的研究专长。在课题的设计上不宜过大,尽量做到小中见大,以免因研究时间、研究经费等影响最终研究成果的质量。

2. 课题论证要力求准确、精练　课题论证的好坏是决定项目能否被评上的前提条件,是评审专家评定项目是否具有立项价值的重要依据。因为同样的选题申报者可能有几个甚至几十个,哪些能评上,哪些评不上,主要看论证。要重点说清楚以下几点:第一,你为什么要研究这个课题?研究的意义是什么?第二,你所研究的课题将主要解决什么问题?第三,解决主要问题的难点是什么?怎样解决?如何加以突破?有何创新点?第四,主要采用哪些研究方法?这些问题在论证的时候一定要考虑周到,要让评审专家通过课题论证非常清晰地了解这个课题所要解决的是什么,难点是什么,你完全有能力解决。因此,课题论证必须反复推敲,力求做到准确、精练,表述清楚、明白。

3. 要在申报书的填写上下功夫　申报的课题最终是获得通过还是未被通过,决定于评审专家给予的评价高低。而评审专家予以评价的唯一根据就是课题申报书,因此,填写课题申报书时,切不可草率敷衍,应如实、认真填写。在项目级别的选择上建议遵循循序渐进的原则,也就是说,第一次申报项目、相关前期研究成果较少的科研人员尽量申报一般项目,而不是直接申报重点项目。在“条件论证”栏,要尽量将与申报项目有直接关系或相关关系的已有成果列上。有直接关系的成果表明这项研究已有良好基础,如期完成的可能性增大,有相关成果至少可以显示申报者的研究能力及知识面的广度,给评审专家提供确定评审意见的参考因子。在研究计划的安排上,要根据研究目标、研究任务、研究中可能出现的困难等环节准确计算项目完成时间,有针对性地对课题组人员进行分工,合理规划课题研究阶段,切实保证课题研究工作的顺利开展与按计划、高质量完成。

4. 要重视申报材料的整体制作　项目申报材料整体制作的好坏在一定程度上反映了申请人对项目申报工作的重视程度,同时也会给管理工作人员和项目评审专家以最直观的认识。大多数申请人在申报项目时,一般都会对项目的选题、设计论证等方面较为重视,而对申报材料的填写格式、排版、装订等细小环节不加以重视,进而错失立项机会。为此,在填写申报材料前,要认真研读申报通知,仔细学习相关管理工作文件,切实了解与掌握在项目申报材料的填写、制作等各环节上的具体要求，尽量少出“硬伤”，以免造成一些不必要的负面影响，进而影响项目立项成功率。

5.要注意科研诚信　科研课题申报应当由申请人本人申请，严禁冒名申请，严禁编造虚假的申请人及主要参与者。申请人及项目组成员应当如实填报各类信息，如学位、职称和依托单位等；同时，申请人还应当对所有主要参与者的各类信息负责任。申请人应当将申报书相关内容及科研诚信要求告知主要参与者，确保主要参与者全面了解申报书相关内容并对所涉及内容的真实性、完整性和合规性负责。

申请人需要如实填写研究工作基础和研究内容等，严禁抄袭剽窃或弄虚造假，严禁违反法律法规、伦理准则和科技安全等方面的有关规定。如撰写研究成果时，应该严格按照署名顺序，不得虚假标注第一作者或通讯作者，不得漏标共同第一作者或通讯作者。

申请人不得同时将研究内容相同或相近的项目以不同项目类型、由不同申请人或经不同依托单位提出申请；不得将已获资助项目重复提出申请。

（黄　芬）

第四章　医学文献检索

医学文献是医学科学技术的信息记录及医学研究进展的最新报道，是人类与疾病长期斗争过程中的知识积累和智慧结晶，是医学科学赖以生存和不断向前发展的知识宝库。如果没有医学文献，就不可能了解当前人们在医学科研实践方面的活动情况及其认识水平，找不到进一步研究与创新的起点，医学科研也就无从谈起。尤其在信息技术飞速发展的今天，医学文献呈现出数量巨大、知识半衰期缩短、资源网络化、传播速度快、时效性增强和内容交叉重复等特征，如何全面、快速、有效地收集到自己所需的医学文献，实现知识的更新和终生学习的目标，常常是医学科技工作者所面临的一个现实问题。本章通过对文献检索理论和实践的介绍，使医学科技工作者掌握获取医学信息的基本技能和相关信息技术，提高信息素养能力。

第一节　文献的基本知识

一、基本概念

(一)信息

信息是指音讯、消息、通讯系统传输和处理的对象，泛指人类社会传播的一切内容。人类通过获得、识别自然界和社会的不同信息来区别不同事物，得以认识和改造世界。医学就是通过了解疾病的不同信息来认识各种疾病，促进医学发展的。

(二) 知识

知识是人类通过信息对自然、社会以及思维活动规律的认识和掌握，是人脑通过思维重新组合的系统化信息的集合。医学知识就是对人体生命、健康、疾病现象本质规律的认识，是通过长期实践、积累、优化和系统化逐渐形成的，是医学信息的一部分。

(三)情报

情报是指被传递的知识或事实,是知识的激活,是运用一定的媒体(载体),越过空间和时间传递给特定用户,解决科研、生产中的具体问题所需要的特定知识和信息。医学情报是指人类在与疾病做斗争的过程中对医学信息经过综合、筛选、逻辑思维和重新组合的系统化知识。

(四)文献

文献是指通过一定的方法和手段、运用一定的意义表达和记录体系记录在一定载体上的有历史价值和研究价值的知识。它是记录、积累、传播和继承知识的最有效手段,是人类社会活动中获取情报的最基本、最主要的来源,也是交流传播情报的最基本手段。医学文献则是指用一定方式记录在一定载体上的医药卫生方面知识的总称。

二、文献的类型

(一)按揭示内容程度划分

1.一次文献　一次文献就是原始文献,是作者根据自己的工作和研究成果而写成的文章,也可称为原始论文。一次文献的内容有创新性,记录着前所未有的新发现、新发明、新理论和新见解,是科学技术前进的标志,是重要的情报来源。一次文献包括期刊论文、研究报告、会议录、专利说明书、学位论文等。

2.二次文献　二次文献是对一次文献进行收集、分析、整理并按照一定的规则加以编排而成的文献,供读者检索一次文献之用。二次文献是情报工作的主体,是查找一次文献的工具,包括目录、索引、文摘、各类型数据库等。

3.三次文献　三次文献是通过二次文献检索得到一次文献,再对一次文献的内容进行综合、分析、提炼,重新组织整理而成的文献。三次文献可供人们了解某一学科或专题的研究进展,了解其过去、现在和预测未来的发展趋势,包括综述、评论、述评、进展、动态、年鉴、专著、指南等。

4.零次文献　零次文献是形成一次文献之前的信息,未经记录和没有正式发表的手稿、书信、笔记和记录可称为零次文献。零次文献本身是非出版物,是一种特殊形式的情报信息源,它往往通过会议口头交流的形式获得,信息比较新,不能通过检索工具获得。

(二)按载体类型划分

1.印刷型文献　印刷型文献是文献的最基本方式,包括铅印、油印、胶印、石印等各种资料,其优点是可直接、方便地阅读。

2.缩微型文献　缩微型文献是以感光材料为载体的文献,又可分为缩微胶卷和缩微平片,其优点是体积小,便于保存、转移和传递,但阅读时须使用阅读器。

3. 电子型文献　电子型文献是指以数字代码方式将图、文、声、像等信息存储在磁光电介质上，通过计算机或具有类似功能的设备阅读使用，用以表达思想、普及知识和积累文化，并可复制发行的大众传播媒体。

4. 声像型文献　声像型文献又称直感型文献或视听型文献，是以声音和图像形式记录在载体上的文献，如唱片、录音带、录像带、科技电影、幻灯片等。

(三)按编辑出版形式划分

1. 图书　图书是总结性的经过重新组织的三次文献，是现代出版物中最普通的一种类型，内容广泛，数量众多，系统地论述一个专题，内容比较成熟定型，是掌握一门学科的基本资料。图书可分为一般性图书和工具书。

2. 连续出版物　定期或不定期出版，出版频率在每年一次以上，通常包含独立的论文或文章。连续出版物主要有期刊、报纸等。

期刊是一种定期或不定期的连续性出版物，每期版式基本相同，有固定的刊名，有年、卷、期号。期刊与图书相比，具有内容新颖、出版周期短、刊载论文速度快、品种多、数量大、涉及学科面广等特点，能及时反映世界科技水平和科研动态，是科技情报的主要来源。期刊可分为杂志、学报、通报、记录、会议录、综述与述评、文摘、索引等。

3. 资料　资料为非书非刊的文献，又称特种文献，一般包括专利文献、会议记录、科技报告、政府出版物、学位论文、标准、技术档案、产品资料等。

第二节　医学文献检索

广义的医学情报检索包括两个部分：一是存储，将大量分散无序的文献集中起来，经加工整理，使之有序化、系统化，成为有查询功能的检索工具；二是检索，利用检索工具或检索系统按特定要求将所需医学情报查找出来。情报检索根据对象不同可分为数据检索、事实检索和文献检索。以数据为检索对象的，叫数据检索，如临床实验室各种指标的正常值，各种医学统计的数值等；对事实型数据进行存储和检索的过程，称为事实检索，如专家根据症状、体征、物理和实验室检查数据作出的诊断及处理意见；以文献为检索对象的，叫文献检索。可见文献检索只是情报检索的一部分，从性质上说，文献检索是一种相关性检索，只需提供与之相关的文献供用户参考。

一、文献检索系统

文献检索系统是一个能为用户提供检索所需信息服务的工作系统，包括存储和检索功能。检索系统的组成要素包括：①信息数据库；②存储和检索的设备；③存储、检索的方法；④工作人员；⑤用户。因此，文献检索系统具有收集、加工、存储和检索信息等功能。文献检索工具可按照使用的技术手段进行分类，常用类型为手工检索工具和计算机检索工具两种。

（一）手工检索工具

手工检索工具是用人工查找信息的检索工具，在计算机检索工具出现以前经常使用，主要以书本式或卡片式检索工具为主，具有高查准率、方便灵活、判断准确、可在检索过程中随时修改检索策略的特点，但与此同时，也存在着查全率低、检索速度慢、检索时间长的缺点。

（二）计算机检索工具

计算机检索工具是借助计算机设备进行存储和检索信息的检索工具。按其使用的设备和采用的通讯手段，分为联机检索工具、光盘检索工具和网络检索工具。计算机检索工具具有存储信息量大、检索手段先进、检索速度快的优点，可在短时间内检索到海量的相关文献，大大提高检索效率，节约人力物力，还可灵活运用逻辑运算和逻辑组配方式进行多元概念检索，已经逐步取代手工检索成为最主要的文献检索工具。

二、文献检索技术

通常情况下，用户的检索需求并不是单一的，一个检索词通常不能系统、全面、准确地满足需要，须同时使用若干个检索词。因此，往往需要借助文献检索技术，使用特定的检索语言、技术和方法来规定和表现各个检索词之间的逻辑关系。目前，常用技术有布尔逻辑检索、位置检索、截词检索、限定字段检索等。

（一）布尔逻辑检索

布尔逻辑检索是指通过利用布尔逻辑运算符将检索词进行逻辑组配检索，是最常用的检索技术。

1. 布尔逻辑运算符的形式与含义

（1）逻辑与。逻辑与是一种进行交叉或限定概念组配的逻辑运算，用“*”或“AND”运算符表示。检索词A与检索词B的组配，可写成A AND B或者A*B。如检索“高血压”和“吸烟”方面的有关信息，可按照“高血压”AND“吸烟”进行组配检索，它表示包含“高血压”和“吸烟”这两个独立概念的检索词应同时显示在一条检索记录中。因此，使用逻辑与可使检索的范围缩小，提高查准率。

（2）逻辑或。逻辑或是一种进行并列关系概念组配的逻辑运算，用“＋”或“OR”运算符表示。检索词A与检索词B的组配可用A OR B或A＋B。如检索“艾滋病”有关信息，可用“艾滋病”和“爱滋病”两个同义词采用“艾滋病”OR“爱滋病”的组配方式进行检索，表示这两个并列的同义概念可同时出现在一条检索记录中或分别出现在不同的检索记录中。因此，使用逻辑或可使检索范围扩大，提高查全率。

(3)逻辑非。逻辑非是一种具有排除关系概念组配的逻辑运算，用“－”或“NOT”运算符表示。如检索词A与检索词B的组配可用A NOT B或者A－B。如检索“自身免疫性疾病但不包括系统性红斑狼疮”方面的信息，可采用“自身免疫性疾病”NOT“系统性红斑狼疮”组配方式进行检索，表示在“自身免疫性疾病”概念的检索记录中排除了含有“系统性红斑狼疮”的检索记录。因此，逻辑非可以排除不需要的概念，提高查准率，但也会出现将相关信息剔除的情况，应当谨慎使用。

(4)布尔逻辑运算次序。①在有括号的情况下，先进行括号内的逻辑运算。②在无括号的情况下，按NOT＞AND＞OR的顺序运算。

(二)位置检索

位置检索是以数据库中原始记录的检索词之间特定位置关系为对象进行运算，直接使用自由词进行检索的一种检索技术。这种检索技术采用特殊逻辑符限定检索词之间的位置关系并进行组配运算，同时考虑检索词之间的关系是否符合需求，从而提高检索的灵活性，降低误检率，如“with”“near”等。

1. With算符　表示with连接的检索词检索时必须出现在同一字段中，如同时出现在篇名或摘要中，但不规定with两侧的检索词的位置关系。

2. Near算符　表示near连接的两侧检索词距离最近，A near B检索结果为A与B必须同时出现在一句话中，无论语序。

(三)截词检索

截词检索是一种比较常见的检索技术，可提高查全率，防止漏检，其中较常见的是后截词和中截词。截词检索时在检索词的适当位置截断，然后使用截词符，截词符在不同的检索系统中会有所不同，一般为＊、?、$、＃等，既可以节省输入的字符，还可以获得较高的查全率。

1. 后截词　涉及检索词的单复数、作者、年代、同根词等的检索时，常采用后截断的方式，例如：检索nephr＊，可检索到nephropathy、nephrosis、nephritis等有关信息。

2. 中截词　只允许有限截断，常在检索词单复数或者英美式拼法不同时使用，例如：检索ax? s时，可检索到axis和axes。

3. 前截词　只检索后缀相同的一类词，常用于检索化学化工文献与复合词较多的文献。例如：检索＊sighted时，可检索到farsighted和nearsighted。

(四)限制字段检索

限制字段检索可限制查找范围，确定检索记录中检索词所在的字段位置，提高查准率。不同的数据库中限制符也有所不同，常用的特定字段限制检索的限制符是“/”和“[]”。例如：lupus[TI]，表示检索出篇名（Title）中含有“lupus”的文献。

常用的字段代码有标题（TI）、文摘（AB）、叙词或受控词（DE 或 CT）、标识词或关键词（ID 或 KW）、作者（AU）、语种（LA）、刊名（JN）、年代（PY）等，用户可根据不同检索系统的要求进行选择使用，使用前应仔细阅读有关说明，以免产生检索误差。

三、检索途径

不同的检索工具有不同的检索方法和途径，因此，需熟悉每种检索工具的特点，检索途径大致有以下几种。

（一）书名途径

书名途径即利用书籍和刊物的名称查找文献。

（二）主题途径

主题词是指专业性的、能代表文献内容实质的、规范化的词语或词组，它具有唯一性，概念相同或相近的词组只能用唯一的主题词表达。主题词可在主题词表中查找到，常见的主题词表有《汉语主题词表》《中医药主题词表》以及美国的《医学主题词表》（Medical Subject Headings，MeSH）等，将主题词作为检索标识进行检索具有适应性、直观性和通用性强，表达概念准确灵活等特点。

（三）关键词途径

关键词是直接从文献中抽出来的具有实质性意义的词，其主要特征是未经规范化处理，不受主题词表控制，又称自由词，多用于计算机作为自然语言检索。作为自然语言检索，关键词按字顺排列，不需查主题词表，因而编制关键词索引速度快，因未作规范化处理而不能进行选择和控制，故索引质量不高。关键词的缺点是自由选词，由于同一事物的概念不同，作者选词也不尽相同，而且存在同义词、多义词、复合词以及名词单、复数等，文献就会分散在不同关键词中，不能集中一处，同一概念的内容可以完全不同，因此影响查准率和查全率。

（四）分类途径

分类途径是指使用分类号或分类类目进行检索的途径。

（五）其他检索途径

其他检索途径包括化学物质的分子式途径、地名途径、属种途径等。

第三节　常用文摘数据库

在医学研究中，课题的选择、查新等过程中常常需要用到文献检索，如研究者欲了解低氧诱导因子 1α 与系统性红斑狼疮的关联，检索相关文献，需用到文献检索的相关技术。本节将以“低氧诱导因子 1α(HIF-1α)参与系统性红斑狼疮发病的关联研究”为例，介绍常用的数据库及其检索方法。

一、中国生物医学文献数据库(CBM)

(一)概述

中国生物医学文献数据库(China Biology Medicine disc，CBMdisc 或 CBM)是由中国医学科学院医学信息研究所开发研制的生物医学书目数据库。自 1978 年至今，共收录 1800 多种中国生物医学期刊以及汇编、会议论文的文献题录 1000 余万篇，其中新增加收录 1989 年以来中文参考文献共 410 余万篇。CBM 收录的文献正持续更新中，其年增长量约为 50 万条。CBM 收录的全部题录都进行主题标引和分类标引，且通过规范化手段加工处理作者机构、发表期刊、所涉基金等信息，同时支持用户使用在线引文检索，辅助用户进行引证分析、机构分析等。

(二)检索途径

CBM 主页面主要设置 9 个检索途径的功能键(图 4-1)，即快速检索、高级检索、主题检索、分类检索、期刊检索、作者检索、机构检索、基金检索和引文检索。在每个检索功能键的下方均有检索方法的介绍和举例说明，其中，快速检索、高级检索和引文检索页面设有检索历史功能，检索历史最多能保存 200 条检索表达式，同时用户可从检索历史中通过逻辑符组配多个检索表达式进行检索，而且用户可将检索策略保存到“我的空间”和订阅 RSS。

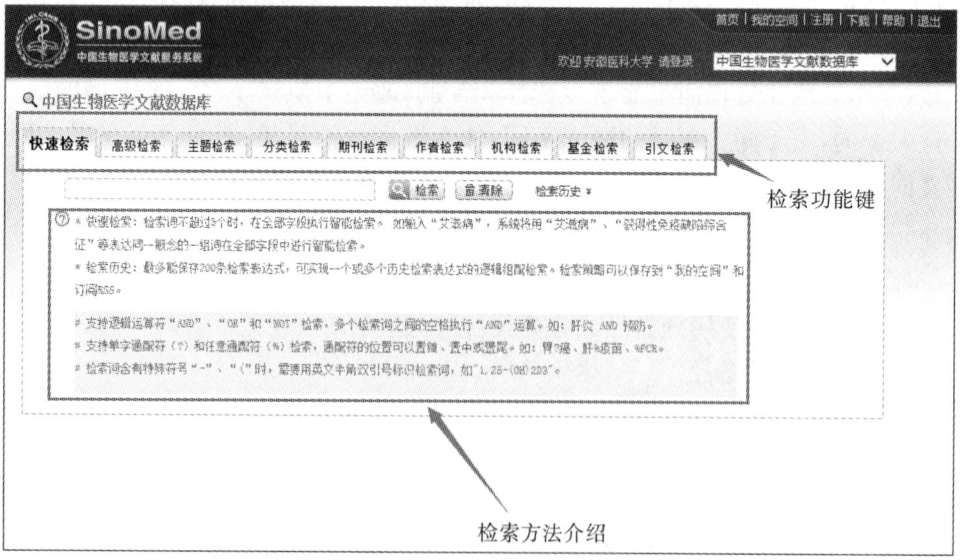

图 4-1　CBM 首页

1. 快速检索与智能检索　快速检索是指在数据库全字段中进行检索，并且集合智能检索的功能，提高了检索效率，更加快捷便利。检索时在检索框内输入检索词（图 4-2），当检索词不超过 5 个时，可在全字段进行智能检索，如在检索框中输入“艾滋病”，系统将在全字段中用“艾滋病”“获得性免疫缺陷综合征”等表达同一概念的词进行智能检索。当需要检索多个词语时，可在词语之间添加空格，即系统默认为 AND 逻辑运算符。需注意的是，当检索词是多个英文单词组成的词组或者存在特殊符号时，如“－”“（）”，需用英文半角双引号对检索词进行标识，如“systemic lupus erythematosus”。

智能检索是在自由词—主题词转换表的基础上，将用户输入的检索词转换成表达同一概念的一组词的检索，可提高查全率，但它不支持逻辑符组配检索。

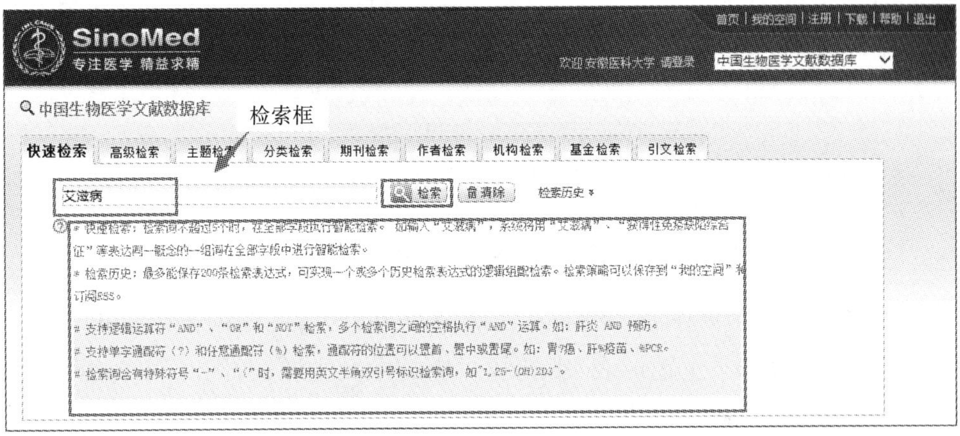

图 4-2　CBM 快速检索

2. 高级检索　使用高级检索时，用户可执行字段检索，将检索词发送到检索框即可，并可使用布尔逻辑符（AND、OR）将多个检索词组配检索。高级检索有利于用户组建复杂的检索式，并设有多个限定选项，如年代、文献类型、年龄组、性别、研究对象等，用户可根据检索需求自主勾选，以提高查准率。

如检索有关“系统性红斑狼疮”或者“狼疮肾炎”的文章（图 4-3），可在构建表达式的输入框内首先输入检索词“系统性红斑狼疮”，选择限定字段，点击“发送到检索框”，然后再输入“狼疮肾炎”，点击“OR”逻辑符，再次发送到检索框即可执行检索命令，同时还可通过限定选项对检索式进行限定检索。

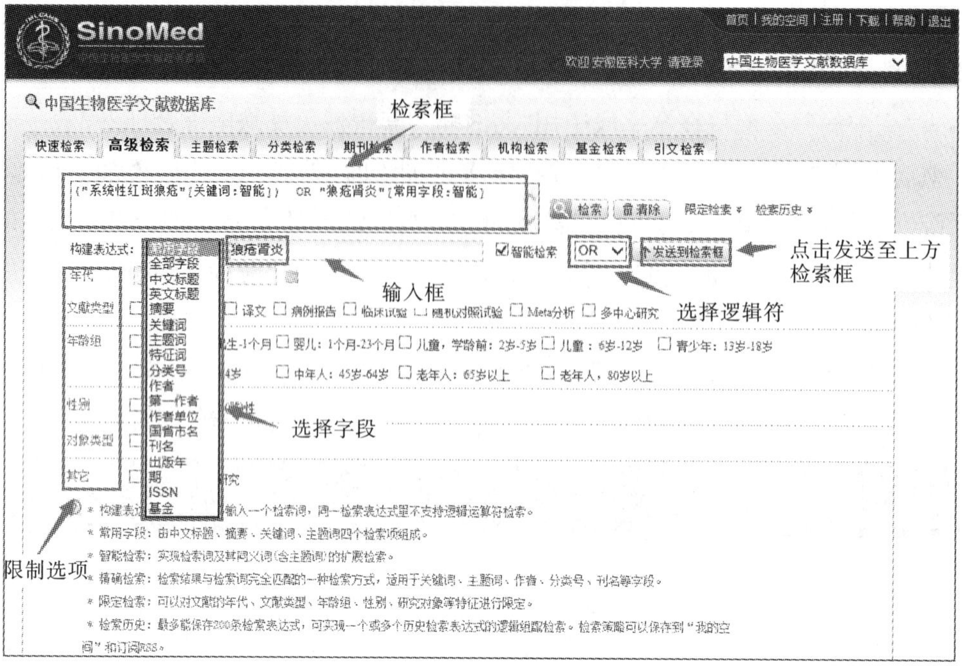

图 4-3 CBM 高级检索

3. 主题检索 用户在输入检索词后,系统将在《医学主题词表(MeSH)》中文译本及《中国中医药学主题词表》中查找对应的中文主题词,同时用户也可通过“主题导航”浏览主题词树查找所需的主题词。

例如,检索“系统性红斑狼疮并发症狼疮肾炎的治疗”,首先在输入框内输入“系统性红斑狼疮”查找主题词,点击找到的“红斑狼疮,系统性”主题词(图 4-4),进入主题词详细注释页面(图 4-5),可选择副主题词,同时可勾选“加权检索”,对带“ * ”的主题词进行检索,或者勾选“扩展检索”,即对该主题词以下的下位词进行检索,可提高检索查全率。然后选择添加副主题词“并发症”,发送到检索框,再在输入框中输入“狼疮肾炎”查找其主题词,同样添加副主题词“治疗”,点击选择 AND 逻辑符发送到检索框内执行主题检索,即检索出“系统性红斑狼疮并发症狼疮肾炎的治疗”的相关文献。本例中,用户也可通过“主题导航”,浏览主题词树查找“系统性红斑狼疮”的主题词(图 4-6)。

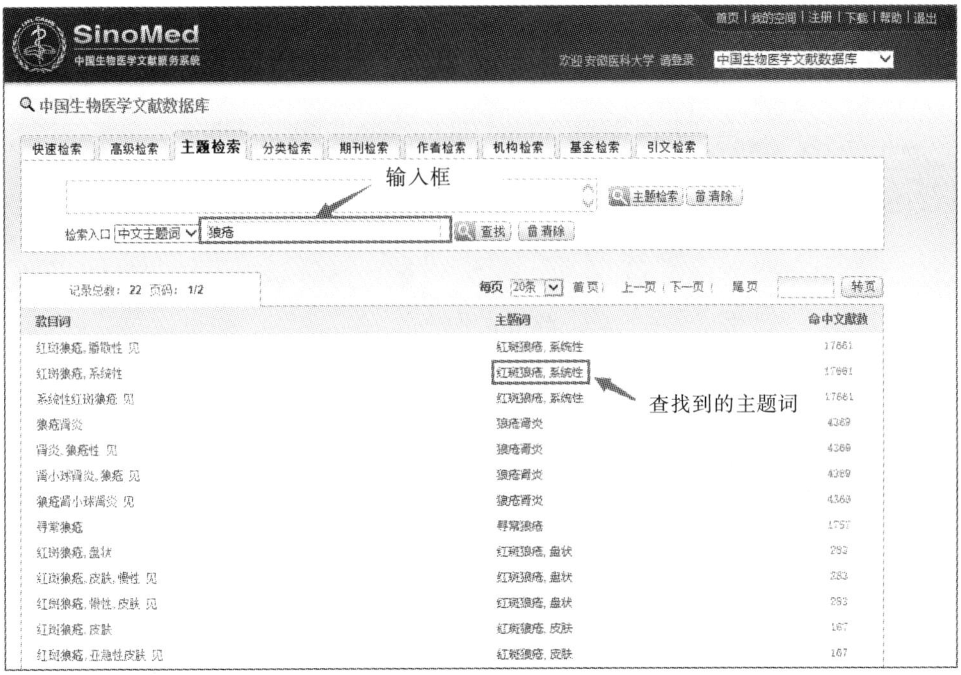

图 4-4　CBM 主题检索界面

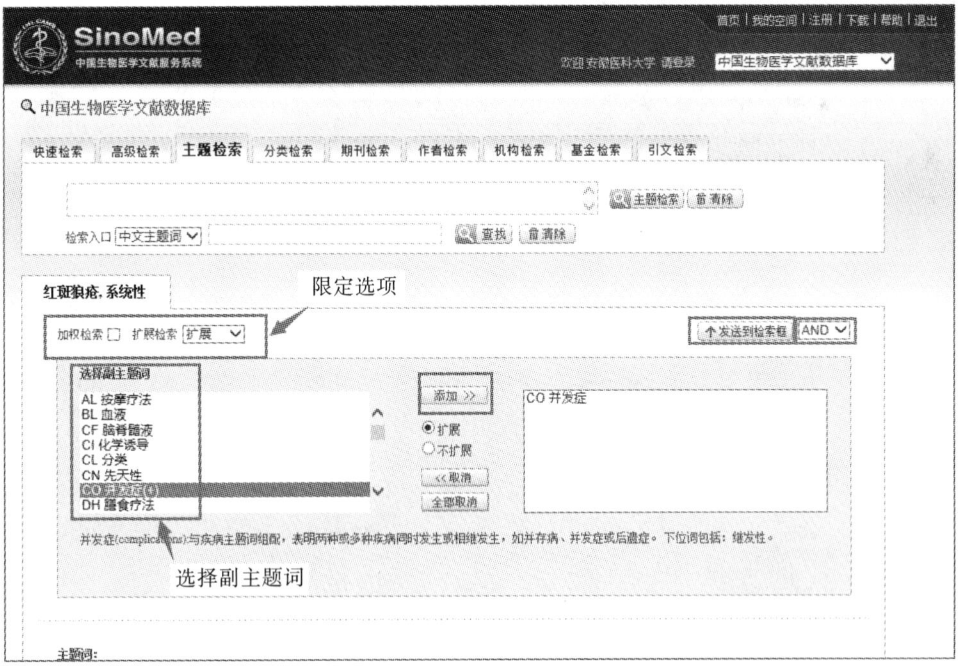

图 4-5　CBM 主题词详细注释页面

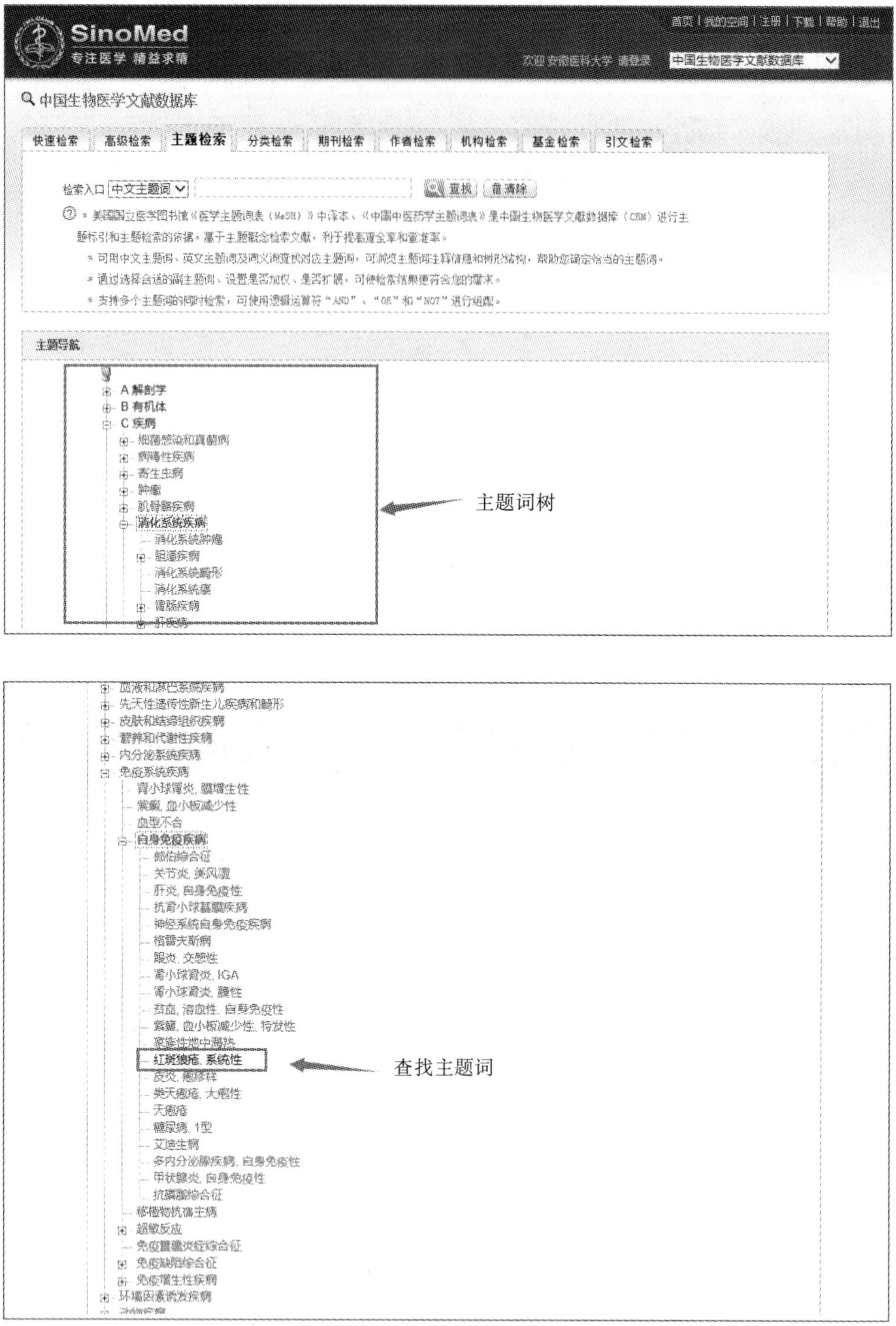

图 4-6　CBM 主题词树

4. 分类检索　用户在输入分类名或者分类号之后,系统将在《中国图书馆分类法·医学专业分类表》中查找相应的分类名和分类号。例如,在分类检索中检索“系统性红斑狼疮的药物治疗”方面的文献，首先在分类检索的检索入口选择“分类名”，在输入框内输入“系统性红斑狼疮”，点击“查找”（图4-7），在所有列出的分类名中找到“系统性红斑狼疮”，点击即可进入其详细注释页面。在分类词详细注释页面可见该分类可组配的复分号、详细解释及其树形结构，用户可根据检索需求进行选择，同时还可选择“扩展检索”增加检索的相关性。“系统性红斑狼疮的药物治疗”应选择“药物治疗、化学疗法”复分号，点击“添加”再发送到检索框，执行检索即可检索到有关“系统性红斑狼疮的药物治疗”方面的文献（图4-8）。

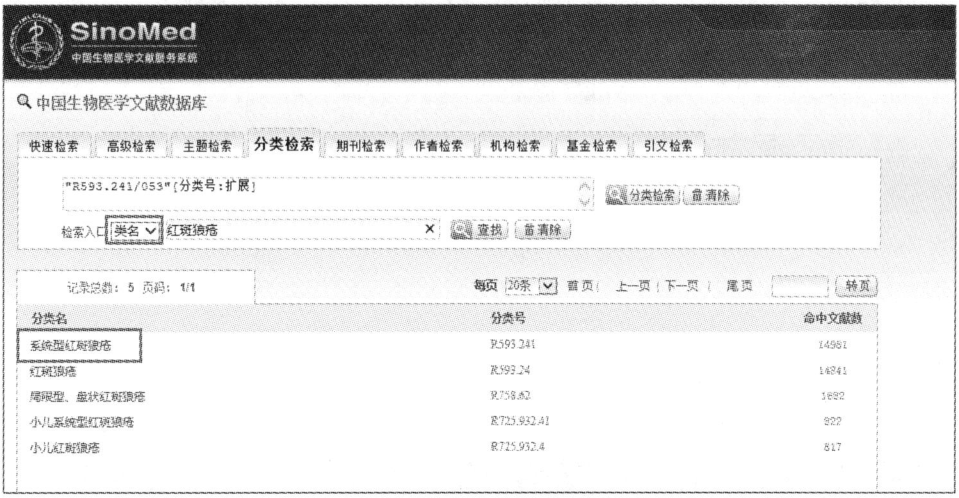

图4-7　CBM分类检索

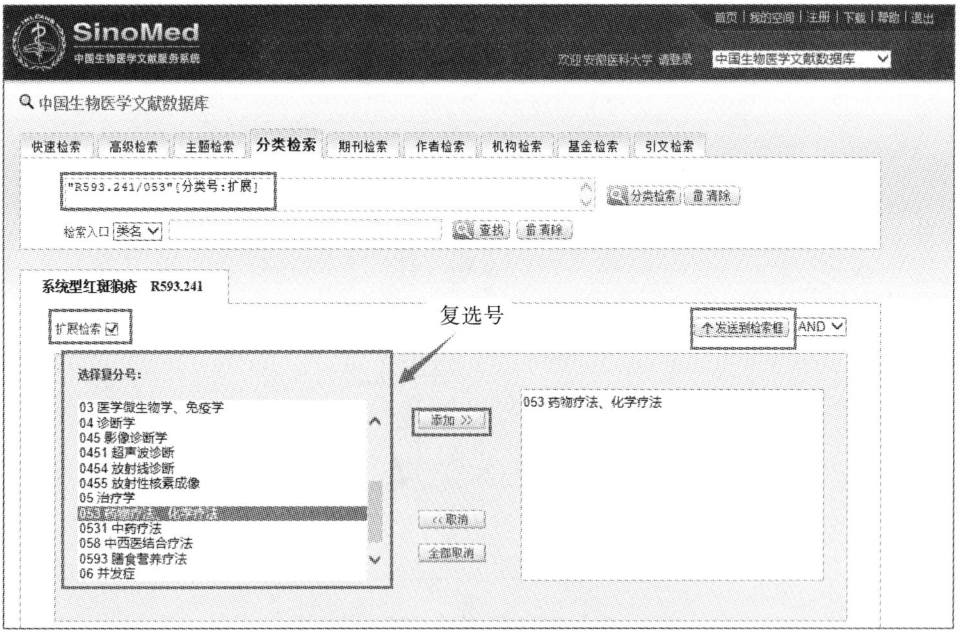

图4-8　CBM分类检索详细注释页面

5. 期刊检索　期刊检索是为用户提供通过期刊查找文献的方法,并为用户提供有关期刊发文情况的统计和分析等信息。例如,检索“中华疾病控制杂志,2016年第 5 期的文献”,可在期刊检索页面检索入口的输入框内输入“中华疾病控制杂志”,点击“查找”(图 4-9),在列出的期刊中找到“中华疾病控制杂志”,点击刊名进入详细注释页面,在“全部年”下拉框中选择“2016 年”,在“全部期”下拉框中选择“第 5 期”(图 4-10)。

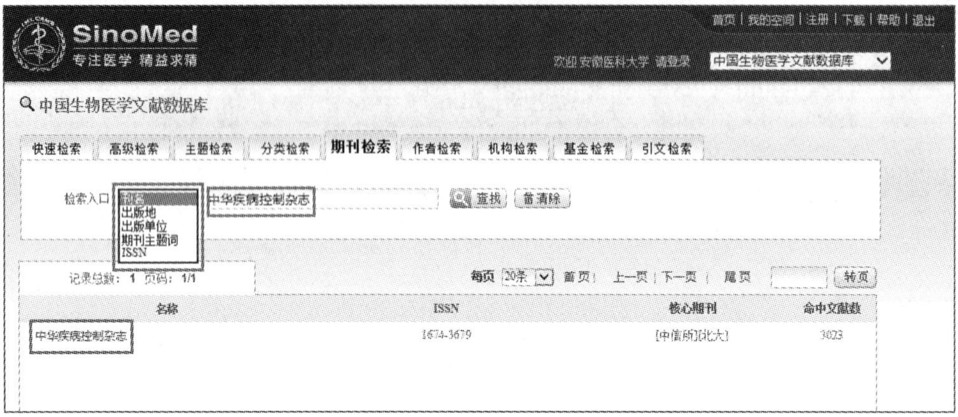

图 4-9　CBM 期刊检索

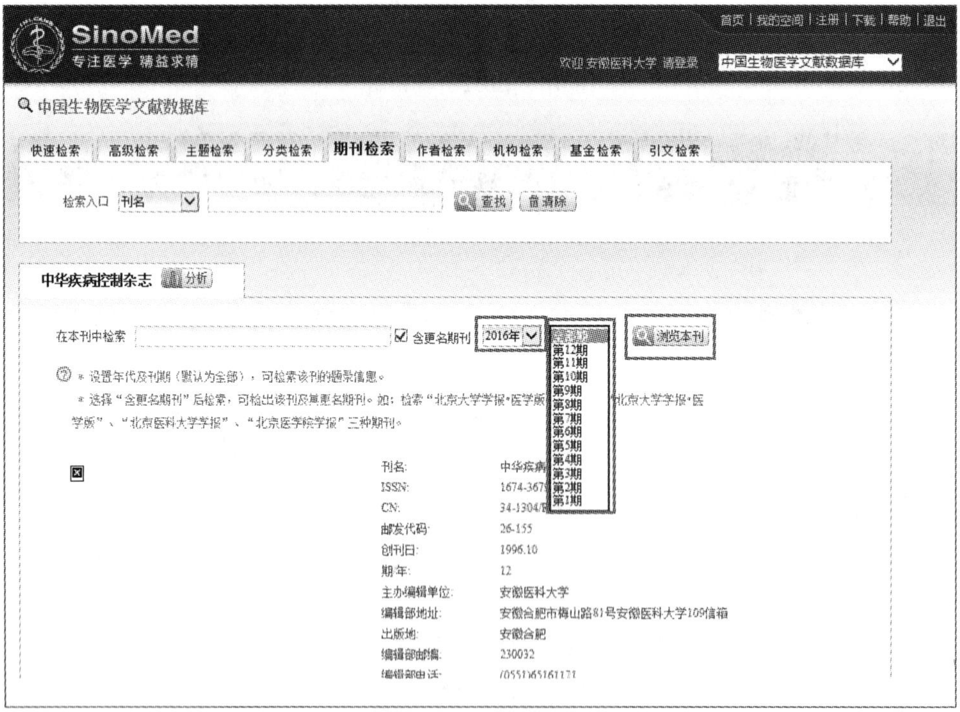

图 4-10　CBM 期刊检索详细注释页面

6. 作者检索　用户通过作者检索可检索到该作者署名的文献，并可通过选项选择查找该作者作为第一作者的文献，同时用户还可指定该作者所在单位进行检索，从而提高查准率。

例如，检索“安徽医科大学第一附属医院梁朝朝教授作为第一作者的文献”，首先在作者检索页面输入“梁朝朝”，勾选“第一作者”，点击“查找”（图 4-11），在新的页面中点击“梁朝朝”进入下一步（图 4-12），勾选“安徽医科大学第一附属医院”，点击“查找”（图 4-13），即可得到相关文献。

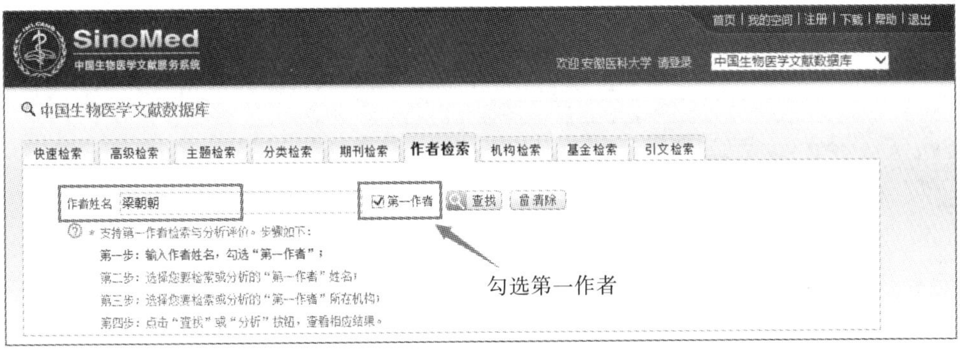

图 4-11　CBM 作者检索步骤 1

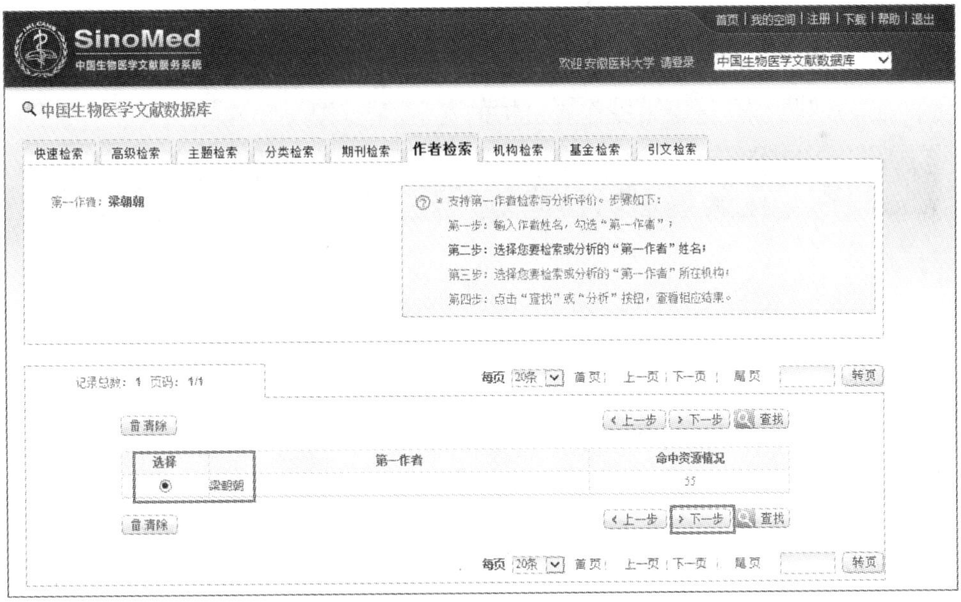

图 4-12　CBM 作者检索步骤 2

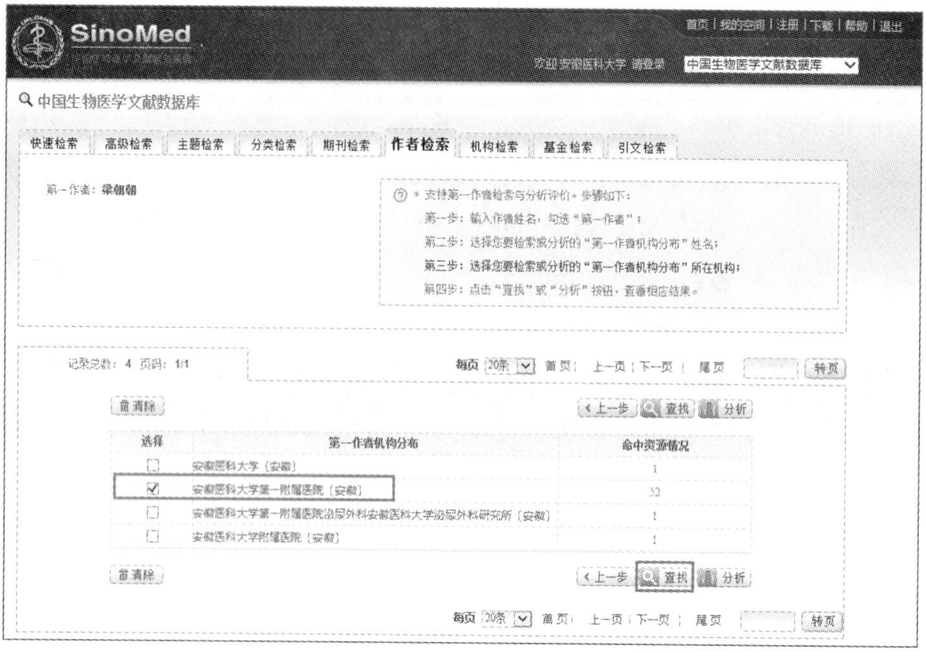

图 4-13　CBM 作者检索步骤 3

7. 机构检索　机构检索是 CBM 新增的功能，用户通过机构检索可以了解指定机构及其作为第一机构的发文情况和被引用情况等信息。例如，在机构检索页面的机构名称处输入“安徽医科大学”，点击“查找”，根据查找结果勾选“安徽医科大学”，再点击“检索”，即可检索到该机构的发文情况，点击“第一机构检索”，即可得到“安徽医科大学”作为第一作者机构的发文情况(图 4-14)。

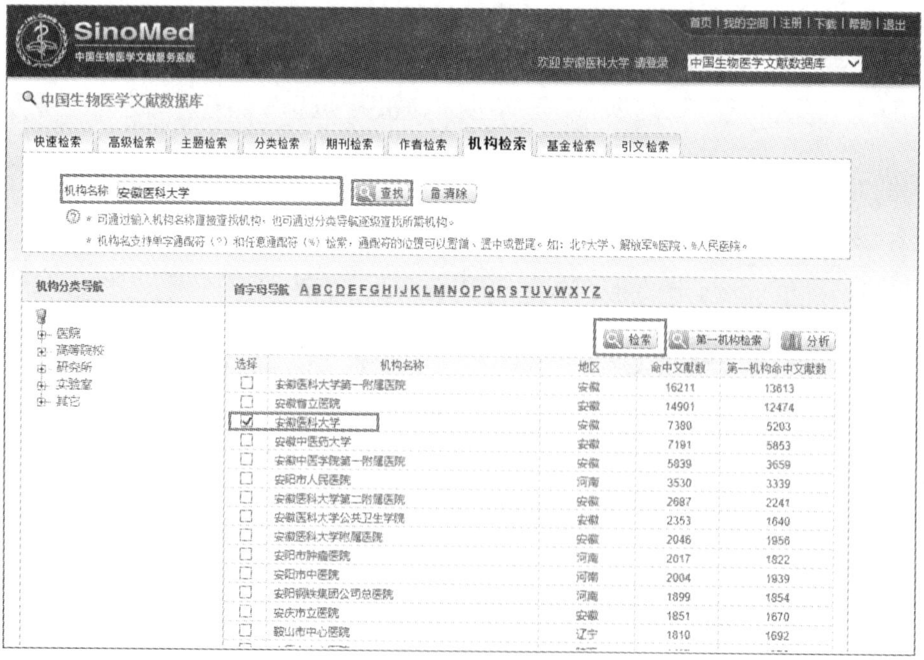

图 4-14　CBM 机构检索

8. 基金检索　基金检索是 CBM 新增的功能，用户通过基金检索可以了解某基金项目成果的发表情况。例如，检索“杰出青年科学基金”的发文情况，可在检索输入框内输入“杰出青年科学基金”，在查找出的基金中勾选“杰出青年科学基金”，点击“检索”即可（图 4-15）。

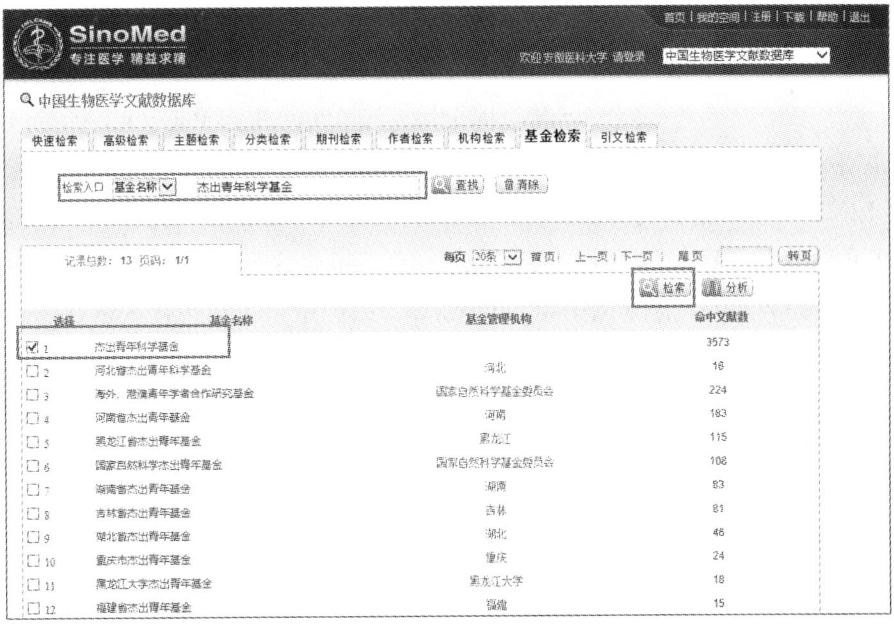

图 4-15　CBM 基金检索

9. 引文检索　引文检索也是 CBM 新增的功能，支持用户通过被引文献题名、主题、作者、出处、机构、基金等途径查找相关引文。例如，检索“2010—2015 年间系统性红斑狼疮的相关文献”，在输入框内输入“系统性红斑狼疮”，选择“2010—2015 年”的限定信息，点击“检索”即可（图 4-16）。

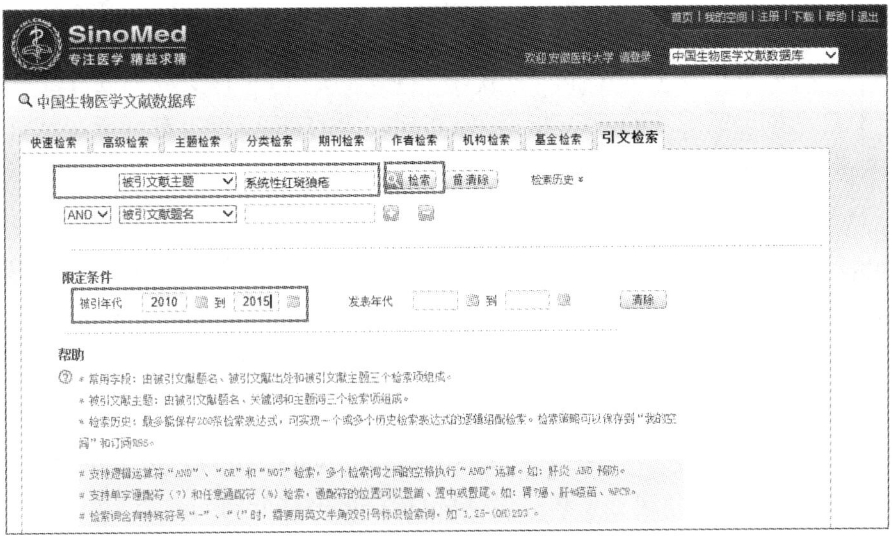

图 4-16　CBM 引文检索

二、PubMed数据库

(一)概述

PubMed(https://www.ncbi.nlm.nih.gov/pubmed)是美国国家医学图书馆(The United States National Library of Medicine,NLM)下属的国家生物技术信息中心(National Center for Biotechnology Information, NCBI)于2000年4月开发的、基于WWW的检索系统。其数据来源主要包括MEDLINE、OLDMEDLINE、Record in process、Record supplied by publisher以及科学期刊等。其中,MEDLINE是其最主要的文献来源。其收录了期刊论文、综述及其他数据资源链接。PubMed数据库归NCBI所有,并且于1997年6月向全球用户提供互联网免费访问,它是美国国立医学图书馆MEDLARS系统中最大的生物医学数据库,收录了包括1966年以来70多个国家5500多种生物医学期刊。该数据库内容每周更新,涉及临床医学、基础医学、牙科学、护理学、兽医学、药理学、环境和公共卫生等学科。

(二)检索字段及主要功能

1. 检索字段标识 该数据库提供了60余个可供检索和显示的字段,其主要数据文档包括MeSH转换表(MeSH Translation Table)、期刊刊名转换表(Journal Translation Table)、短语表(Phrase List)和作者索引(Author Index)。

2. 主要功能

(1)Limited功能。按照指定的年限、语种、年龄组、研究对象、性别、文献类型等限定检索结果,使之更精确。

(2)短语匹配功能。对检索词加上双引号执行强制检索功能,如"systemic lupus erythematosus"。系统对于有引号的检索词不能进行自动转换匹配和扩展检索,而是将其看作一个紧相邻的词组,在数据库的所有可检字段中进行检索。

(3)自动词语匹配功能。该功能可以实现词语的自动转换,有利于文献查找,使其变得简易、便捷,以及达到查准、查全的效果。

(4)多种相关资源链接。①链接到相关文献:检索结果显示的每条记录均有"Related Articles"超链接,便于相关性的查找,扩大检索范围。②链接到NCBI的其他数据库:PubMed主页上有链向NCBI其他10余种数据库的超链接,如Nucleotide、Genome、Structure等。③链接到外部资源:通过"Linkout"链接期刊出版商、部分期刊全文、各种生物学数据库等资源站点获取全文。④链接到免费的期刊全文和图书摘要:PubMed还与PMC (PubMed Central)、网上免费电子期刊和NCBI的BookSelf建立了超链接,可免费获得一部分期刊的全文和相关书籍中的文摘页。

(5)检索史服务。点击“History”可查看检索史，只有在执行了一次检索后，History 中才能有记录。可在检索序号之间添加逻辑运算符进行检索，布尔逻辑运算符的字母必须大写，逻辑算符的前后必须加英文半角空格。

(三)检索途径

在浏览器中的 URL 地址框中键入 https：// www. ncbi. nlm. nih. gov/ pubmed/并单击回车键。进入 PubMed 主页面，上方为 Search(基本检索)和 Advance(高级检索)区以及 Help(帮助)，下方为 Using PubMed(使用指南)、PubMed Tools(检索工具)和 More Resources(更多资源)。其主要检索途径有基本检索、高级检索和主题词检索等(图 4-17)。

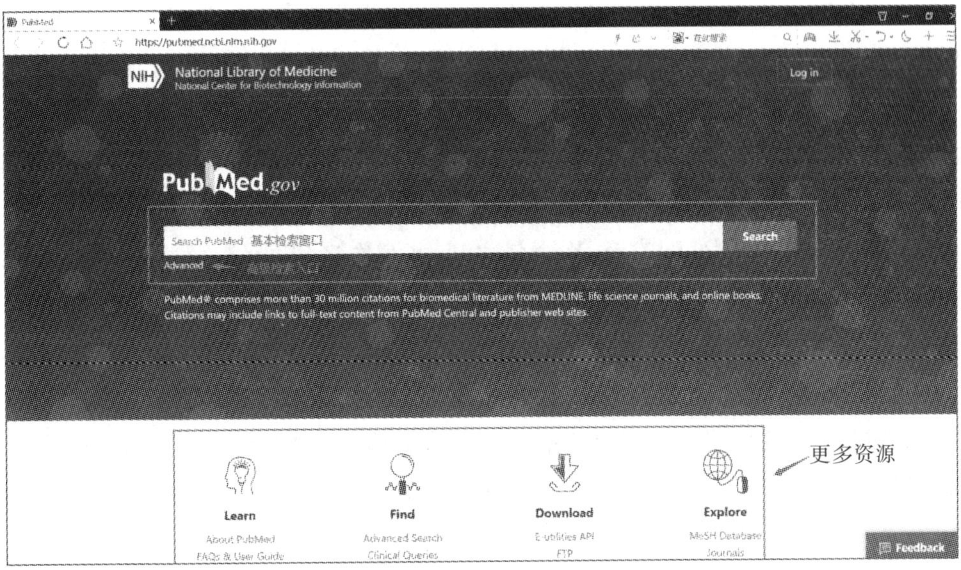

图 4-17　PubMed 主界面

1. Search(基本检索)　在基本检索提问框中输入具有实质性意义的词(如自由词、主题词、人名和期刊名等)，点击“Search”，即可进行检索。

(1)词语匹配。在检索窗口输入不用截词符、双引号和字段限定的检索词，系统会依次在 MeSH 转换表(MeSH Translation Table)、刊名转换表(Journals Translation Table)、短语表(Phrase list)和著者索引(Author Index)中进行词语的核对、转换和检索。如果在 MeSH 转换表中找到了相应的检索词，系统会用 MeSH 词和 Text Word 词进行 OR 的逻辑组配检索。如果在 MeSH 转换表中未找到相符的检索词，系统接着会依次到刊名转换表、短语表和著者索引中查找。如果在上述表中都找不到匹配的短语，系统将检索词拆开，以单词为单位，继续到上述表中依次搜索，断开部分的逻辑关系是 AND。如果在以上表中还是找不到匹配词，系统将到所有字段中去搜索这些单词，单词之间的逻辑关系也是 AND。

(2)精确检索。在待检索的短语或词组上加双引号,可使PubMed关闭自动词语匹配功能,强制精确检索待检短语或词组。如“insight II”等,若输入不加引号的insight II,则有可能分开识别成“insight”和“II”,以逻辑与对“insight AND II”进行检索。使用精确检索,系统会将该短语作为一个整体在所有字段中进行检索,常用于词组和专有名词检索,能够避免自动词语匹配时拆分短语造成的误检,提高查准率。

(3)字段限定检索。PubMed中大多数字段是可供检索的,其输入格式为:检索词[字段标识]。如要检索题名中包含lupus(狼疮)的论文,可输入lupus[TI]。

(4)截词检索。PubMed提供的截词符为*,*表示零到多字符检索。在检索词中使用该通配符,可使PubMed关闭自动词语匹配功能,实现专门的截词检索。例如输入cell*,可以检索出以cell开头的所有词(如cell、cellophane、cells、cellular等)。

(5)著者检索。其检索的基本要求是姓在前用全称,名在后用首字母。例如Smith Y,系统自动在“作者检索”中查找该作者并检索该作者的文献。也可以利用作者字段限定检索,即在作者姓名之后加上作者字段符[AU],例如Smith[AU]。PubMed数据库收录中国作者发表的文献时,作者的姓名采用汉语拼音,所写的方法与西方作者相同,例如要检索叶冬青发表的论文,其姓名输入为“Ye dq”。

(6)期刊检索。在检索框中输入刊名全称、标准的MEDLINE刊名缩写或期刊的ISSN号等,通过“自动词语匹配”,系统自动检索出该刊被PubMed收录的文献。若要求输入词作为刊名检索,应在检索词后加上刊名字段标识符,如gene therapy[TA]。

(7)逻辑组配检索。可执行布尔逻辑运算符的组配检索,同时输入多个检索词,系统默认检索词之间是逻辑AND关系。当检索式中存在多种逻辑关系时,先运算NOT,再运算AND,最后运算OR,加括号可改变运算的优先顺序,如(hepatitis b OR hepatitis c)AND (treatment OR therapy)。

检索举例:检索“低氧诱导因子1α(HIF-1α)参与系统性红斑狼疮发病的关联研究”有关的文献,检索步骤:可在Search输入框中输入“lupus AND HIF-1α”,点击“Search”或按回车键(图4-18)。

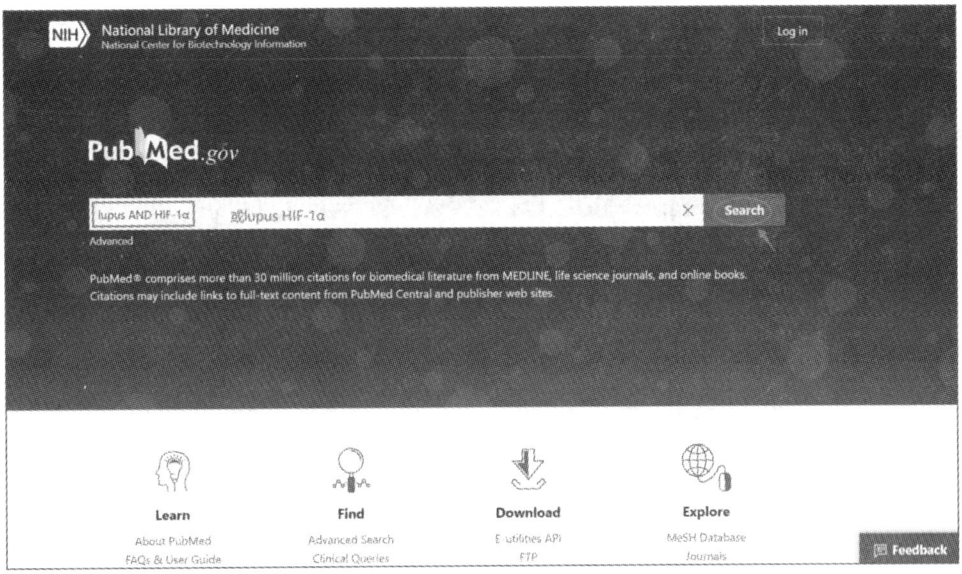

图 4-18　PubMed 基本检索界面

共检索到 17 篇相关文献。点击标题即可进入文献信息界面(图 4-19)。

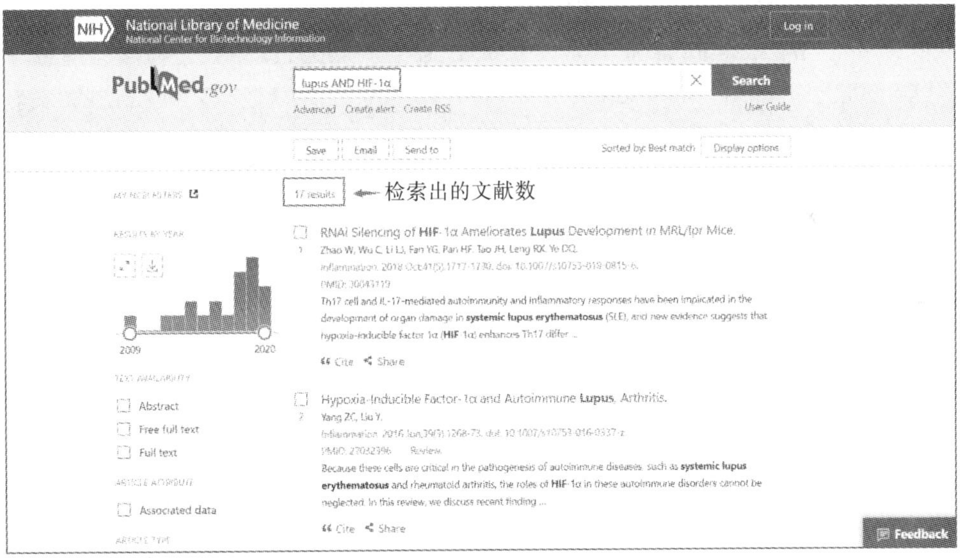

图 4-19　检索结果界面

2. Advanced(高级检索)　对于简单的检索词而言，使用基本检索能满足需求，而对复杂的检索式，涉及多个检索词、多种检索字段、多种逻辑运算符时，使用高级检索较为方便(图 4-20)。

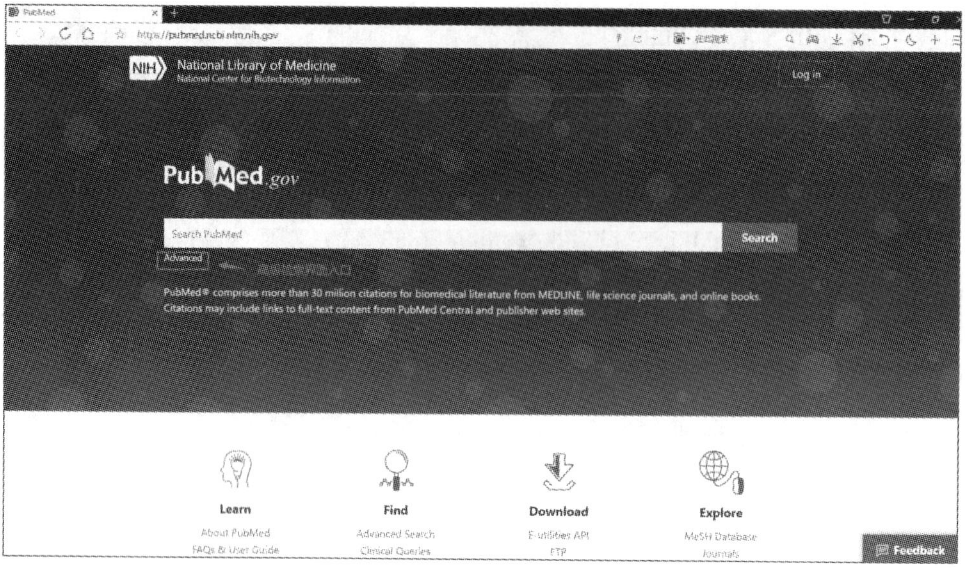

图 4-20 PubMed 高级检索入口

该界面主要由 Search Box(检索提问区)、Search Builder(检索构建器)和 Search History(检索史)三部分构成(图 4-21)。

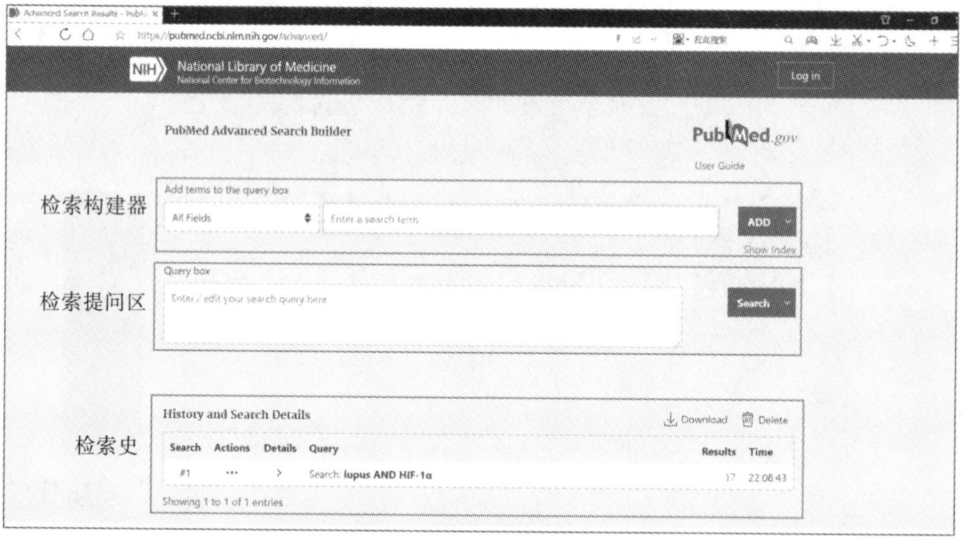

图 4-21 PubMed 高级检索界面

(1)检索提问区(Search Box)。可在该区直接输入检索词、检索式,也可以从 Search Builder 输入的检索词中选择逻辑词,形成最终的检索式后,单击"Search"进行检索。以 lupus 和 HIF-1α 为例,检索界面如图 4-22 所示。

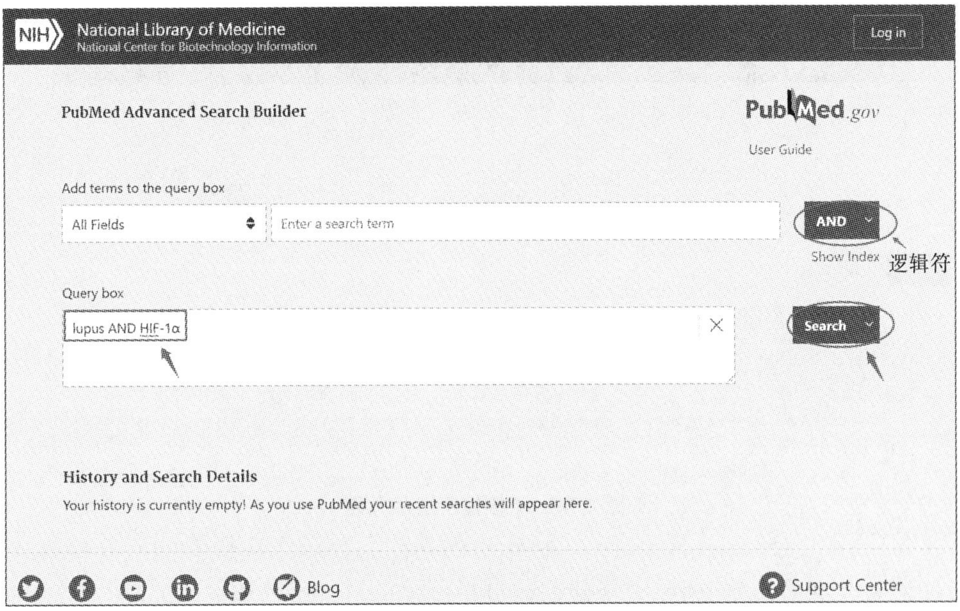

图 4-22 PubMed 检索提问区界面

(2)检索构建器(Search Builder)。检索时先在构建器(Builder)左侧检索项的下拉菜单中选择检索项,点击逻辑关系下拉菜单选择逻辑关系,然后在检索框中输入检索词,点击右侧的“Show Index”,弹出的索引词表显示检索词的相关引出及结果数量,帮助用户正确选词,最后点击下方的“Search”即可执行检索(图4-23)。点击“Add to History”,则在下方的检索史中直接显示检索结果数量,可根据检索结果的数量决定是否调整检索策略,检索结果如图 4-24 所示。

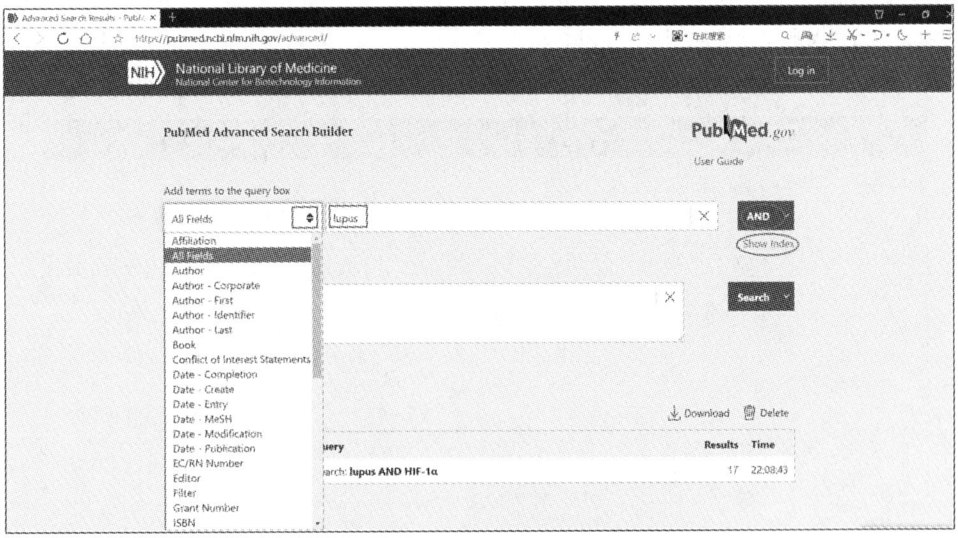

图 4-23 PubMed 检索构建器显示界面

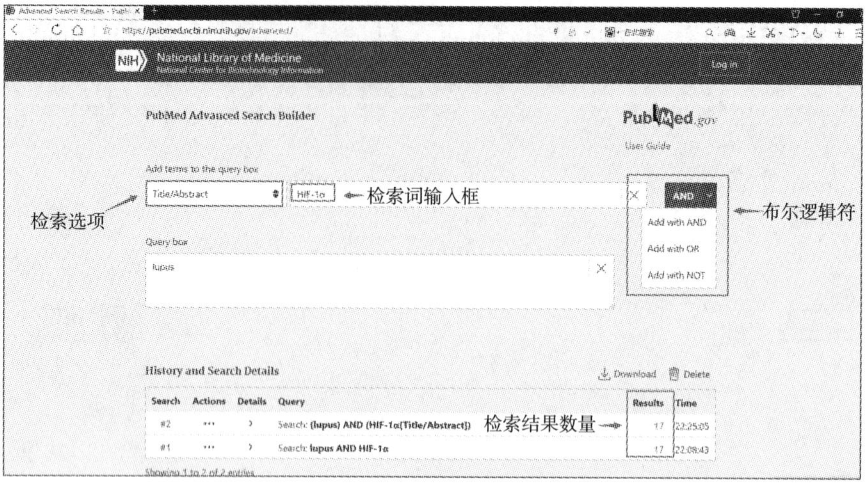

图 4-24 高级检索过程界面

(3)检索史(Search History)。检索史的功能是显示本次检索的所有检索式，包括检索序列号、添加到检索构建器(Add to Builder)键、检索式(Query)、检索结果数量(Terms found)和检索时间(Time)。左击检索式序号，弹出选项窗口，可在此对检索式进行AND、OR、NOT逻辑组配检索、Delete(删除检索式)、Details(显示检索细节)、Show(浏览检索结果)、Save in My NCBI(保存到My NCBI)等操作。检索史最多保存100多条检索式，最多可保留8小时，若超过100多条，系统则自动删除最早的检索式。例如，检索“低氧诱导因子1α(HIF-1α)参与系统性红斑狼疮发病的关联研究”有关的文献，可使光标分别落在指定检索框处，再选择“add”添加检索记录中“lupus”和“HIF-1α”，根据检索需求选择字段和布尔逻辑符，点击检索即可得到相关文献，同时也可直接点击“Add to History”，将新建的检索式保存到检索记录中(图4-25)。

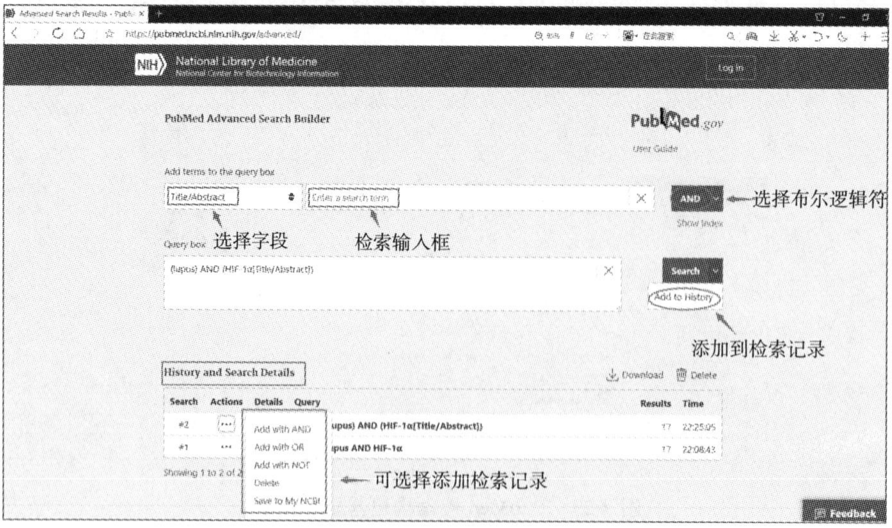

图 4-25 添加检索史界面

3. 主题词检索　主题词检索能帮助读者优化检索策略，达到更佳检索效果。以“lupus”为例，在 Search 下拉菜单中选择“MeSH”，在输入框输入“lupus”，点击“Search”（图 4-26），在主题词检索界面点击“Lupus Erythematosus，Systemic”（图 4-27），即可进入 Lupus Erythematosus，Systemic 的详细词表、副主题词表及树状结构表（图 4-28）。在这个页面，有如下内容：①主题词的简单介绍；②Subheadings（可以和该主题词组配的副主题词）；③Restrict to MeSH Major Topic（搜索选项：仅检索主要主题词）；④Do not include MeSH terms found below this term in the MeSH hierarchy（搜索选项：不扩展检索）；⑤Entry Terms（入口词，可以当作该主题词的别名）；⑥MeSH hierarchy 最下方是该主题词的树状结构表。

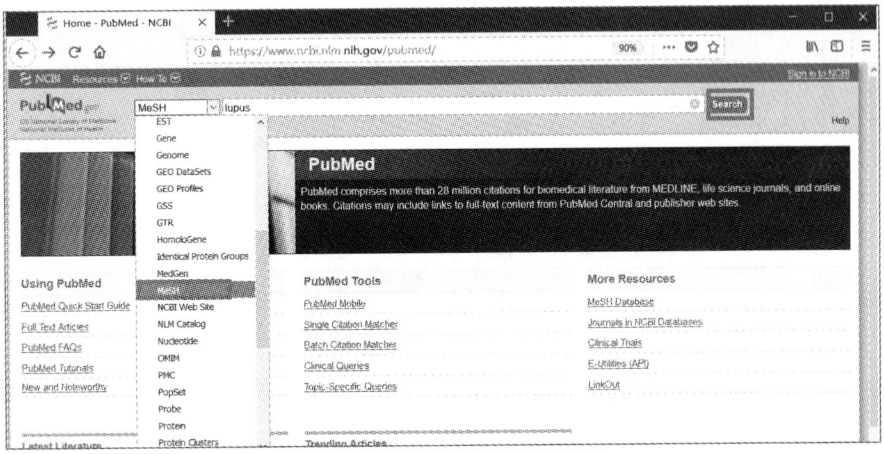

图 4-26　主题词检索界面

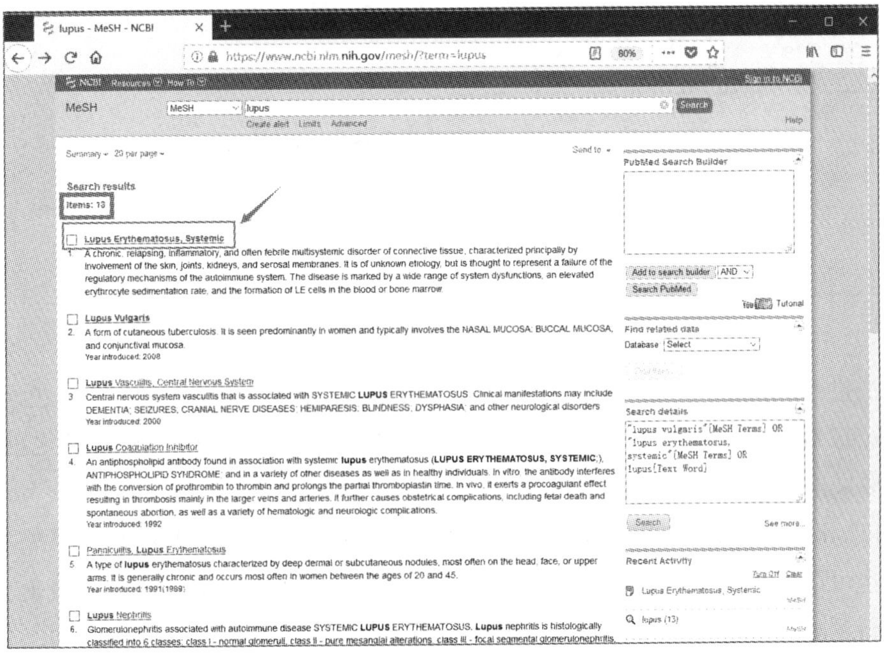

图 4-27　主题词检索结果界面

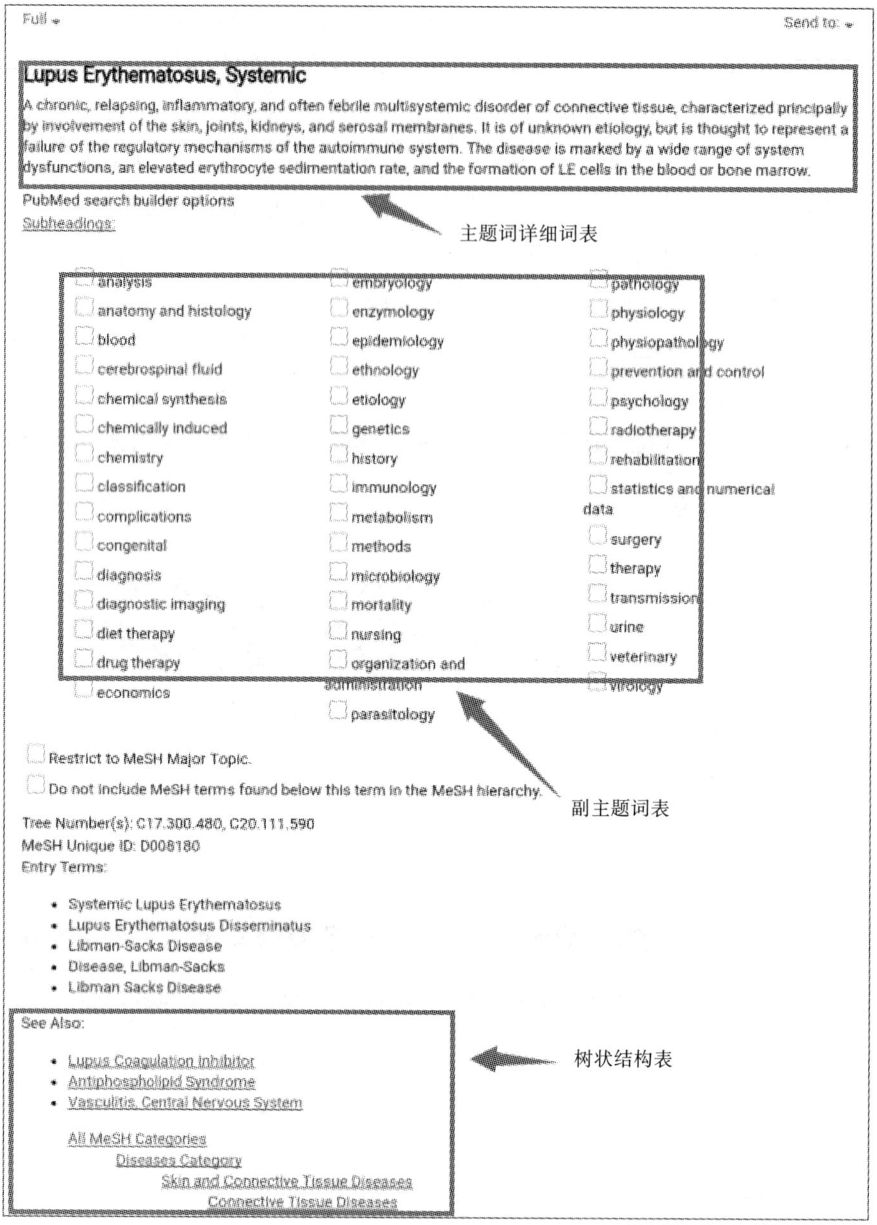

图 4-28　主题词树状图

通过 MeSH Database 检索,要注意以下几点:①当一个课题含有多个主题词时,在 MeSH Database 中的操作往往需要重复多次。在点击“search PubMed”之前,根据需要来选择其下拉菜单中的“add to search builder AND”“add to search builder OR”和“add to search builder NOT”,以便下一次的主题词进行相应的逻辑关系组配。也可以先用单个主题词检索,然后进入 History,利用检索式序号对多个主题词进行逻辑组配。②进入主题词细节页面时,要多注意主题词的上位词和下位词情况,观察是否有更合适的主题词。③同时选多个副主题词时,其间的逻辑关系是 OR。④系统默认对下位词主题词进行扩检，若不需要进行下位词扩检，点击 "Do not include MeSH terms found below this term in the MeSH hierarchy"选项。⑤通过 MeSH Database 检索，查不到 PreMEDLINE 和 OLDMEDLINE 中的记录。

三、EMBASE

(一)概述

由荷兰 Elsevier (Elsevier Science Bibliographic Databases) 公司出版的 EMBASE 数据库收录了世界上超过 95 个国家和地区出版的 8500 种刊物(包括论文标题)，其中包括超过 2900 种 Medline 以外的特有期刊，自 2009 年开始从 7000 多场会议中收录了 230 多万个会议摘要，含有药物、疾病和医疗器械数据全文索引，覆盖多种疾病和药物信息，尤其是包含大量的欧洲和亚洲的医学刊物，是全球最大、最具权威性的生物医学与药理学文摘数据库。EMBASE. com 将 EMBASE 与 MEDLINE 数据库进行整合，并从 MENLINE 中去掉重复的记录，每年新增记录 150 万条，平均每天新增超过 4000 条记录。EMBASE 收录文献的内容广泛，覆盖 1947 年以来的期刊，包括基础和临床医学，以及与医学相关的其他领域，如药物研究生物工艺学、卫生政策与管理、公共卫生等。URL 地址为：https：// www. embase. com。

(二)检索途径

进入 EMBASE 主页面，有 Search、Emtree、Journals、Results、My tools、Desmond Doss、Login/Logout 选项，其中 Emtree 是 EMBASE 的独立主题词表检索系统(图 4-29)。

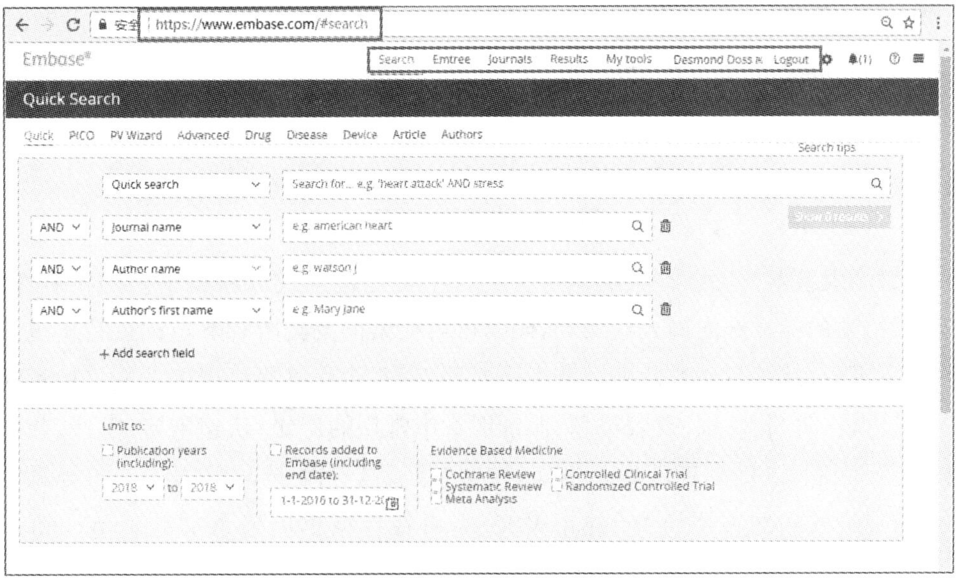

图 4-29　EMBASE 主页面

1. Search　进入 EMBASE 检索页面，Search 有 9 种检索形式：Quick Search（快速检索）、Advanced Search（高级检索）、Drug Search（药物检索）、Disease Search（疾病检索）、Device Search（器械检索）、Article Search（文章检索）、Author Search（作者检索）、PICO Search 和 PV Wizard Search。

（1）快速检索。快速检索时可在输入框中输入单个词语或者词组等自然语言（自由词）进行简单快速的检索，检索词组时需加单（双）引号，检索词不区分顺序和大小写，并可使用逻辑运算符进行组配检索（逻辑运算符为 NOT、AND 和 OR）。全字段检索可以输入任意单词、词组或者检索表达式，也支持截词和布尔逻辑运算。字段限制检索时，其格式为：“检索词：字段标识符”，如检索“lupus：ti”。可限制检索式的出版时间、人、动物、英文、是否带有文摘、是否来自主要期刊等进行检索。例如，检索“低氧诱导因子 1α（HIF-1α）参与系统性红斑狼疮发病的关联研究”的相关文献，可在检索框内输入检索式，可选择所需检索字段，同时还可通过勾选数据库或时间等限制选项，点击“Show 19 results”即可见所有检索结果，并可通过 EMBASE 提供的全文链接查看全文（图 4-30）。

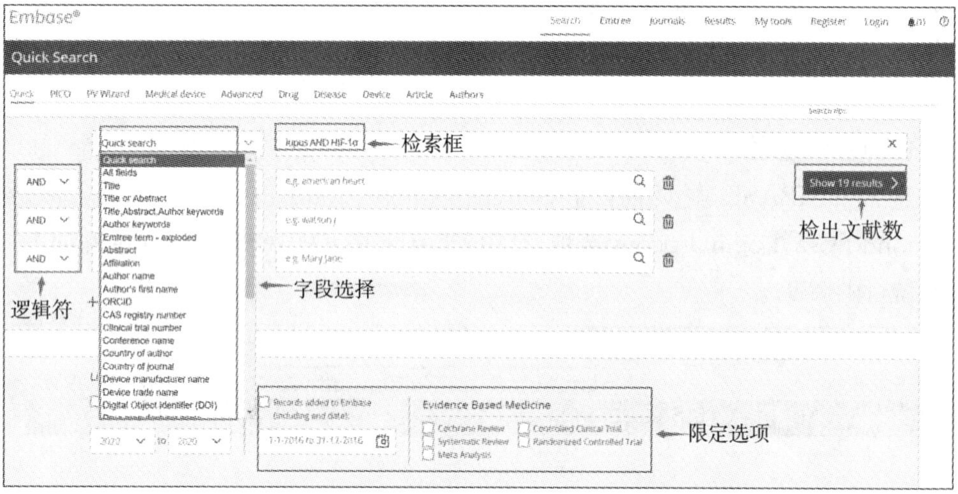

图 4-30　快速检索界面

（2）高级检索。高级检索提供更多的选项构建检索式以获得更高的精确性。在高级检索的检索框内输入检索词，同时可对检索词及其所有下位词进行扩展检索，还可进行关键词检索，此外还有术语对照，具有检查拼写错误的功能。检索时可通过语言、时间、性别、发表类型、循证医学中常用的记录、快速限定、字段、数据库等进行限制，以提高查准率。例如，检索“低氧诱导因子 1α（HIF-1α）参与系统性红斑狼疮发病的关联研究”的相关文献，可在检索框内输入（“systemic lupus erythematosus”：ab AND “HIF-1α”：ab），用户可根据需要勾选限定选项，点击

"Search"即可检索(图 4-31)。

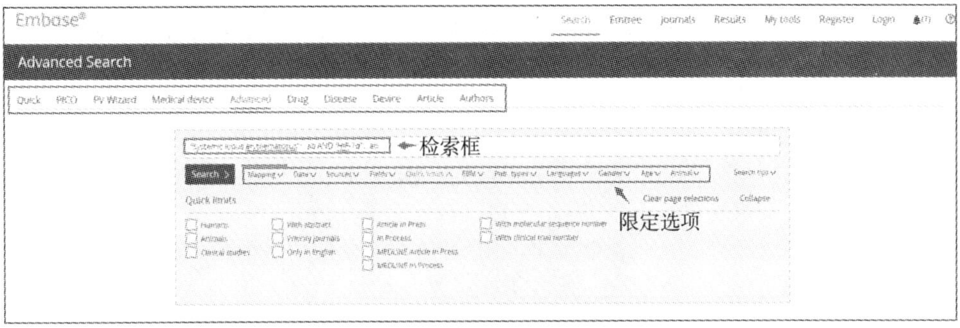

图 4-31　高级检索界面

(3)药物检索。检索时设有药物链接,提供 Drug fields(药物领域)、Drug subheadings(药物副主题词)、Routes(给药途径)等链接,其中还有 17 个药物副主题词链接。选择给药方式连接词(Routes of drug administration)可提高用户检索时的精确性和效率。检索时,输入药物名称,再选择所需的药物关联词或者投药途径的关联词,即可进行检索。例如,检索"羟氯喹口服给药的副作用反应"的相关文献,可在输入框中输入药物名称"Hydroxychloroquine",副主题词选择"Adverse drug reaction",给药途径选择"Oral drug administration",点击"Search"即可检索(图 4-32)。

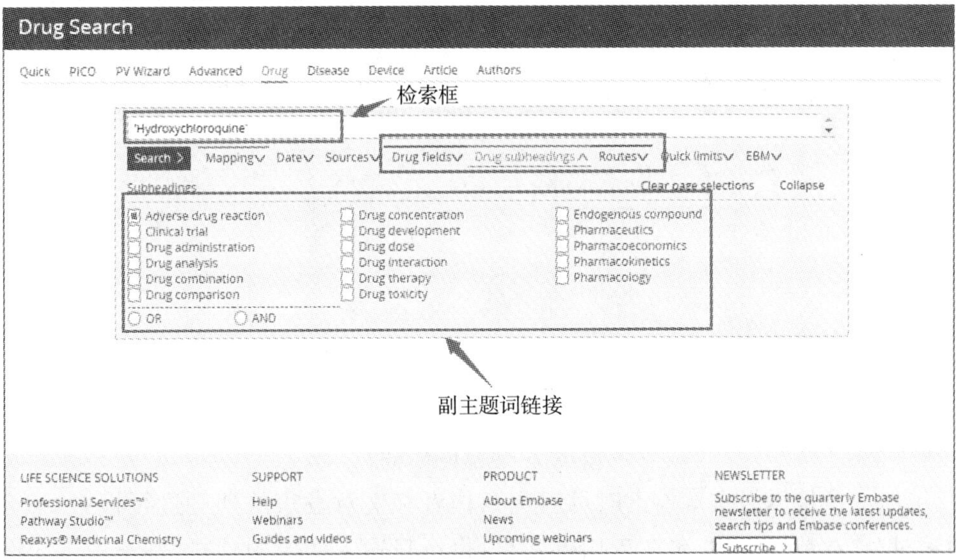

图 4-32　药物检索界面

(4)疾病检索。EMBASE 另设有疾病链接,提供 14 个疾病副主题词链接,帮助用户根据检索需求更精确地检索相关文献,并可以对副主题词和逻辑运算符进行单选或多选检索。例如,检索"系统性红斑狼疮并发症诊断"的文献,可在检索框内输入疾病名称"systemic lupus erythematosus",副主题词选择"Complication"(并发症)

和“Diagnosis”(诊断),使用“AND”逻辑运算符,点击“Search”即可检索(图 4-33)。

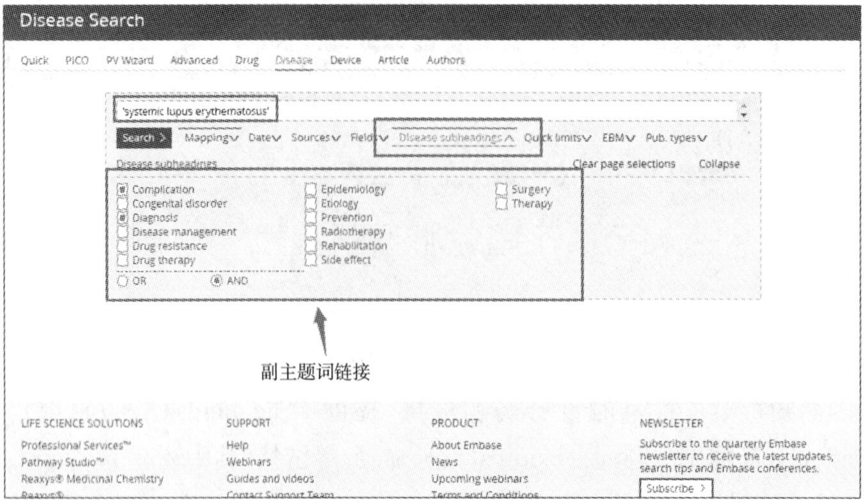

图 4-33 疾病检索界面

(5)器械检索。器械检索具有检索特定医疗设备的功能,包括不良事件信息和其他制造商的产品信息。检索时输入医疗器械生产商和商品名,可通过器械副主题词、器械字段、时间、日期、快速限定等选项进行限制,点击“Search”即可检索(图 4-34)。

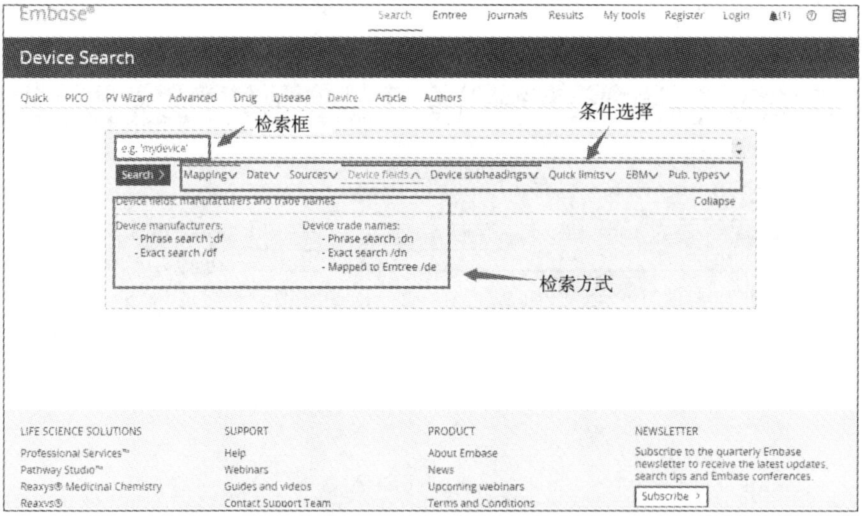

图 4-34 器械检索界面

(6)文章检索。文章检索时可对文章作者和文章发表的期刊进行检索,作者检索时,姓在前用全称,名在后用首字母,也可只输入作者的姓或“姓+第一个名首字母”进行检索。输入时姓与名之间空一格,名与名之间用“.”或空格分隔。如检索作者韩梅梅(Han Meimei),可输入“Han M. M”“Han M M” “Han M.”或“Han”,而且可输入刊名全称、缩写、ISSN 或分类编号进行检索。需要注意的是,输入刊名全称或缩写时,可勾选“Exact”进行精确检索,以提高检索相关性。例如,检索“Bugala K.”的一篇题为“Influence of autoimmunity and inflammation on endothelial function and thrombosis in systemic lupus erythematosus patients."的文章，根据已知文章信息在相应检索框内输入检索词以及勾选限定选项，点击"Search"即可检索（图 4-35）。

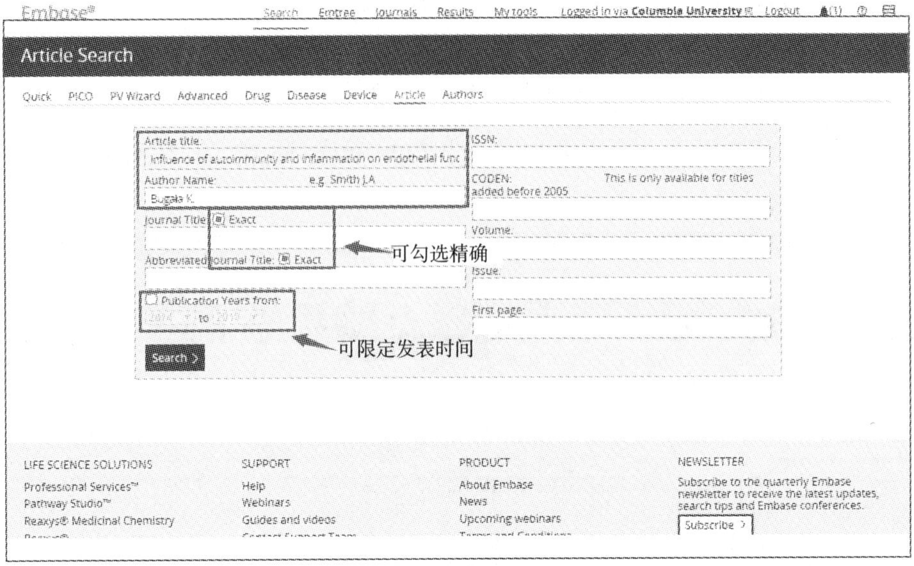

图 4-35　文章检索界面

（7）作者检索。根据检索需求在相应检索框内输入检索词即可检索，如果检索的作者名字较长，可检索前半部分主要词根来获取更多检索记录，提高检索相关性。例如，检索"University of Toronto""Watson"的有关文章，根据现有已知关于作者的信息在检索框内输入相应检索词，还可勾选列出的有关"Watson"的选项进行检索，以提高检索相关性（图 4-36）。

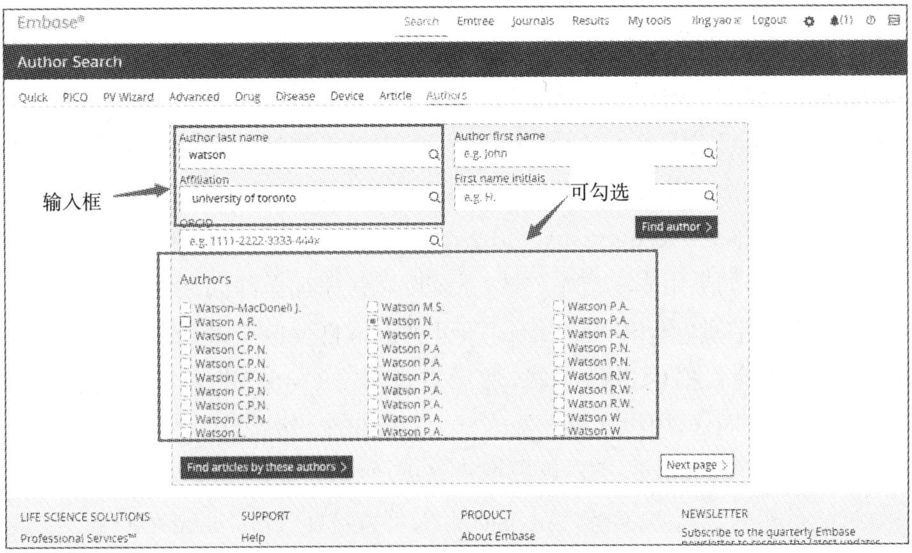

图 4-36　作者检索界面

(8)PICO 检索。PICO 是基于循证医学(EBM)理论的一种将信息格式化的检索方式,表示对象(population)、干预(interventions)、对照(comparisons)、预后(outcomes),可在制定循证医学决策时提供指引。检索时根据检索要求输入检索词,并可通过页面左边的 Emtree 选择最适合检索需要的检索词,同时用户可点击检索词边上的下拉框选择合适字段进行检索,并且用户可直接在检索页面查看到检索到的文献数。例如,检索有关"羟氯喹治疗系统性红斑狼疮的随机对照试验"的文献,可在指定"PICO"检索框内输入相应检索词,同时可利用页面上 Emtree 限定检索词,提高查准率(图 4-37)。

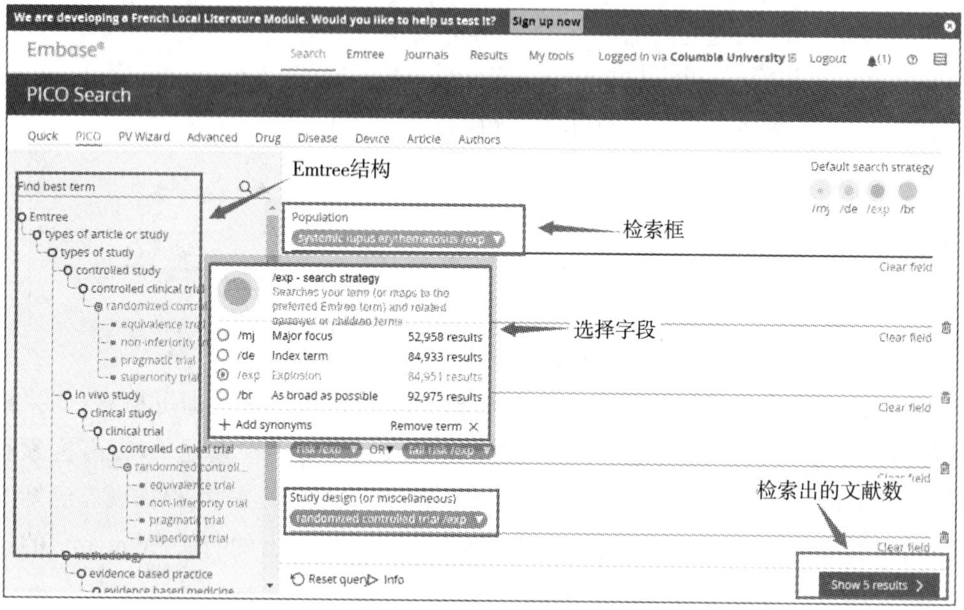

图 4-37 PICO 检索界面

(9)PV Wizard 检索。用于检索药物警戒的文献检索信息,检索时可在药物名称(Drug name)检索框内输入需检索的药物,页面左边的 Emtree 会将输入的检索词突出显示,用户可点击 Emtree 中该检索词旁的"+"添加到检索框,同时列有副标题供用户选择,以增大检索范围。页面上还显示有检索策略供用户查看,点击"Next step"进入药物其他名称(Alternative drug names)区域,用户在此区域可选择添加该检索词的同义词,如果用户不自主勾选,系统则默认添加全部同义词。此外,还可根据检索需求选择字段,点击"Next step"即可进入不良反应(Adverse drug reactions)区域,用户可在检索框内进行编辑,然后点击"Next step"进入特定情况(Special conditions)区域。同样,用户也可在检索框内直接编辑,然后点击"Next step"进入人类限定(Human limits)区域,用户可根据检索需要编辑检索式,还可限定时间,最后点击显示结果即可。例如,检索"Amoxicillin",可直接在"Drug name"处输入检索词,将左侧 Emtree 中突出显示的该检索词添加到检索框内,同时可勾选副标题,点击

“Next step”即可进入其他药物名称区域，然后选择添加所需的同义词，同时还可勾选副标题，点击“Next step”逐步检索即可(图 4-38 和图 4-39)。

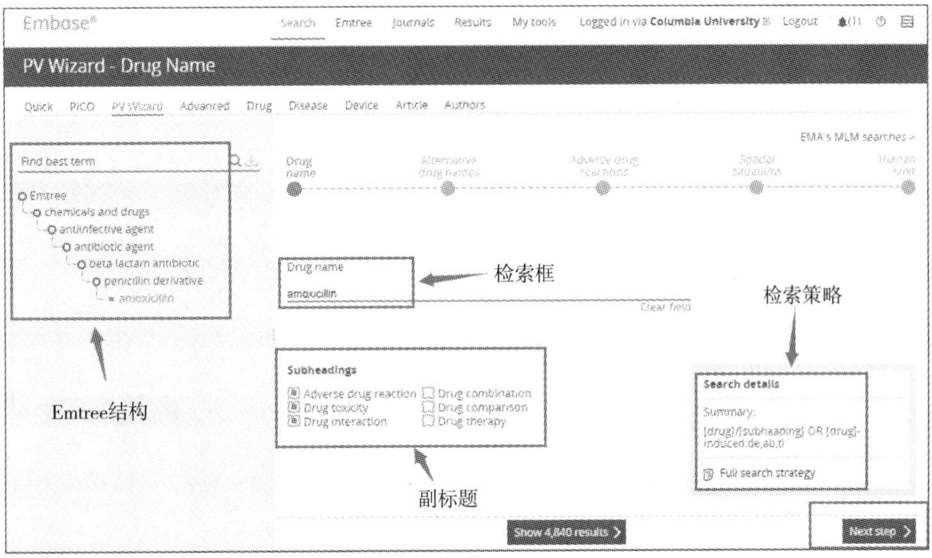

图 4-38　PV Wizard 检索界面步骤 1

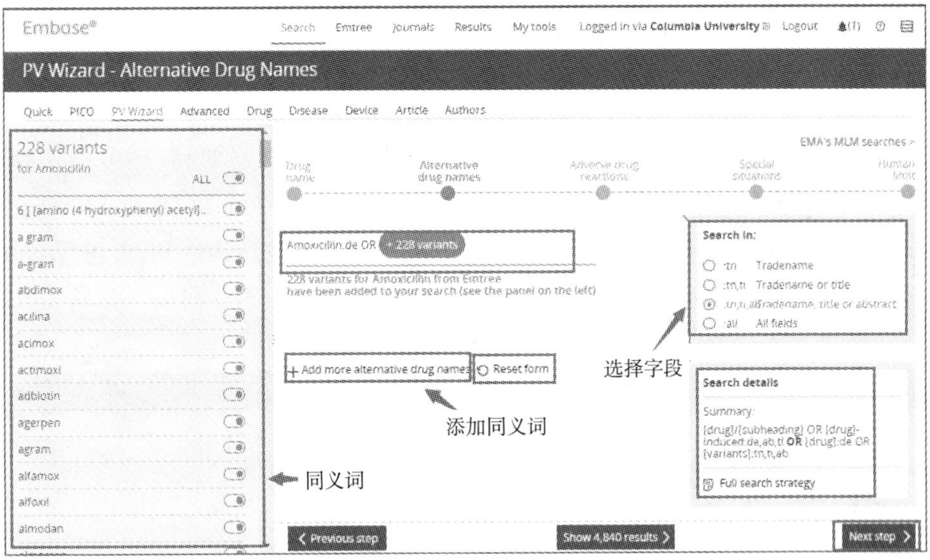

图 4-39　PV Wizard 检索界面步骤 2

2. Emtree　Emtree 生命科学词典是对生物医学文献进行主题分析、标引和检索时使用的权威性词表，收录超过 54000 条术语，同义词超过 210000 个。多级树状结构在药物和药剂学术语及同义词方面具有很大优势，在药物检索、疾病检索等高级检索中有 17 个药物副主题词，47 个投药途径关联词，14 个疾病副主题词，其含有的 MeSH 术语(24000 条)可在 EMBASE 和 MEDLINE 之间自动进行主题词对照检索。检索时在输入框中输入 MeSH 术语，可跳转至高级检索，同时可对扩展检索或重点检索进行限定,直接获得检索记录。例如,检索"systemic lupus erythematosus"主题词,可直接检索,通过 Emtree 树结构可查看有关该主题词的检索结果;此外,用户还可通过点击"Add to Query Builder"使用该检索词建立检索式,点击"Search"直接检索或者点击"Take to Advanced Search"跳转至高级检索,可进行选择限定再进行检索(图 4-40)。

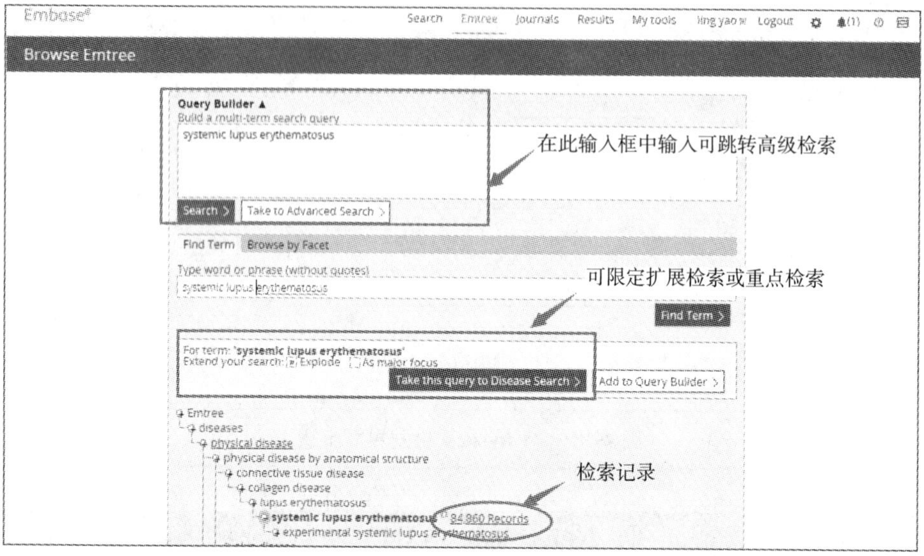

图 4-40 Emtree 检索界面

3. Journals(期刊浏览) Journals 可按照期刊名称浏览期刊,还可通过期刊名称字母顺序查找期刊的期、卷及文章等。例如,检索"Chinese Medical Sciences Journal"2016 年第 2 期的所有文献,首先点击字母"C"查找到该期刊,点击"Volume 31(2016)"即可进入检索页面,点击检索即可获得相关文献(图 4-41)。

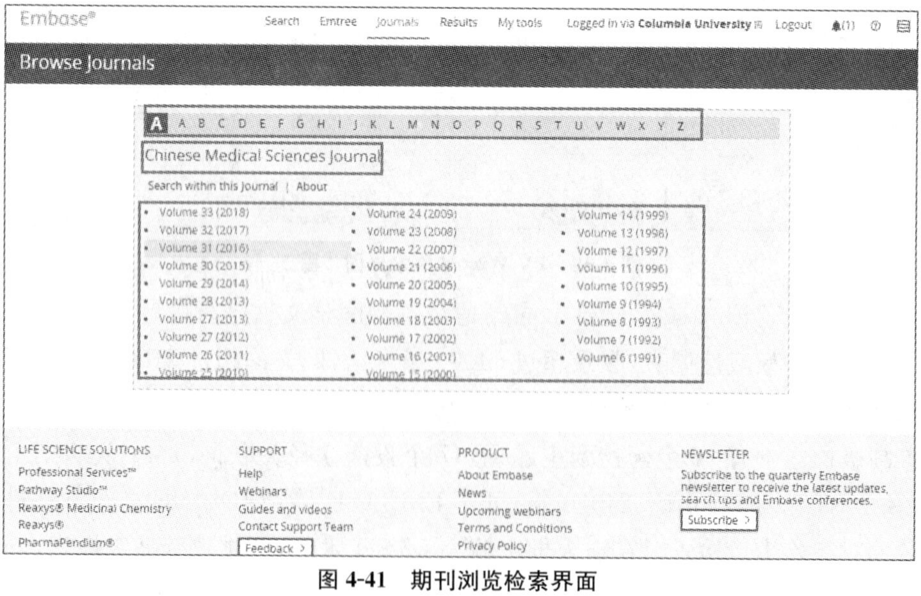

图 4-41 期刊浏览检索界面

第四节　常用全文数据库

一、中国知网

(一)概述

国家知识基础设施(National Knowledge Infrastructure, NKI)的概念由世界银行于1998年提出。中国知识基础设施工程(China National Knowledge Infrastructure,CNKI)是以实现全社会知识资源传播共享与增值利用为目标的信息化建设项目,由清华大学、清华同方发起,始建于1999年6月。目前该数据库内容覆盖了自然科学、工程技术、农业、哲学、医学和人文社会科学等领域,包括学术期刊、优秀博士论文、优秀硕士论文、国内外会议论文、重要报纸、工具书和年鉴等文献内容,为全社会知识资源高效共享提供最丰富的知识信息资源和最有效的知识传播与数字化学习平台。

(二)检索路径

1.登录方式

(1)账号登录。用户注册CNKI账号,直接在网络状态下使用,享受收费服务。

(2)IP登录。适用于学校订购等,如通过学校校园网访问学校订购的CNKI资源(可免费下载全文)。

(3)用户浏览。保证在网络状态下,登录CNKI网站(http://www.cnki.net/)即可访问,但只能检索结果与摘要等,无法获取全文。

以校园IP登录为例,界面如图4-42所示。

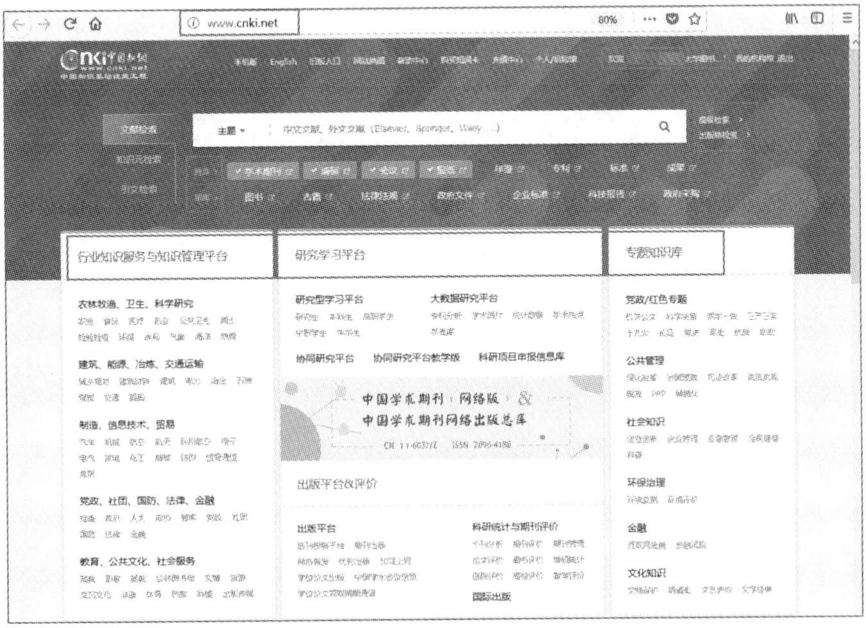

图4-42　中国知网主页

2. 检索方式　中国学术期刊网络出版总库的检索可分为快速检索、高级检索、专业检索、作者发文检索、句子检索、一框式检索、科研基金检索及来源期刊检索等。

(1)快速检索。快速检索适用于不熟悉多条件组合查询的用户,方便快捷,检索效率高,但查准率不高。可在检索结果中再执行二次检索或与高级检索配合使用,以提高查全率和查准率。登录CNKI检索系统进入中国学术期刊网络出版总库时默认的检索方式是初级检索。以检索“低氧诱导因子1α(HIF-1α)参与系统性红斑狼疮发病的关联研究”相关文献为例,先检索“系统性红斑狼疮”(图4-43、图4-44)。

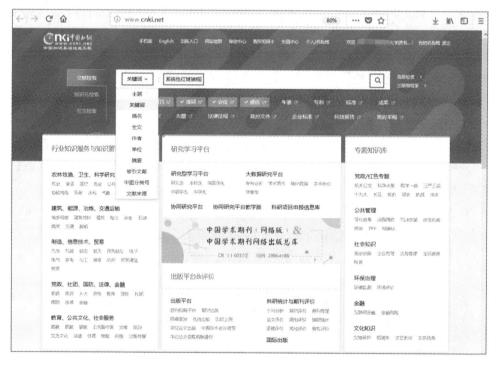

图4-43　快速检索界面

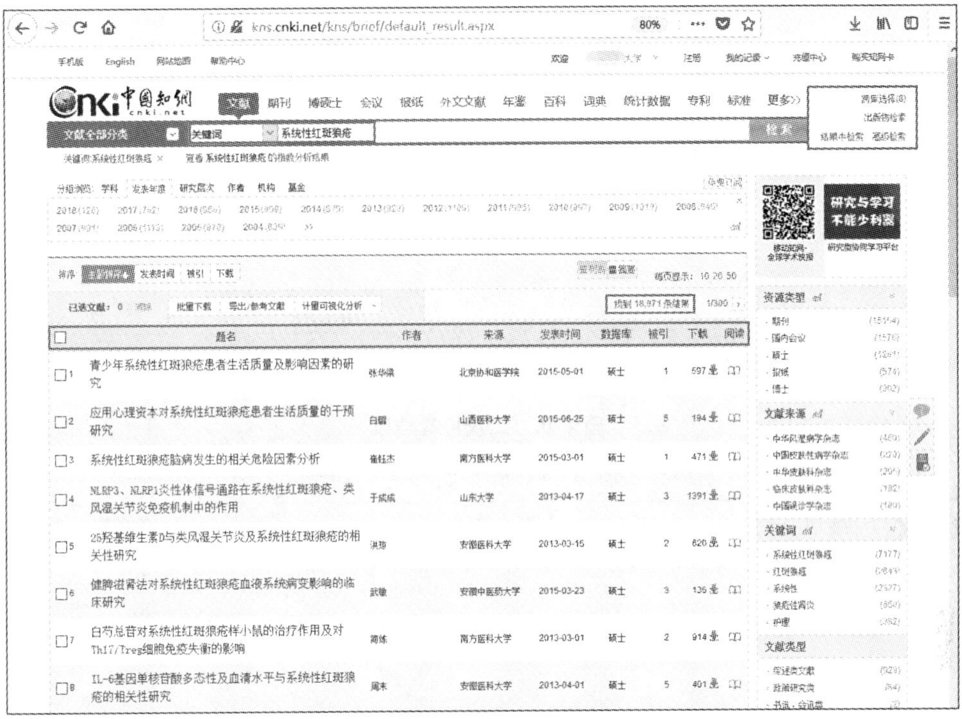

图 4-44　初级检索结果

在检索框中输入"低氧诱导因子 1α",点击"结果中检索"(图 4-45、图 4-46)。

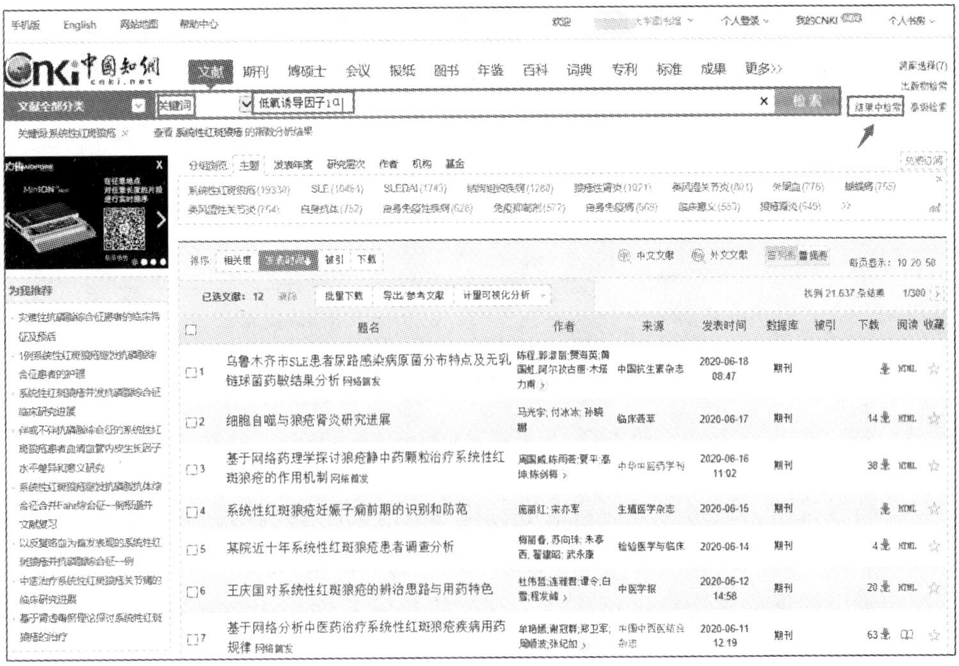

图 4-45　二次检索界面

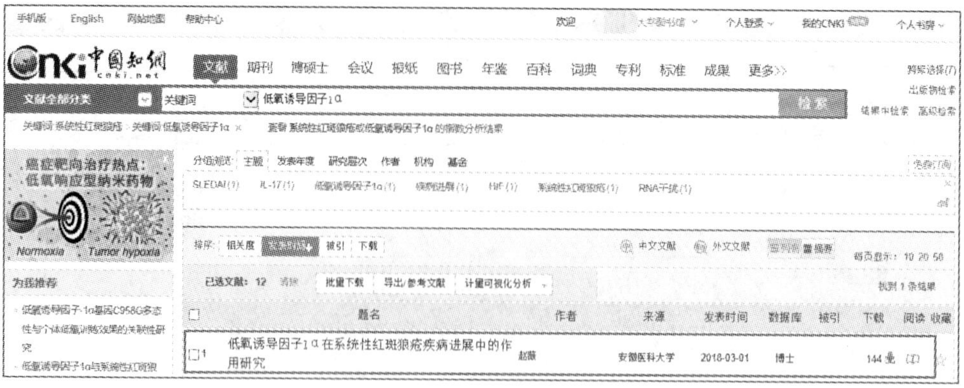

图 4-46 二次检索结果

若想查看具体文献,直接点击题目即可。点击下载选项获取全文(图 4-47)。

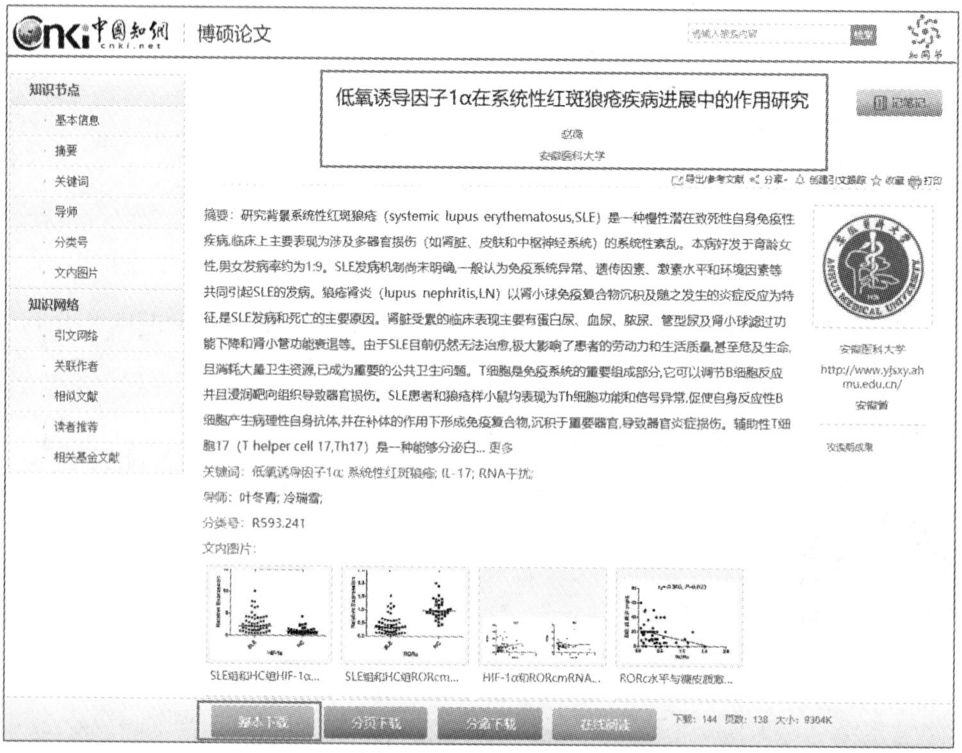

图 4-47 查看检索文献信息界面

(2)高级检索。利用高级检索能进行快速有效的组合查询。高级检索适用于查询比较复杂的内容,查准率高,检索项之间有"并且、或者、不包含"三种逻辑关系,用户可以根据检索需要进行选择。在初级检索界面右上方选择"高级检索",即可来到高级检索界面。

例如,检索"低氧诱导因子 1α(HIF-1α)参与系统性红斑狼疮发病的关联研究"有关的文章,可以在"关键词"检索项输入"系统性红斑狼疮" "HIF-1α"并选择逻辑关系“并且”，点击“检索”按钮即可(图 4-48、图 4-49)。

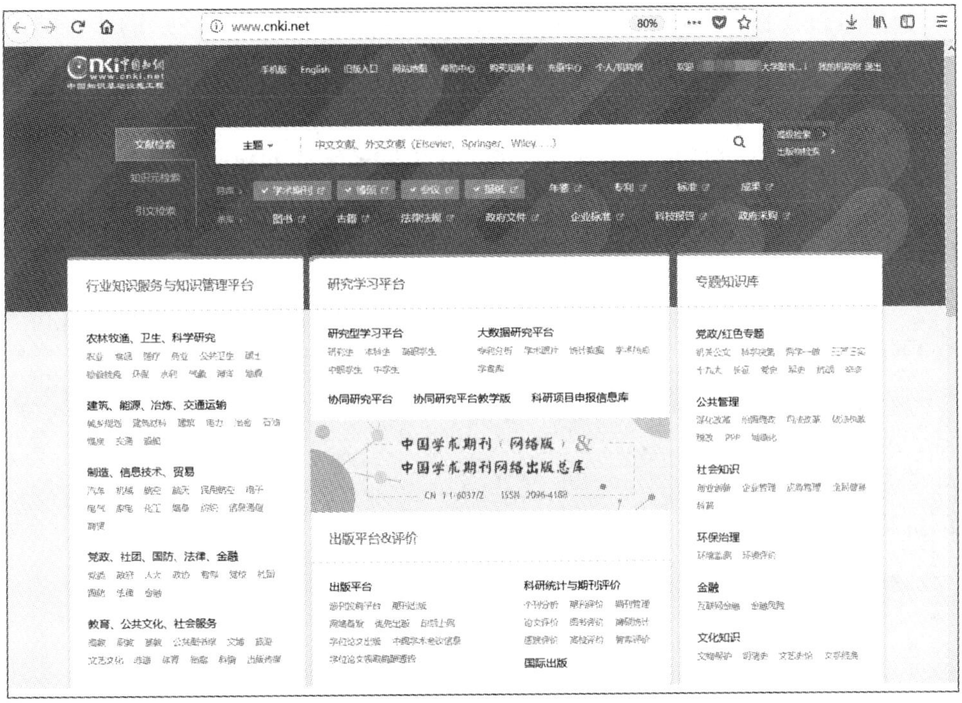

图 4-48　高级检索进入界面

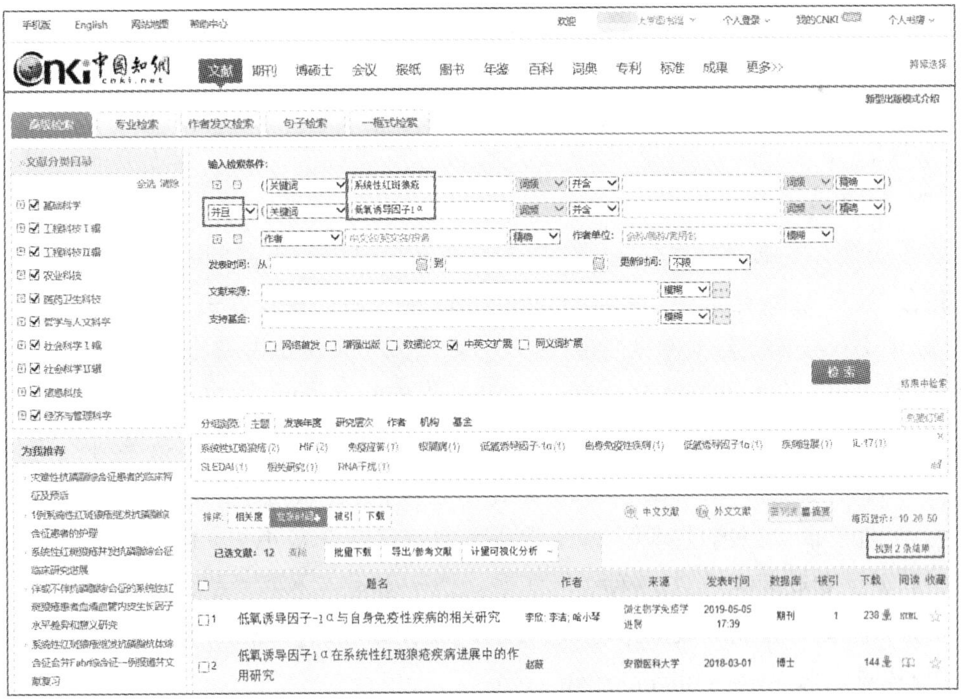

图 4-49　高级检索主界面

(3)专业检索。用户可按照检索需求组合逻辑表达式,通过专业检索提供的输入窗口进行更精确的检索。专业检索中有可检索字段的说明,列出了所有检索项及其代码的一一对应关系,在填写检索条件的时候,只需根据其所列检索项的中文或英文简写拼写出检索条件即可,其检索效果与高级检索相同。

例如,检索“低氧诱导因子 1α(HIF-1α)参与系统性红斑狼疮发病的关联研究”有关的文章,可以在专业检索框中输入“KY=系统性红斑狼疮 AND KY=HIF-1α”(图 4-50)。

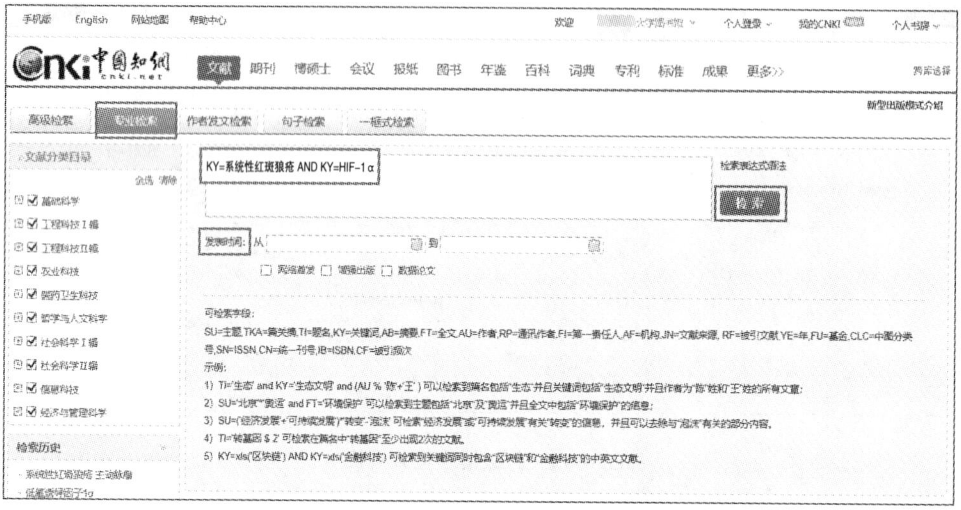

图 4-50 专业检索界面

二、维普中文科技期刊数据库

(一)概述

重庆维普资讯有限公司是科学技术部西南信息中心下属的一家大型专业化数据公司,自 1989 年起专门致力于期刊等信息资源的深层次开发和推广应用。维普《中文科技期刊数据库》(简称“维普”)就是源于重庆维普资讯有限公司 1989 年创建的《中文科技期刊篇名数据库》。该数据库收录 1989 年以来国内 14000 余种期刊,核心期刊 1900 多种,文献总量达 5900 余万篇。该数据库按学科范围分为医药卫生、农业科学、机械工程、自动化与计算机技术、化学工程、经济管理、政治法律、哲学宗教、文学艺术等 35 个学科大类,457 个学科小类。医药卫生专辑收录医药卫生专业期刊约 2000 种。

维普中文科技期刊数据库(VIP)可通过镜像站点、包库和网上检索卡等方式使用,其网址为 http://qikan.cqvip.com/。

(二)检索路径

1.基本检索　在基本检索框内输入检索词,系统默认"任意字段",点击"搜索"。若需了解详细信息,点击题目,可在线阅读,或下载全文。以检索"低氧诱导因子1α(HIF-1α)参与系统性红斑狼疮发病的关联研究"有关的文章为例,检索结果见图4-51至图4-53。

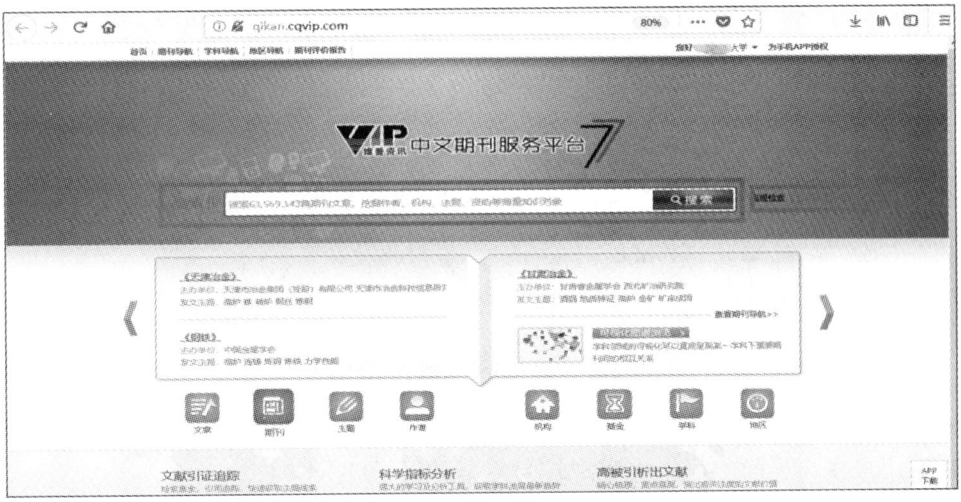

图4-51　维普中文主页面

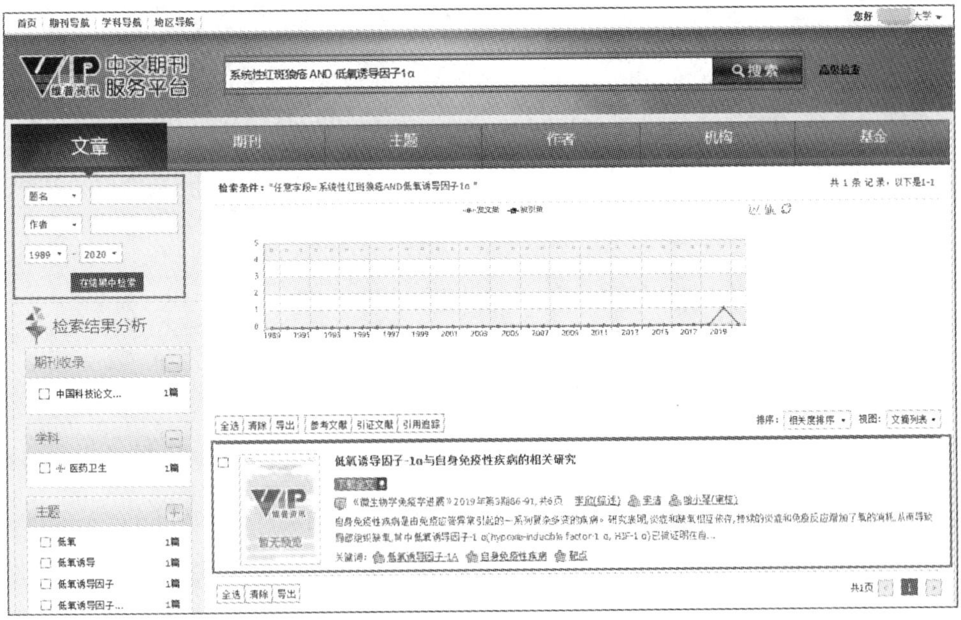

图4-52　基本检索结果界面

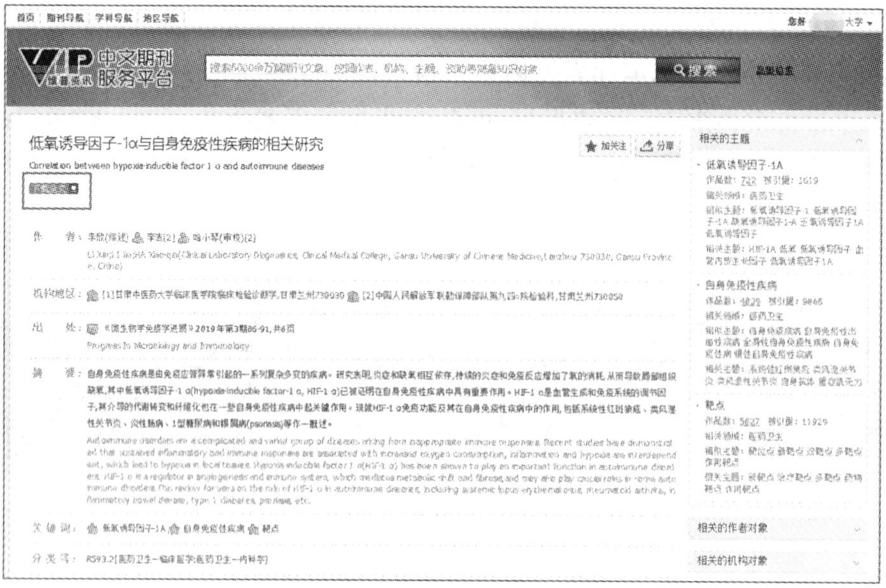

图 4-53　基本检索查看全文界面

2. 高级检索　高级检索运用逻辑组配关系，能查找同时满足几个检索条件的数据，用户在该界面上可一次实现较为复杂的检索(图 4-54)。

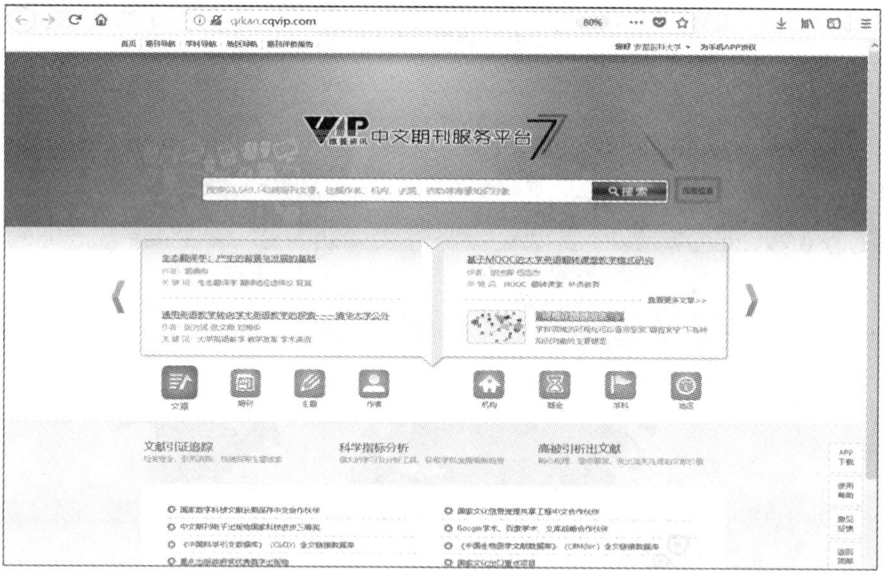

图 4-54　维普中文高级检索进入界面

系统提供若干检索字段可选项，提供“模糊”“精确”检索方式可供选择，该功能在选定“任意字段”“题名或关键词”“题名”“关键词”“作者”“栏目信息”和“分类号”等几个字段检索时生效。例如，要检索“低氧诱导因子 1α(HIF-1α)参与系统性红斑狼疮发病的关联研究”有关的文章，可以在“任意字段”后的文本框中输入“系统性红斑狼疮”和“低氧诱导因子 1α”，并且用逻辑组配“与”连接。期刊范围为全部期刊(见图 4-55、图 4-56)。

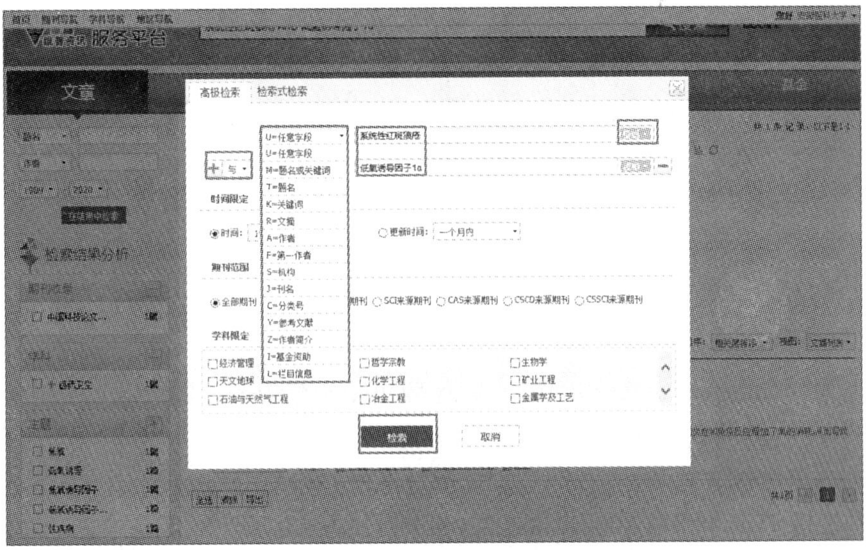

图 4-55　维普中文高级检索界面

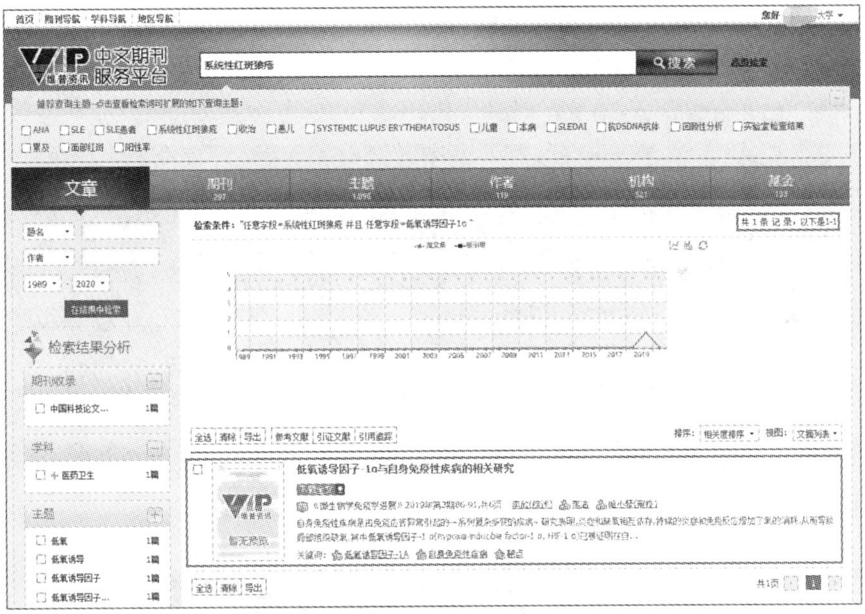

图 4-56　维普中文高级检索结果界面

3. 多维度聚类组配检索　在 VIP 数据库的主页下方有分文章、期刊、主题、作者、机构、基金、学科和地区的专门检索，并可实现对检索的多类别层叠筛选，实现在任意检索条件下对结果再次组配检索，提高检索的准确性。

三、万方数据资源系统

(一)概述

万方数据库是由万方数据公司开发的大型科技和商务信息服务系统，1997 年 8

月在互联网上推出,以科技信息为主,集经济、金融、社会和人文信息为一体。目前,该系统的内容被整合为科技信息系统、数字化期刊和企业服务系统。万方数据资源包含期刊论文资源、学位论文资源、会议论文资源、专利资源、成果资源、法规资源、标准资源、企业信息、西文会议论文、科技动态及 OA 论文等。用户可通过网页版和镜像版进行检索,网页地址为:http://www.wanfangdata.com.cn/index.html。

(二)登录方式

1.所在机构购买了万方的使用权后,可直接登录。

2.个人用户购卡后,注册完毕即可登录使用。

(三)检索功能

万方数据库有网页版和镜像版,镜像版更新较慢,所以可能会出现在相同检索式条件下,镜像版和网页版出现不同结果的情况。各种数据库检索方法类似,有个别数据库会有独特的检索方法,具体方法可查看数据库“帮助”功能。

1.智能检索　在检索框输入题名、作者、作者单位、关键词以及摘要等,点击“检索”,即可执行简单检索命令,同时用户还可选择全部、期刊、学位、会议、专利、科技报告、成果、标准、法规、视频等数据库进行检索(图 4-57)。

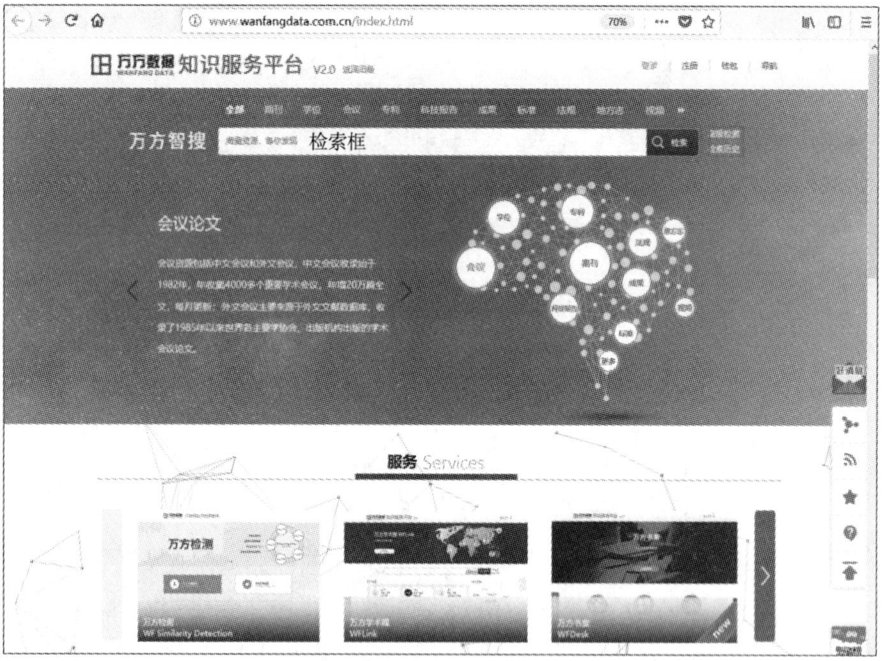

图 4-57　万方数据库网页版主页面

例如,检索“系统性红斑狼疮”的相关文献,在检索框输入“系统性红斑狼疮”,选择关键词字段,点击“检索”。如果对检索结果满意,可通过限定选项进行二次检索,对检索结果进一步筛选。如在检索结果界面对“排序”和/或“范围”选项进行选择,点击“在结果中检索”即可获得相关文献。如果需做更深层次的检索,用户可在二次检索页面点击“智能拓展”，查找相关检索词(图 4-58、图 4-59)。

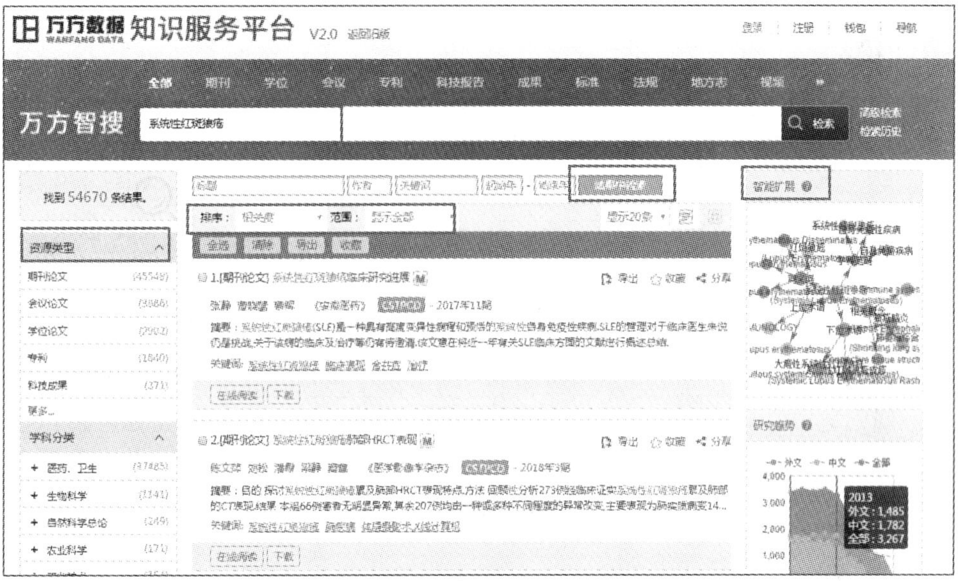

图 4-58　万方数据库初级检索二次检索页面

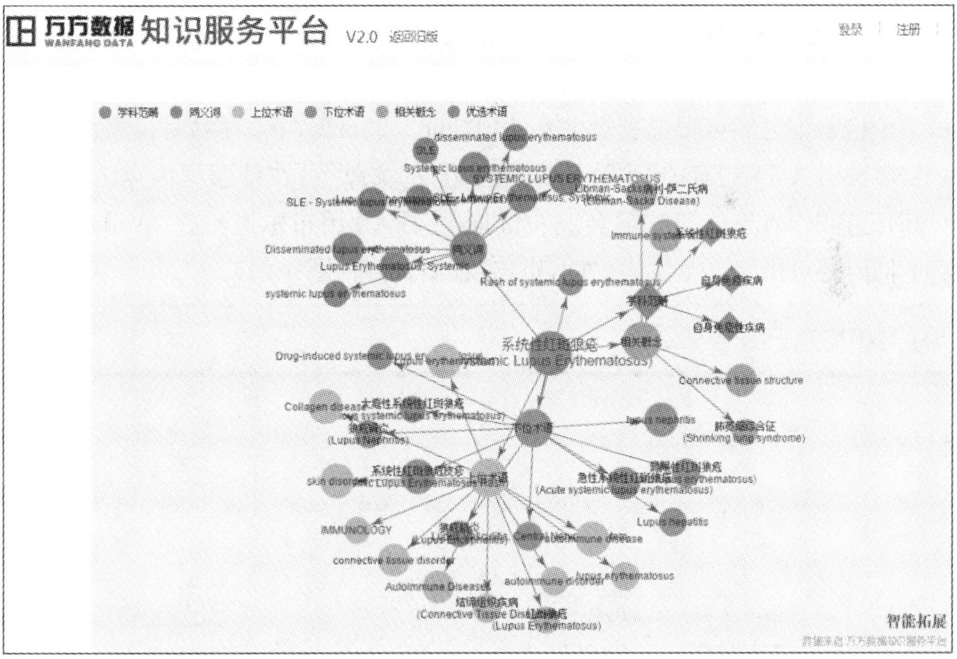

图 4-59　智能拓展页面

2. 高级检索　用户使用高级检索时，在检索框内输入检索词，支持布尔逻辑运算符进行组配检索，同时用户可根据需求选择时间限定以及勾选文献类型来提高检索的相关性。例如，检索“低氧诱导因子 1α(HIF-1α)参与系统性红斑狼疮发病的关联研究”有关的文章，可在检索框内输入“系统性红斑狼疮”与“低氧诱导因子 1α”,并用“与”逻辑符进行组配检索,点击“检索”即可(图 4-60)。

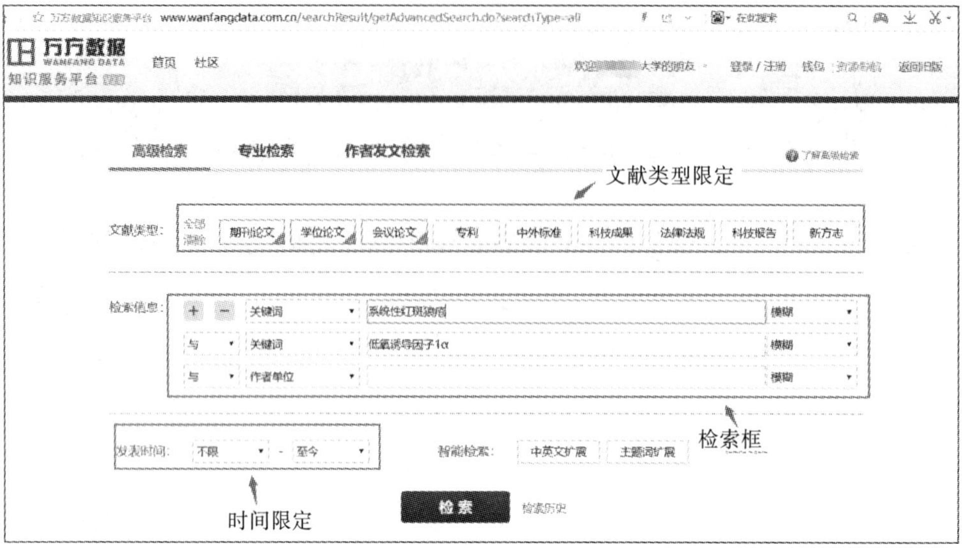

图 4-60　万方数据库网页版高级检索界面

3. 专业检索　用户使用专业检索时,需要根据系统的检索语言建立检索式进行检索。专业检索对检索技术要求较高,适用于熟练掌握检索技术的专业人员。需要注意的是,检索含有空格或其他特殊字符的单个检索词时,要用引号“”括起来,多个检索词之间可根据逻辑关系使用“and”或“or”连接。例如,检索作者单位是“安徽医科大学”的有关“系统性红斑狼疮”的文献,可在检索框内点击“可检索字段”,选择“作者单位”和“题名或关键词”字段,并用布尔逻辑符“AND”连接检索词,同时还可限定文献发表时间,点击“检索”即可(图 4-61)。

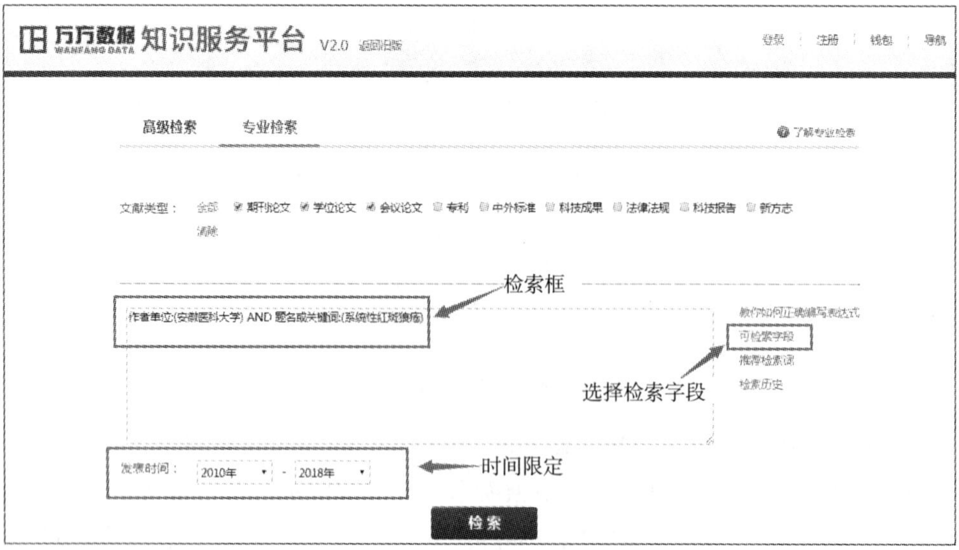

图 4-61　万方数据库网页版专业检索界面

第五节　其他中英文数据库简介

(一)中国科学引文数据库

中国科学引文数据库(Chinese Science Citation Database，CSCD)是由中国科学院创建的国内首个引文数据库，在国内已有近20年的历史，其在国内科技文献检索及文献计量评价等方面发挥了重要的作用。汤森路透已经与中国科学院合作，通过将中国科学引文数据库嵌入ISI Web of KnowledgeSM平台中，让全世界更多的科研人员了解中国的科研发展及动态。作为Web of KnowledgeSM中的首个非英文产品，该数据库收录了约1200种中国顶级学术出版物，共近200万条记录。检索地址为：www. sciencechina. cn。

(二)Web of Science

Web of Science是全球获取学术信息的重要数据库。通过该数据库，研究人员能够找到当前自然科学、社会科学和艺术与人文领域的信息，它包括来自全世界近9000多种最负盛名的高影响力研究期刊及12000多种学术会议一个多世纪以来的多学科内容。Web of Science包括三大引文数据库：Science Citation Index-Expanded (SCIE，科学引文索引)、Social Sciences Citation Index(SSCI，社会科学引文索引)、Arts& Humanities Citation Index(A&HCI，艺术人文引文索引)和两大化学信息事实型数据库：Current Chemical Reactions(CCR)和Index Chemicus(IC)。检索地址为：www. isiknowledge. com。

(三)EBSCO

EBSCO是世界著名的专营印刷型期刊、电子期刊、电子文献数据库的出版发行业务的集团公司。它通过互联网提供医学、商业、历史、图书馆、教育、新闻及为高校服务等方面的专业全文数据库。同医学关系密切的数据库有Medline和Academic Source Premier。Medline(医学数据库)收录4800多种生物医学期刊，涵盖医学、护理、牙科、兽医、医疗保健等科学方面的权威医学信息。Academic Source Premier(学术期刊数据库)提供近4700种出版物全文，其中3600多种为同行评审期刊，100多种期刊可追溯至1975年或更早年代过刊，并且每日更新。检索地址为：search. ebscohost. com。

(四)SpringerLink

德国施普林格(Springer-Verlag)是世界上著名的科技出版集团。2004年底，Springer与Kluwer Academic Publisher合并，通过其网上出版系统SpringerLink提供包括原Springer和原Kluwer出版的全文期刊、图书、科技丛书和参考书的在线服务,学科涉及建筑和设计、行为科学、生物医学和生命科学、商业和经济、化学和材料科学、计算机科学、地球和环境科学、工程学、人文社科和法律、数学和统计学、医学、物理和天文学。SpringerLink 现提供超过 3455 种电子期刊,超过 240000 种电子图书,超过 6200 种电子丛书,超过 980 种在线参考工具书,超过 50000 条实验室指南。检索地址为:link. springer. com。

(五)Elsevier ScienceDirect(SDOS)

Elsevier 公司是全球最大的科学文献出版发行商,产品包括 3989 种高质量的学术期刊、37000 多种书籍以及电子版全文和文摘数据库,涵盖科学、技术和医学等各个领域,是各个学科领域当中所公认的高品质期刊,SCI 2004 年所收录的 7973 种期刊中,有 1379 种是由 Elsevier 公司出版的。ScienceDirect(SDOS)全文文献数据库涵盖 Elsevier 公司出版的 1800 多种期刊,涉及几乎所有学科领域。SDOS 数据库更新及时,能够使用户随时掌握最新学术动态;同时,SDOS 数据库拥有长达 10 年的数据,有助于研究人员更加完整地了解学科背景。检索地址为:www. sciencedirect. com。

(六)Wiley Online Library

Wiley Online Library 是一个综合性的数据服务平台,提供国际上有关科学、技术、医学以及学术的数据资源,它收录来自 2000 多种期刊、21000 多本在线图书以及数百种多卷册的参考工具书、丛书系列、手册、辞典、实验室指南和数据库的 400 多万篇文章,并提供在线阅读。检索地址为:onlinelibrary. wiley. com。

(李宝珠　叶冬青)

第五章　调查研究

第一节　调查研究概述

一、调查研究的目的

医学科研的总体目标是增进健康、防治疾病。但涉及某项具体的调查研究，则应制定具体而明确的调查目的。例如，胃癌患者的生活方式和饮食习惯调查，其主要目的是调查患者的生活方式和饮食习惯(喜食辛辣和熏腌食品、吸烟、饮酒等)与胃癌发病之间的关系，用以探索胃癌的病因。一项调查研究最好只解决一两个问题，以免影响调查研究的质量。调查研究主要解决的问题如下：

1. 居民健康水平分析　反映某地区居民的健康状况可以采用描述性研究中的现况研究，通过现况调查，可以了解某地区人群的营养状况、卫生水平、生活行为方式、某种疾病的流行状况及其规律等。在了解影响居民健康水平及危害健康的主要问题的基础上，可为指导疾病防治和科研重点提供一定的依据。

2. 探讨疾病的病因及其影响因素　调查研究是探讨疾病的病因及其影响因素的一个重要手段，是病因学研究中的定向性依据。例如，现况调查可以为病因学研究提供线索；病例对照研究不但可以探索疾病的病因，也可以检验病因假设；前瞻性调查则是在已有病因线索的基础上，深入检验和验证病因假设等。

3. 卫生评价和远期疗效观察　对某地区的卫生状况进行评价可以采用调查研究；也可以对疾病的某项预防措施的效应开展定性或定量分析；此外，临床上还可以对慢性病的远期疗效进行客观评判。例如，调查某地区的低盐饮食对高血压的干预效果；某工程项目实施前后的环境卫生学以及人群健康水平的评价；生态流行病学调查等类别。

4. 制定正常值范围和卫生标准　临床上用于疾病诊断的医学正常值范围大多是依据人群的流行病学调查研究结果制定的，部分卫生学标准也需要调查研究才能制定。

调查研究的应用领域十分广阔，其他诸如疾病的生存分析、疾病自然史和预后评价等,都可以采用调查研究加以解决。

二、调查研究的特点

1. 研究过程中没有人为施加干预措施,而是客观地观察和记录某些现象的现状及其相关特征,这是调查研究区别于实验研究的重要方面。

2. 在调查中,欲研究的现象及其相关特征(包括研究因素和非研究因素)是客观存在的,不能采用随机分配的方法来平衡或消除非研究因素对研究结果的影响。

3. 混杂因素的控制常借助于标准化法、分层分析和多因素分析等方法。

4. 研究过程中多采用问卷(questionnaire)调查,容易产生某些偏倚,应特别注意问卷设计和调查技巧,注重质量控制。

第二节　调查研究的基本方法

一、调查研究方法的分类

由于各项调查研究的具体调查目的和调查内容各不相同,因而调查方法也随之各异,目前调查研究方法的主要分类方式有:

(1)依据研究对象的范围分类,如普查、抽样调查、典型调查等。

(2)依据研究方法的设计类型分类,如描述性研究、分析性研究等(图5-1)。

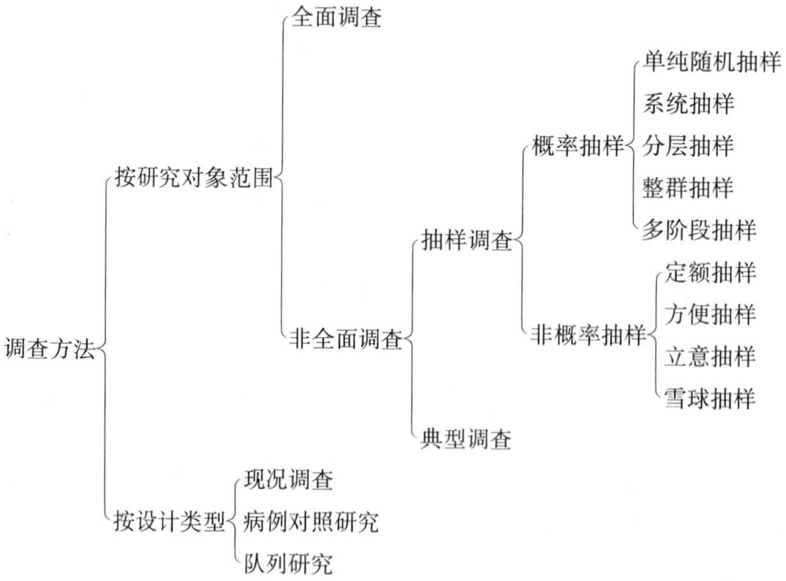

图5-1　调查研究方法的分类

二、依据研究对象的范围分类

(一)普查(全面调查)

普查是指一定时间内对一定范围内的所有观察对象进行调查,如人口普查、食道癌普查、血吸虫病普查等。调查对象可以是某居民点的全部居民、某个单位几个年龄段或从事某项工作的每个人,也可以是某地区或某城市一年所发生的所有交通事故等。

普查有时间要求,“一定时间”是指调查时间,一般不宜太长,可以是某时点、1～2天或1～2周,即使是规模很大的普查,也应在3个月内完成。否则,时间太长,研究对象本身的消长、变更会影响普查的质量。

普查的目的在于了解人群中某种疾病或流行因素的分布情况、人群的健康水平,或制定某项生理、生化指标的参考值。例如,调查某人群中高血压的患病率、某种抗体的水平,以及儿童的身高、体重和发育状况等;也可以用于早期发现、早期诊断和早期治疗某些疾病,例如,对已婚育龄妇女进行阴道涂片检查,以早期发现宫颈癌;检测血清中抗EB病毒的IgG、IgA抗体水平,以早期发现鼻咽癌等。

实施普查的原则有:明确普查的主要目的是早期发现病例,并给予及时治疗;所普查的疾病应是患病率较高的;普查中应采用灵敏度和特异度较高,且现场操作技术不是很复杂的检验方法;应有足够的人力、物资和设备,以早期发现病例和及时治疗。

普查的优点主要体现在:确定调查对象的方法简单易行;能发现人群中的全部病例,以实施早期治疗;便于普及医学保健知识;普查结果能较全面地描述疾病的分布特征,为病因学研究提供线索。

但普查亦具有一定的局限性,如普查不适用于患病率很低且无简单易行的诊断方法的疾病;由于普查对象多,工作量大,同时调查期限短暂,因此调查质量难以控制,易漏查,影响调查结果的真实性和可靠性;再者,普查消耗的人力、物力大,成本效益比往往较高。

(二)抽样调查

抽样调查是一种非全面调查,即从总体人群中抽取一部分研究对象组成样本,对样本进行调查,由样本结果推论总体人群的特征。

抽样调查是调查研究中最常用的调查方法,可节省人力、物力、时间和费用,具有调查范围小、观察单位少、易组织实施、调查质量易控制的优点。一般情况下,抽样调查主要应用于人力物力及经济条件有限、调查总体的变异不大、疾病发生率较高的情况或小样本能够提供所需的资料,以及不可能或不适用于普查的调查研究。

抽样调查的不足之处在于：其设计、实施和资料分析较为复杂；重复和漏查不易发现；不适用于变异过大的调查总体等。

开展抽样调查时，需要特别考虑的是抽样的方法、抽取样本的数量；此外，还需要考虑如何以样本来估计总体的真实性（validity）和可靠性（reliability）。抽样的真实性，是指调查样本得到的观察值与研究总体的真实值之间的差异；抽样的可靠性，是指在相同条件下反复抽样所获得相同结果的稳定程度。真实性与可靠性主要受抽样误差和系统误差的影响，抽样调查设计的主要目的就是控制和减少抽样误差和系统误差，提高抽样调查结果的真实性和可靠性。

系统误差又称偏倚（bias），可导致调查结果偏离总体的真实值。系统误差贯穿于调查的全过程，其来源复杂，形式多样，可来源于受试者、观察者和测量仪器以及外环境的非实验因素，较难控制。控制偏倚的主要措施有：在抽取调查对象时，必须严格遵循随机化的原则；提高抽中对象的应答率，最好是一个不漏地进行调查；选用不易产生偏差的仪器和设备；统一培训调查员，使调查或检测方法标准化；组织调查员开展互相监督和复查工作。

从同一总体中随机抽取含量相等的若干样本进行多次调查，所获得的样本结果往往不一定相等。也就是说，虽然使用了随机抽样的方法，由于观察单位间存在个体差异，样本又未包含总体的全部信息，因而由抽样产生的样本指标与总体指标之间仍然存在差异，这种差异即称为抽样误差。抽样误差是无法避免的，但可以通过样本大小和抽样方法的设计来加以适当控制。因此，在调查设计中应采取正确的抽样方法，确定合适的样本量，以使抽样误差减小到最低限度。抽样方法有多种，这里主要介绍常用的几种概率抽样和非概率抽样方法。

1. 概率抽样　从调查总体中抽取一部分有代表性的观察单位组成样本，用样本结果来推论总体。抽样调查设计的主要目的是控制和减少抽样误差和系统误差，以抽取出有代表性的样本。抽样误差不可避免，但可通过适宜的样本含量和恰当的抽样方法来控制。

为使样本对总体有较好的代表性，要遵循随机抽样原则（即总体中每一个对象都有同等的、已知的、非零的概率被抽中成为样本）。常用的随机抽样方法有以下几种：

（1）单纯随机抽样（simple random sampling）。单纯随机抽样是最简单的抽样方法。先将全部调查对象编码，再用随机数字表或抽签等方法随机抽取部分观察对象作为样本进行调查。

单纯随机抽样的抽样单位就是观察对象，总体中每个个体都有相等的被抽取的概率。例如，某市有 150000 名持证驾驶员，若要抽取 750 人组成样本调查交通违章的情况，按单纯随机抽样，其抽样概率＝样本含量/总体含量＝750/150000＝1/200，即该市每名驾驶员被抽中的概率均为 1/200。

单纯随机抽样的缺点：在抽样前需要对全部调查对象进行编码。当调查总体巨大时，编码的工作量大，易出错。因此，在实际应用时，单纯随机抽样并不是一种理想的方法，仅适用于较小总体的抽样调查。对于较大总体的抽样调查，常采用其他抽样方法。

(2)系统抽样(systematic sampling)。系统抽样又称机械抽样或间隔抽样。将所有调查对象按某一顺序编号，假如总体含量为 N，需要调查的样本含量为 n，则抽样间隔 $K=N/n$，每 K 个单位为一组。从第一组中随机确定一个起始号，由该起始点开始，每隔 K 个单位抽中一个观察单位组成样本。

系统抽样实际上是单纯随机抽样的另一种形式，操作方法较为简便，且能节省抽样时间和费用。需注意的是：系统抽样要求调查总体在某些特征上按相等抽样间隔无循环性或周期性，即总体分布均匀、一致；同时，每次抽样起点必须随机，不能人为确定起点。

(3)分层抽样(stratified sampling)。分层抽样即先将调查总体按某种特征分为若干个组别、类型或区域(统计学上叫“层”)等，再从每一“层”内进行随机抽样而组成样本。

按具体操作方法又可分为按比例分配(proportional allocation)分层抽样和最优分配(optimum allocation)分层抽样。按比例分配分层抽样是指分层抽样时，各层均按相同的抽样比例进行抽样。例如，每层各抽出 5%的观察单位。最优分配分层抽样是指为使抽样误差最小，各层按照一定的要求采用不同的抽样比例而进行的抽样。

一般在下列情况下使用分层抽样：

1)调查总体中个体差异较大时：如调查某地区居民的近视患病率，由于青年人和老年人的视力差异较大，为使所抽取的样本人群中年龄等特征的构成与总体人群中的构成相似，应该采用分层抽样，以提高样本的代表性。分层的目的是使层内的个体差异越小越好，而层间差异越大越好，这样每层样本的精确度大大提高，从而使整个样本的精确度得以提高，样本愈具有代表性。由于分层抽样的最大优点就是样本的代表性较高，因而适宜于总体中个体差异较大时的抽样调查。

2)不同层需要采用不同的抽样方法时：因为分层抽样要求层内齐同，层间不同，一旦“层”确定后，每个“层”就可以作为一个小总体而单独对待，每层可以采用不同的抽样方法，这是分层抽样优越于其他抽样方法的独特之处。例如，调查某地区人群的高血压患病率，可以将地区人群分为城乡两个层，由于城镇人口集中，有门牌号，可采用系统抽样；而乡村人口分散，不适合系统抽样，但可以乡或村为单位而采用整群抽样方法。然后将城乡各层样本合起来，就是所要抽取的调查样本。这样，既可以保证抽样方法的灵活性，又可以保证样本的代表性。

(4)整群抽样(cluster sampling)。整群抽样是指直接从 K 个“群”组成的总体中随机抽取 b 个“群”,再对被抽中的 b 个“群”内的全部观察单位进行调查的抽样方法。

例如,欲调查某市学生脊柱弯曲的发生情况。一种方法是准备好一个全市学生的名册,用单纯随机抽样的方法抽取观察单位,结果样本可能会分散到全市各地,从而导致一系列问题,如调查人员跑遍全市,还要携带着必需的检查仪器。结果不仅增加了工作量和调查成本,且调查组织工作也比较麻烦。

另一种方法则是按学校抽样,即在不同类型的学校中各抽取一个学校,对被抽到的学校中的全体学生进行调查。这样一来,调查的工作量和调查成本将大大减少,且容易组织实施,这就是整群抽样。

整群抽样还可用于了解特殊群体的情况。例如,调查因吸毒而收容的罪犯的HIV携带情况,就必须采用整群抽样。因为这样的群体与一般总体显然不同。

由于整群抽样是按群组而不是按个体来抽取观察单位的,故操作简便且易为群众所接受,便于组织实施。另外,还可节省人力、物力和经费,是一种具有可操作性的抽样方法。

整群抽样最大的缺点是抽样误差较单纯随机抽样大。为减小抽样误差,通常采取的控制方法是:抽样时多抽取几个小的整群,使样本的结果更接近总体。

(5)多阶段抽样(multistage sampling)。多阶段抽样是指将研究总体按照不同水平或层次分阶段而进行抽样的方法。对于抽样单位多、规模大的调查,由于调查总体情况复杂,影响因素多,抽样工作量大,因而常必须采取多阶段抽样。这样既可以大大简化抽样过程,又经济、方便。

例如,拟开展某省中小学生意外伤害的调查,则需进行多阶段抽样。第一阶段是确定初级抽样单位,即在全省范围内按地理区划分层抽取3个地区(市);第二阶段确定次级抽样单位,即在被抽取的地区或市按系统抽样抽取5所学校;第三阶段确定观察单位,在被抽取的各所学校中,再按整群抽样抽取3个班的所有学生或按年龄组分层抽样。由此可见,多阶段抽样便于组织实施。

实际上,在调查研究中,通常是将上述几种方法结合起来使用。以上每种抽样方法都各具优缺点,但是所遵循的原则应该是一致的,即抽样要随机化;样本例数必须足够大;调查对象的分布必须均衡。实际调查中,要根据客观情况选用最合适、成本效果最好、最能满足调查研究所需的抽样方法。

2. 非概率抽样(non-probability sampling) 非概率抽样是指抽样过程不是依据概率理论或者不知道抽样概率而进行的抽样,研究者常常是以自己的方便和主观愿望来选择调查对象。

非概率抽样不遵循随机抽样原则，因此样本对总体不具代表性，不能估计抽样误差的大小。但是非概率抽样方法简单、容易实施、花费少，不需要复杂的统计学设计。常用的非概率抽样方法有以下 4 种。

(1)定额抽样。类似于分层抽样，先将要研究人群按某种特征划分成几组，然后按一定的比例，从每组人群中任意选定研究对象。

例如，为了解某居民组对医疗保险的意愿，已知有 60%的居民已参保，尚有 40%的居民未参保。若需要样本 200 名，则应调查 120 名参保者、80 名未参保者。定额分配好后，可在两部分人群中任意选定调查对象。

(2)方便抽样(偶遇抽样)。方便抽样是基于简便易行而进行的抽样方法，故存在偏倚。例如街头调查。在这种抽样中，研究者只是选择那些生活上最接近的人或住得最近的人作为研究对象。此法虽在抽样的准确性上有所失，但却节省了时间和费用。方便抽样常用于预调查，如将问卷发给自己的亲朋、邻居等，目的是确定调查表是否设计得当，并不用于数据分析。

(3)立意抽样(目的抽样或判断抽样)。立意抽样根据研究目的和研究者的主观判断选定研究对象。例如，调查居民的医疗保健需求，可选择中等经济收入的成年人作为研究对象，即了解一般人群的需求；也可调查经济收入高者、儿童或老年人，了解特殊人群的需求。

(4)雪球抽样。雪球抽样要分阶段实施。第一步是选定并调查几个满足调查对象特征的人；第二步是将第一批调查对象作为提供信息者，并依靠他们提供的线索去选定其他合格的人；第三步是调查这些合格的人，并将他们作为第二批提供信息者，通过他们再去选定第三批调查对象。如此类推下去，样本就像滚“雪球”那样越来越大。

近年来，雪球抽样主要用于调查对象来源有限的情况，以及某些敏感问题或社会隐私问题。例如吸毒者、同性恋者、HIV 携带者的研究，正是由于他们的行为和生活方式往往具有很高的隐秘性，不易获得总体人群，而通过雪球抽样有利于获得足够数量的样本。

(三)典型调查

典型调查又称案例调查，即在对事物作全面分析的基础上，有目的地选定典型的观察单位或群体而进行的调查。例如，急性传染病的病例调查就是典型调查，通过这种典型病例调查可了解该传染病的“来龙去脉”，包括传染源、传播途径及可能的传播机制等。

由于典型多半是同类事物特征的集中表现，故抓住典型，有利于对事物特征作深入的了解。所以，典型调查与普查相结合，有助于从广度和深度上全面阐述事物的本质规律。典型调查简便、易行且调查费用低、时间短，研究者可以直接接触典型,集中精力对典型进行分析,获得真实可靠的第一手资料。在临床上也广为应用,特别适宜于罕见病的观察和治疗。但典型调查也有一定的局限性,研究者在选择典型时,往往受到主观因素的影响,故典型调查资料的代表性和结论的适用程度,目前还难以用科学的方法界定。

三、依据研究方法的设计类型分类

(一)描述性研究

1. 现况研究　现况研究是指在某一特定时间内,对一定范围内的人群,以个人为单位收集信息,描述人群的特征以及疾病的分布。由于所获得的描述性资料是在某一时点或在一个短暂时间内收集的,客观地反映了这一时点的疾病分布以及人们的某些特征与疾病之间的关联,好似时间上的一个横断面,故称为横断面研究;此外,由于研究所用的指标主要是患病率,故又称患病率调查(prevalence study)。需要注意的是,进行现况研究时,疾病或健康状态及其相关因素或特征是在同一时间内的状况,即因果并存,所以在病因分析时,只能为病因学研究提出初步线索,并不能得出有关病因因果联系的结论。

现况研究主要用于描述疾病或健康状态的分布特征。例如,进行高血压病的调查可了解不同年龄、性别、地区、职业和民族人群的患病率,调查疟疾、日本血吸虫病等寄生虫病的分布以掌握疫情等。同时,描述疾病或健康状态的相关因素,可以逐步建立病因假说。此外,现况研究也可用于初步评价疾病防治措施的效果,并可为疾病防治的科研重点提供决策依据,以及为疾病监测或其他类型流行病学研究提供本底信息。

2. 生态学研究(ecological study)　又称相关性研究(correlational study),是描述性研究的一种类型,其特点是在群体的水平上研究某种暴露因素与疾病之间的关系,是以群体为观察和分析的单位,通过描述不同人群中某因素的暴露状况及其与疾病的频率,分析该暴露因素与疾病之间的关系。疾病测量的指标可以是发病率、死亡率等;暴露也可以用一定的指标来测量,例如,不同地区人群的烟草消耗量可以从烟草局等有关部门获得。

由于生态学研究的最基本特征是在收集疾病和健康状态以及某暴露因素的资料时,不是以个体为观察和分析的单位,而是以群体为单位的(如国家、城市、学校等),所以,该类研究虽然能通过描述不同人群中某因素的暴露与疾病频率来分析该因素与疾病的关系,但无法得知个体的暴露与效应(疾病)之间的一一对应关系,如城市机动车数量的增长与居民肺癌发病率之间的相关性分析即是一例。因此,生态学研究是从许多因素中探索病因线索的一种方法,其提供的信息是不完全的,是一种粗线条的描述性研究。

（二）分析性研究

1. 病例对照研究　根据是否患有所研究的疾病，将研究对象分为病例组与对照组；通过询问、实验室检测等方法，搜集病例组与对照组既往的暴露因素信息；测量并比较两组中各种暴露因素的暴露比例，并判断暴露因素与疾病的关联强度，以达到探索与验证疾病病因假说的目的。病例对照研究设计模式如图 5-2 所示。

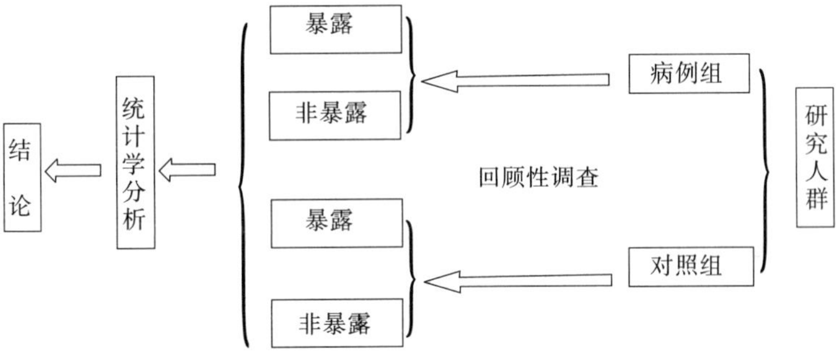

图 5-2　病例对照研究设计模式

2. 队列研究　将研究对象按暴露因素的有无或多少分成暴露组和对照组，前瞻性地观察疾病的发生状况，以判断暴露因素与疾病的发生是否有关联，以及关联强度的大小。作为观察性研究，队列研究并不进行研究对象的随机分组，其观察的是研究对象自身自然存在的暴露状况。队列研究设计模式如图 5-3 所示。

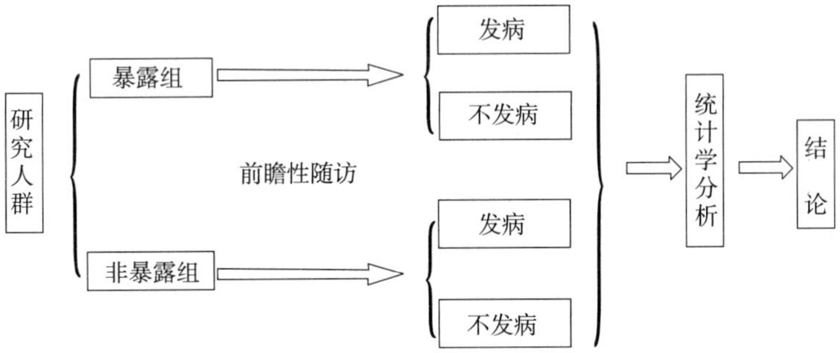

图 5-3　队列研究设计模式

队列研究在性质上（方向上）是前瞻性的，从因果关系推断上来说，是由“因”及“果”的研究。队列研究作为流行病学研究方法中的分析性研究，主要用于验证病因假设，它较病例对照研究能更直接、更有力地检验因果关系假说。

第三节　调查研究的步骤

一、明确调查目的和类型

明确目的和类型是调查研究的重要步骤,应根据研究所期望解决的问题,明确该次调查所要达到的目的,如是为了了解某疾病或健康状况的人群分布情况,还是开展群体健康检查,然后根据具体的研究目的来确定采用普查、抽样调查还是典型调查等。

二、确定调查对象

调查设计时,对调查对象应明确界定。一般是根据研究目的划定调查总体的同质范围,调查对象不明确则会导致调查失策甚至前功尽弃。因此,有必要给予研究对象一个明确的执行定义,使其具有可操作性。例如事故倾向性儿童心理特征的调查,调查设计时要给予事故倾向性儿童一个明确的可操作性定义,如将一年内发生 3 次或以上各种意外伤害的儿童定义为事故倾向性儿童。同时,对意外伤害和儿童的年龄及地域都要界定明确。

(一)调查对象的确定

调查对象主要是根据调查目的而定的。医学调查的主要对象是人,包括正常人和患者;其他与疾病和健康有关的一切生物及环境因素均可作为调查对象。如传染病传播宿主的研究常以动物为调查对象;社会公害研究则以公害事件为调查对象;某地区交通事故调查以交通事故为调查对象。

调查对象来源广泛,一般情况下,选择研究对象应遵循以下几个原则:

1. 根据研究目的确定　这是首要原则,真正理解这一原则至关重要。因为从字面上理解某项调查的研究目的往往比较容易,但要真正领会研究目的的内涵和实质并不容易。

2. 根据国际惯例或学术定义确定　对于有明确定义的疾病,应依据明确的诊断标准来确定研究对象;对于无明确定义的疾病,例如,在病因未明疾病或新学科的早期研究阶段,或在开展交叉学科的研究时,有时会出现同一个概念在不同的学科有不同的定义,此时必须结合研究内容,给研究对象下一个明确的具有可操作性的定义。

3. 选择合乎条件的自愿者作为研究对象　开展某些社会性调查或敏感问题调查时,往往选择自愿者作为研究对象。需要注意的是,以自愿者作为研究对象难免产生选择偏倚，降低研究结论的真实性和可靠性。因此，为了将选择偏倚控制在最低限度，可以采用限制的方法，即在选择自愿者时附加一定的限定条件，如文化程度、性别、婚育史、爱好兴趣等，以筛选出合乎条件的自愿者。

（二）调查对象数量的确定

调查研究中确定样本大小很重要，样本太大，浪费人力、物力，也给调查工作的质量控制带来更多困难；样本太小，所获指标不够稳定，难以得出正确的研究结论。确定调查对象数量的原则是：在保证一定精确度的前提下，确定最少的观察单位数。

调查对象数量的确定与调查方法密切相关，调查方法不同，样本大小的估算方式也不相同。

三、明确调查内容

调查对象选定后，就应对调查内容进行具体细化。调查内容大多是以观察指标来反映的，如年龄、生活习惯、心率、血压、生物标志等。根据研究目的确定调查内容及观察指标是科研设计中重要而艰巨的任务。调查内容通常分为一般概况调查和专题内容调查两部分。

（一）一般概况调查

调查对象的基本属性或一般特征即为一般概况，亦称识别内容。以人为调查对象时，一般概况包括年龄、性别、文化程度、籍贯、民族、职业、婚姻等；以动物为调查对象时，一般概况包括年龄、性别、种属、颜色、遗传背景、食物等；以事物或事件为调查对象时，一般属性包括时间、地点、性质、类别、形态、颜色等。了解研究对象的一般概况有利于对调查对象进行全面分析。

（二）专题内容调查——调查核心

专题内容调查是整个调查的核心，目的是从众多调查项目中找出与研究事件有密切联系的因素，以便为进一步的研究提供线索。

专业内容的设计应依据专业知识，并参考大量文献，以使调查项目指标化，进而使调查具有可操作性，能够定量化。例如调查肺功能，可选用肺活量、用力肺活量、1秒钟用力肺活量等作为观察指标，通过测量这些指标，可使调查项目——肺功能得以具体化和定量化。确定调查项目指标应遵循以下原则：

1. 指标的概念要明确　指标的概念包括指标的名称和数量等，明确概念就是界定指标的内涵和外延。例如，以经济收入作为调查指标，一定要明确收入的种类和时间范围，如全年的工资收入与奖金收入等。还要规定指标的含义、范围、计算方法、适用条件和测量时间等，例如，测定血液中某些激素的水平，就要规定抽血时间是早晨还是夜间，以及是否空腹等。只有指标的概念明确，调查才能达到统一化、标准化,以减少系统误差。

2. 指标尽可能客观　主观指标反映研究对象的主观意识感知,客观指标则通过客观方法如仪器来测量。由于主观指标的个体差异大,结果可靠性低,因此,应尽可能选择客观指标,或将主观指标客观化。例如调查饮食习惯,在询问口味淡咸(主观指标)时,不同人对"咸"的感受不同。为使调查结果客观,可将食盐从低到高配制成不同浓度的食盐溶液,让调查对象从低浓度到高浓度依次尝试,直到感觉有"咸"味为止,即盐味阈测定。类似这种主观指标客观化的方法正不断被研究、发展和普及,如疲劳评分表、痛觉感受仪等。

3. 指标尽可能定量　调查研究中,指标能定量的就不要定性。例如,调查"你常吃水果吗",答案有"经常吃、不常吃、偶尔吃",这是定性调查;不如改成定量调查,问"你每周吃多少水果",答案有"0 斤、0.5 斤、1 斤、1.5 斤、2 斤及以上"。这种定量观测比定性回答要好,而且容易理解,便于分析。

4. 指标观测应可行　可行性包括技术上可行、经济费用可行及实施上可行。例如,一些要求高精度的指标必须配有相应高精密度、高分辨力的仪器设备,若这种仪器设备只有国外少数国家才有,此类指标则尽可能用其他同类指标代替。另外,设置指标必须考虑经济费用,以及研究对象是否能配合或接受,研究者和/或研究对象不能承受的研究指标都是不可行的。

四、资料的收集、整理与分析

在调查研究中,应明确收集资料的方法,并保证标准化,以避免研究资料的不同质性。具体而言,主要有两种方法:一是通过检测或检查的方法收集资料,如测定 HBsAg 是否阳性,血糖是否正常等;二是通过直接应用调查表来询问调查对象,让其回答暴露或疾病的情况。后者应用得较为普遍,如吸烟、饮酒等情况的调查常用此法。资料收集过程中应注意,暴露(特征)的定义和疾病的标准均要明确和统一。所有参与检验或检测的人员以及调查员都须经过培训,以统一调查和检测标准,避免测量偏倚的产生。

当获得调查研究的资料后,应先仔细检查这些原始资料是否完整、真实和可靠,填补缺项、漏项,并对重复的予以删除,对错误的予以纠正。在纠错补漏的基础上,对疾病或某种健康状态按已明确规定好的标准进行归类、核实,可以按照不同空间、时间以及人群中的分布进行描述。同时,比较分析各组间疾病或健康状况发生率的差异,及其与各因素(暴露)的关联。

五、调查表

(一)调查表含义

调查表,亦称调查问卷,是将调查内容和调查项目按提问的逻辑顺序排列成的便于调查者收集资料的表。

调查表是资料收集的最主要工具。其调查内容的设置及调查项目的安排有着高度的科学严谨性和逻辑性。调查表的设计主要取决于研究目的和分析手段的需要,其设计质量直接影响研究结果的可靠性和准确性。

(二)调查表设计原则

1. 结构合理,项目齐全　一份完整的调查表应包括开场白说明语、调查项目和审核记录,其结构安排及篇幅比例均应合理,项目序列的层次感要强,表格大小应设计合适、美观。更重要的是调查项目应齐全,不应漏查,但也不要累赘。

2. 语言表述规范、准确　每个调查项目的语言表述应通俗、易懂,易于被试者接受,忌用专业术语,以免费解。如“心悸”是专业术语,可改为“心里发慌” 等。项目中的数字表达必须准确。如“年龄是多少”应改为“出生年、月、日”并加“属相”。数量范围的等级界定同样要明确,不能有遗漏或交叉重叠。

(三)调查表的类型

1. 按填写方式不同分类

(1)询问式调查表。由调查人员向被试者询问而进行的调查。其准确性高,应答率高,但工作量大,组织实施较难。

(2)自填式调查表。由被试者针对各调查项目逐项自行填写而进行的调查。其可靠性高,易组织实施,但应答率较低,容易失访。

在设计询问式和自填式调查表时,一定要注意语气及主语人称的区别,不要“你、我”不分,并根据调查方式及组织实施情况进行设计。

2. 按资料性质和内容不同分类

(1)一览表。一览表是指一张调查表可同时调查多个调查对象的有关信息。一览表多用于统计报告、医学监测等,很少用于专题调查。

(2)单一表。单一表是指一张卡片只调查一个调查对象的信息。

设计何种类型的调查表主要应根据调查内容和调查对象的情况来进行选择。

3. 按调查方式分类

(1)信访调查表。通过邮寄或直接送达被调查的对象,由被调查对象自行填写的一种问卷。

(2)电话访问调查表。采用电话询问调查内容以获得研究信息的一种问卷。

(3)面访调查表。由调查员对被调查的对象采用面对面方式进行询问,以获取研究信息。

(四)问卷设计的步骤

1. 明确研究目的　通过严格操作,使研究目的可以用一系列指标来测量,即具有可操作性。例如,调查某种疾病患者的生命质量,生命质量作为一个不易测量的概念,可以应用生理、心理、社会生活状态等一系列指标,甚至综合指标进行测量。

2. 建立问题库

(1)头脑风暴法。与调查相关的人员组成研究小组,例如,由患者及家属、医生、护士、心理学家、社会学家等组成生命质量研究小组,围绕生理、心理、社会生活等方面,自由发表意见,提出有关指标。然后将指标进行归类、合并、删除等,以形成调查项目问题库。

(2)借用其他问卷的项目。从已有的调查问卷中选用符合本次研究目的的项目。需注意的是,重新组合的调查问卷应进行效度和信度检验。

3. 设计问卷初稿　将零散的问题组装成一份合适的问卷。此时应考虑到各种问题的前后顺序、逻辑结构、对被调查者的心理影响、是否便于其回答等多方面因素,尽可能统筹兼顾,形成问卷初稿。

4. 试用和修改　试用的方法包括客观检查法和主观评价法,前者是指将问卷初稿进行试调查,以发现问卷中的问题;后者是将问卷初稿分送给该领域的专家,请他们评论。有条件时最好这两种方法都采用,先用主观评价法进行修改,再用客观检查法进行修改。

5. 效度和信度检验　通过效度和信度检验来评价问卷的质量。

(五)调查表的结构

设计调查表时,首先应该构筑调查表的框架结构,然后再进一步扩充细化。一份完整的调查表通常由三部分组成:识别项目、专题项目和审核项目。

1. 识别项目　识别项目是指对调查对象个体的一般概况的调查,如姓名、性别、出生年月日、籍贯、民族、文化程度、职业、婚姻、工作地址、爱好等,必要时还应包括有关背景资料,如家庭成员人数、家庭类型、有关可查资料的编号(病历号、X片号、档案号等)以及身份证号码和电话号码等,这些项目不是主要调查内容,但可为资料分析提供基本信息和参考价值。

2. 专题项目　专题项目也称研究项目,这是调查表的核心内容,不同调查表的研究项目不尽相同,主要根据调查内容而逐项设置,供分析研究之用。

3. 审核项目　审核项目是指由调查员对调查表的项目调查结果进行审查核对时所需填写的项目,主要用于质量控制。如调查人员姓名、调查日期、核对人姓名、调查表分类编号以及获得受试者有关信息的真实性、可靠性的评价等,以提高调查人员的责任感,防止调查表中的错、漏、笔误等,切实把好调查质量关。

(六)调查表分析项目的设计方法

1. 选择项目类型　可归类为以下四种:

(1)事实性项目。调查一般的实际事实,如职业、既往史等。

(2)行为性项目。调查习惯性行为，多用于行为性问题调查，如饮酒、抽烟、发脾气等。

(3)态度情感性项目。调查主观感觉和判断的问题，如“对××感到满意吗”“认为××合理吗”等，多用于心理方面内容的调查。

(4)原因理由性项目。调查事实根据和行为动机，如“为什么去炒股”“做××事的依据是什么”等。一般应根据调查目的和内容选择合适的项目类型。

2.项目设计的形式

(1)开放式。即不限制答案的范围，被调查者可根据自己的情况对题目进行填写。对于姓名、出生日期等或呈连续性分布的变量可以采用。例如：姓名________；年龄____岁。

开放式答案的优点：可用于事先不知道问题答案的数量的情况。开放式问题可让回答者自由发挥，能收集到生动的资料，回答者之间的一些较细微的差异也可以反映出来，甚至可得到意外的发现。另外，当一个问题有10种以上答案时，若使用封闭式问题，回答人可能记不住那么多答案，难以作出选择。同时，问题和答案太长，容易使人感到厌倦，此时用开放式提问较好。

开放式答案的缺点是调查时花费时间较多，也不便于资料的汇总整理和分析，有时甚至无法归类编码和统计，调查结果中还往往混有一些与研究无关的信息。应用开放式问题，要求回答者有较高的知识水平和语言表达能力，能够正确理解题意，思考答案，并表达出来，适用范围有限。自填式问卷通常不用开放式问题。被调查者回答此类问题，需花费较多的时间和精力，加之许多人不习惯或不乐意用文字表达自己的看法，导致应答率低。

(2)封闭式。即针对某一问题所有的可能性，提出两个或多个固定的答案列到调查表上，由被调查者选择。例如：既往糖尿病史(有=1，无=0)。

封闭式答案的优点主要表现在问题容易回答，节省时间，答案简单明了，记录整理方便，文化程度较低的调查对象也能完成，回答者比较乐于接受这种方式，因而问卷的应答率较高。从测量的层次看，封闭式问题在测量一些等级问题方面有独特优势，这类问题一般可列出一系列不同层次的答案，供调查对象选择。例如：“您认为您的健康状态如何？①很好；②好；③一般；④差；⑤很差”，此时若用开放式问题，由于回答者可能用很多不同的方式进行描述，很难将答案归纳为统一的等级结果；而且对于一些敏感性问题，如经济收入等，用等级资料的方式，划出若干等级让回答者选择，往往比直接用开放式问题更能获得相对真实的回答。封闭式问题列出具体的答案种类，可以将不相干的回答减少到最低程度，将收集到的资料统一归为几类，便于分析和比较。

封闭式答案的缺点是，某些问题的答案不易列全，有时难以概括所有的实际情况。回答者如果不同意问卷列出的任何答案,就没有表明自己意见的可能性,调查者也就无法发现。而对于有些无主见或不知道怎样回答的人,答案给他们提供了猜答和随便选答的机会。因此,资料有时不能反映真实情况。封闭式问卷调查还容易发生笔误,例如本来想选答案①,结果却圈了答案②,这类错误无法区分。

(3)混合式。在一张调查表上同时包括开放式和封闭式问题,绝大部分调查表为混合式。

在实际应用时,由于开放式问题在适用范围和统计分析等方面存在缺陷,目前的问卷调查多以采用封闭式问题为主。但在问卷设计者不能肯定问题的所有答案时,或者要了解一些新情况时,也可用开放式问题。

许多采用封闭式问题的问卷,常常在预调查时先用部分开放式问题,以确定封闭式问题的答案种类。为了保证封闭式问题包括全部答案,可以在主要答案后加上“其他”之类的答案,以作补充,避免强迫被调查者选择不真实的答案。

3.选择项目调查句式　项目调查句式主要有两种:陈述句式和疑问句式,二者没有本质区别。例如,陈述句式(你的性别:男=1,女=2);疑问句式(你的性别是什么?男=1,女=2)。

调查句式主要依据被试者的文化程度高低来进行选择。若被试者文化程度低或理解能力差,则多用一些疑问句式,大多数情况用陈述句式。

4.项目的数量和顺序设计　为了使项目数量精练,设计项目时常遵循“五不问”原则:①可问可不问的项目不问;②复杂问题项目不问;③通过查找资料才能回答的项目不问;④被试者不愿意回答的项目不问;⑤通过其他手段才能解决的项目不问。

(1)项目的数量。一份调查表的项目数量设计,通常情况下以限制被试者 30 分钟内完成为宜。若超过 30 分钟,其调查信度很难达到要求。

(2)项目的排列顺序。当将零散的问题组成一张问卷时,必须考虑各个问题在问卷中的排列顺序。调查表各专题项目的排列顺序一定要合理,否则会产生系统误差。项目顺序设置常采用以下方法:

1)先排列容易回答的、无威胁性的问题:如年龄、性别、职业等事实问题宜放在前面。一般情况下,敏感性问题宜放在问卷的后面,以免引起回答者的反感,影响对后面问题的回答。

2)先排列封闭式问题:开放式问题需要时间考虑,回答不易,如将这类问题放在前面,容易导致拒绝回答,影响问卷的回收率;同时要进行封闭性设置,即每个项目的所有相关子项目应作为一个封闭性整体依次排列,该项目调查完之后再调查下一个项目。这样设置有利于提高设计效率。

例如:6 你有饮酒习惯吗？如否,转向问题 7。如是,继续问答下列问题:6.1 第一次喝酒年龄;6.2 经常喝酒种类等,即把饮酒这个项目作为一个封闭性整体,有关子项目全部调查完之后再问另一个项目。

3)问题要按一定的逻辑顺序排列:应考虑人们的思维方式,按事物的内容和相互关系以及事情发生或发展的先后顺序排列。

内容和性质相同或相近的问题应集中在一起,问完一类问题之后再转向另一类问题,避免跳跃性的提问。对有时间关系的问题,应按顺时或逆时方向提问,不要随意更换问题的次序,否则可能会扰乱回答者的思维。有时为了防止被调查者厌倦或不假思索地随便答问,也可随机地使用各类形式的问题和不同的排列次序相结合,增加问卷的多样性。

4)检查信度的问题须分隔开来:在很多问卷中,研究者有意设置一些高度相关或内容完全相同而形式不同的问题,设置这些成对的问题是为了检验问卷的信度,但它们不能排在一起,否则回答者很容易察觉,并使回答无矛盾,达不到检验的目的。

5)漏斗式的问题排序技术:使用漏斗技术时,先排列范围广的、普遍的问题,然后漏斗变狭,安排较具体、较特殊的问题。例如调查吸烟,不是先问你吸几包烟,而是先问你是否吸烟。

5.项目编写格式的设计　项目的编写格式依据项目的测量方式而定。常见的有二项式、多项式、矩阵式、序列式、填空式、图画式、尺度式、自由式等。举例如下:

(1)二项式。如:是=1,否=2。

(2)多项式。如:很满意=1,较满意=2,较不满意=3,不满意=4,很不满意=5。

(3)填空式。如:你的年龄是<u>28</u>岁。

(4)图画式。如:请画出一个三角形。

(5)矩阵式。如:你对工作环境满意吗?

项目	满意	不满意
工作环境	√	
工资收入		√
居住环境	√	

(6)尺度式。如:用药后你的疼痛程度。

0	1	2	3	4	5	6	7	8	9	10
不痛				√						很痛

上述各种编写形式各有利弊,可以结合应用。

6. 项目设计的常见错误

(1)双重装填。双重装填是指一个问题中包括2个或以上的问题，有些应答者可能难以准确而全面地作出回答。例如，你是否患有糖尿病并接受合理治疗？

(2)含糊不清。使用一些词意含糊不清的词，或使用一些专业术语、俗语，从而使问题不易为人理解。有时也可能因为对问题的表述不准确或修饰语过多，从而使问题的意思含糊不清。

(3)诱导性提问。这类提问会人为地增加某些回答的概率，从而产生偏误。因为带有诱导性的提问，容易使无主见的回答者顺着你的意思回答，故提问时最好采用中性的提问。

(4)抽象的提问。涉及幸福、爱、正义等抽象概念的提问一般较难回答。许多回答者遇到这类提问时，可能发现自己从未思考过这类问题。问卷如果一定要涉及这方面的提问，最好给出一些具体的看法，让回答者仅回答赞成与否。

(5)敏感性问题。有些问题对于回答者是非常敏感的，如未婚先孕、流产、同性恋、吸毒等。这类问题的设计宜慎重，否则将因回答者说谎而造成偏误。有时可采用特殊的敏感问题调查技术。

(七)调查表使用的一些注意事项

1. 调查表的使用必须伴有使用手册(manual)或操作指南(protocol)，并严格按其中的规定和要求执行。

2. 必须对调查员进行统一的培训和考核。

3. 填写的字迹要工整、清楚，不能缺项。

4. 调查员要签名，并注明调查日期。

第四节　敏感问题调查技术

一、基本概念

(一)敏感问题

敏感问题(sensitive problem)是指机构、组织或个人由于经济、安全、形象等原因不宜或拒绝向外界透露的问题，如考试作弊、收入财产、性取向等。目前，伴随着我国经济的发展，一系列社会和公共卫生方面的问题浮现出来，其中很多都是人们不愿或拒绝向外界透露的敏感问题。

敏感问题按总体特征可分为两类：数量特征敏感问题和属性特征敏感问题。数量特征敏感问题也称为变量敏感问题，针对数量敏感标志提问，用于了解被调查者具有敏感问题数额大小的特征，是估计敏感问题数值的均数，例如“贵公司去年偷漏税总额为多少万元”；目的在于推断总体的数量特征。属性特征敏感问题也称分类特征敏感问题，针对品质敏感标志提问，用于了解被调查者是否具有敏感问题的特征，并估计具有敏感问题特征的人在总体中所占的比重，如“您在上学期的期末考试中是否作弊”“是否有婚外性行为”等；目的在于推断具有敏感特征的单位数占总体单位数的比例。

（二）敏感问题的调查

两类敏感问题具有不同的特征，故调查时所采取的模型是不同的。其各自应用的指标也不同，一般属性特征敏感问题计算率或比等指标；而对于数量特征敏感问题，一般须估计总体中某项指标的均值或总和，旨在掌握被调查对象具有某项敏感问题数额的多少。由于敏感问题所具有的特殊性，必须采取特殊的方法进行调查。传统的调查方法有委婉询问法、改良问卷调查法、启迪教育式询问法等，由于保密性差，应用效果较差。随机应答技术（randomized response technique，RRT）则是应用特定的随机化装置，根据概率论知识计算出敏感问题特征在人群中的分布。由于 RRT 避免了被调查对象在没有任何保护的情况下直接回答敏感问题，从而能取得被调查对象的信任，获得较为真实的资料，已逐渐成为敏感问题调查中常用的方法。

1. 启迪教育式询问法　尽管在敏感问题的调查过程中使用面对面直接询问的方法效果不好，但在某些情况下，例如，对某一个人作出性病的诊断时，必须通过询问来详细地了解被调查对象的婚姻状况、婚外性行为、避孕手段、既往患性病的情况等资料，以确定该人有无确切的传染源和传染途径从而确诊。因此在这种情况下，直接询问的方法仍是必要的。但针对敏感问题采用该方法调查时，必须改变传统的询问方法，而应该用一种启迪教育式的询问方法，也就是首先对被调查对象说明要进行调查的必要性和意义，对社会中存在的对于该敏感问题的不正确看法和非议加以反驳和纠正，让应答者觉得对该问题的调查是一件严肃而又正常的事情，进而使应答者消除顾虑，感到有诚实回答的必要。

在使用启迪教育式询问法时，调查者一定要做到态度端正、和蔼，尽量用通俗的语言讲清楚调查的必要性和科学性，并同时承诺保护被调查对象的个人隐私不受侵犯。

启迪教育式询问法的优缺点：优点是能获得某个人具有的敏感问题的特征，有助于临床诊断；缺点是容易被拒绝或不真实回答。

2. 改良问卷调查法　目前大多数的研究所涉及的变量有多个，在这种情况下用调查表进行调查是最常用的方法。当调查表中涉及敏感问题时，需要对普通的调查表作一些修正或改良。

(1)严密设计的问卷调查。当设计涉及敏感问题的调查表时,一定要精心设计、巧妙安排,把敏感问题放到问卷的最后或中间偏后的地方,而且在提问时不要转折变化太大,最好渐次提出,即按非敏感问题→弱敏感问题→敏感问题的布局提出。例如,涉及女性流产史的调查时,先安排要调查的非敏感问题,然后可逐渐询问:“你初次月经年龄是多少?”“你月经正常吗?”“你怀过孕吗?如怀过,则有多少次?”“你是否有过流产史?如有,则是:①自然流产,②人工流产”。这样渐次提问的效果可能比一开始就问“你做过人工流产吗”要好得多。

(2)采用对象转移法或假定法来间接地询问敏感问题。在对被调查对象进行敏感问题调查时,可以用第三个人的敏感特征的行为或意见作为提问对象,询问被调查者对此的看法,从而间接反映出后者的真实意见。例如,欲调查中学生对早恋问题的态度,那么可以这样设计问题:“你们班有无男女同学谈恋爱的?如有,你所知道的有几个?你对此有何看法?”等。

此外,对敏感问题的调查还可以用假定法来开展。当然,用对象转移法或假定法间接获得的结果与直接询问的结果是有区别的,故在分析时应全面考虑、仔细分析。

为了消除被调查对象担心隐私被暴露的恐惧心理,可以在调查表的最前面(或最后面)附一份保证被调查者个人隐私的协议书,协议书中必须注明保密的基本原则、采取的具体措施以及如果调查者泄密所应受的惩罚和被调查者应获得的赔偿等,有助于提高应答率和正确回答率。

(3)封闭式不记名自填式问卷法。这是针对敏感问题的问卷调查中应用最多的一种方法,它没有姓名、年龄、学号(工号)等泄漏身份的项目,而且问题均为封闭式答案,被调查对象只需打钩或写字母数字,无须在问卷上留下字迹,这样既省时省力,又可防止从字迹的推断中导致泄密,故较易取得被调查对象的合作,获得的结果往往比较准确。

封闭式不记名自填式问卷法的优点:①设计简单,操作方便:问卷调查一般无须特殊的调查装置,也无须太复杂的设计,故容易实施,可操作性强。②省时省钱省力:问卷调查的花费是所有调查手段中最少的,且调查实施所需的时间和人力也较少。③所获得的信息全面:在一次问卷调查中可同时调查许多种因素,所获得的信息既包括敏感问题的信息,又包含其他有用的信息,这是其他敏感问题调查技术所不可比拟的。④适用的统计分析方法较多:由于问卷调查的信息全面,又有每个调查对象的详细资料,故可根据研究的设计类型和资料性质选用多种适合的统计分析方法,包括单因素分析和多因素分析,并可拟合多种统计模型。⑤有利于抽样复查,以验证调查结果的真实性。⑥调查所需的样本量明显少于下面要介绍的随机应答技术。但是,封闭式不记名自填式问卷法也具有一些局限性:①由于保密性不如随机应答技术,故无应答率较高而正确应答率较低,这是问卷调查用于敏感问题研究时的一个较明显的缺点。②在一些人群文化层次较低的地区(文盲比例较高时)中,问卷调查的实施有困难。

3. 随机应答技术　随机应答技术是指在调查过程中使用特定的随机化装置,使被调查对象以一个预定的基础概率 P 从两个或两个以上的问题中选择一个问题进行回答,除被调查对象本人以外的所有人(包括调查者)均不知道被调查者的回答是针对哪一个问题,以便保护被调查对象的隐私,最后根据概率论的知识计算出敏感问题特征在人群中的真实分布情况的一种调查方法。例如,调查学生作弊情况时,设计外形、大小、颜色等完全一样的卡片 N 张,其中 N_1 张卡片上印有:"你是否有过作弊行为?",在剩下的 $N-N_1$ 张卡片上印有:"你是否喜欢看 NBA 的篮球比赛?",然后把所有卡片放到一个黑色的布袋中混匀。调查时,由每一个被调查者从袋中任意抽一张卡片,根据卡片上的问题回答,回答完毕后将卡片放回布袋,这样被调查对象回答的是哪一个问题,只有他本人知道,调查者无权过问,从而保护了被调查对象的隐私,易于得到被调查对象的真实回答。

RRT 最初是由美国社会学家 Warner 于 1965 年首先提出并运用于敏感问题调查的,当时提出的问题是相互对立的两个相关问题,故该模型被称为两个相关问题的 RRT 模型或 Warner 模型。随后又有许多学者对该模型进行不断的改进和拓宽,相继提出了两个非关联问题模型、三个无关联问题模型以及数量特征模型等,形成了一系列较为系统的随机应答技术,并在多项敏感问题的调查中取得比较满意的结果,使 RRT 逐渐成为敏感问题调查中最常用的方法之一。

RRT 的基本原理在于当被调查对象确信调查者及其他人无法从被调查对象的回答中来获知他们的真实行为时,能更加真实地对敏感问题进行回答。由于被调查对象到底回答哪一个问题是由随机装置决定的,而随机装置运行的结果只有被调查对象本人知道,因此,他到底回答哪一个问题只有他本人知道,这样就保护了被调查对象的隐私,这是 RRT 能获得被调查对象合作的关键所在。

二、敏感问题 RRT 调查的设计与实施

(一)属性特征敏感问题 RRT 调查的设计与实施

由于敏感问题具有隐秘性的特征,用直接的提问方式难以获得真实准确的数据资料,因此,众多调查专家提出很多处理方法,其中最普遍的做法是构造随机化回答模型。

1. 二分类属性特征敏感问题的传统模型——Warner 模型与 Simmons 模型

Warner 于 1965 年首先提出随机化应答模型,开创了敏感问题调查的先河,随后 Simmons 于 1967 年对 Warner 模型进行了改进。两个模型的基本思路为:调查人员设计两个调查问题(其中至少一个为敏感问题),要求被调查对象从中随机抽取一个进行回答,调查完毕后,调查人员按数理统计方法将资料进行整理,并根据公式求得对该敏感问题的估计回答。两者的不同之处在于:Warner 模型中的两个调查问题均为敏感问题,只是提法相反;而 Simmons 模型中的两个问题,一个为敏感问题,另一个为与之毫无关联的非敏感问题。如:

Warner 模型:问题Ⅰ.你在考试中作弊过吗? A 是 B 否

问题Ⅱ.你在考试中没有作弊过吗? A 是 B 否

Simmons 模型:问题Ⅰ.你在考试中作弊过吗? A 是 B 否

问题Ⅱ.你是阳历五月出生的吗? A 是 B 否

(1)Warner 模型(两个相关联问题的 RRT 模型)。

第一步:针对某敏感问题提出两个相关联的问题。例如,当调查人群中婚前性行为的状况时,可以提出这样两个问题:问题Ⅰ.你有过婚前性行为吗? ①是;②否。问题Ⅱ.你没有婚前性行为吗? ①是;②否。

第二步:设计一个随机装置,比如纸箱、布袋等,其中放入红球和白球,两球的比例分别为 P 和 $1-P$,红球与白球的比例接近 1∶1,但不能等于 1∶1,比如 0.6∶0.4 等。以红球代表问题Ⅰ,白球代表问题Ⅱ。

第三步:在别人看不到的情况下,被调查对象从随机装置中摸出一球,根据球颜色的不同,分别按自身实际情况回答对应的问题,回答完毕后将球放回并混匀。其他被调查对象亦以此进行。于是,调查员得到一个回答“是”的被调查对象所占的比例 λ 值。

第四步:根据概率论的基本知识,计算出被调查人群中具有某一敏感问题特征人的比例。公式如下:

$$\lambda = P \cdot \pi + (1-P)(1-\pi) \quad \text{(式 5-1)}$$

其中 λ 为回答“是”的人所占的比例,P 为红球的比例,$1-P$ 为白球的比例,π 是具有敏感问题特征的人所占的比例,n 为样本量。根据上式可得:

$$\pi = \frac{\lambda-(1-P)}{2P-1} \quad \text{(式 5-2)}$$

π 的方差为:

$$\mathrm{Var}(\pi) = \frac{\pi(1-\pi)}{n} + \frac{P(1-P)}{n(2P-1)^2} \quad \text{(式 5-3)}$$

π 的 95%可信区间为:$\pi \pm 1.96\sqrt{\mathrm{Var}(\pi)}$。

实例:调查 1000 名女青年的婚前性行为,采用 Warner 模型。设红球比例为

0.6,白球比例为0.4。调查结果显示,回答"是"的人的比例为0.47,则女青年中有婚前性行为的人的比例π为:

$$\pi=\frac{0.47-(1-0.6)}{2\times 0.6-1}=0.35$$

$$\mathrm{Var}(\pi)=\frac{0.35\times(1-0.35)}{1000}+\frac{0.6\times(1-0.6)}{1000\times(2\times 0.6-1)^2}=0.00623$$

π的95%可信区间为:

$$0.35\pm 1.96\times\sqrt{0.00623}=0.35\pm 0.15,\text{即}\ 0.20\sim 0.50$$

注意:Warner模型中,抽到敏感问题的概率不能为0.5,否则无法计算π。

本模型的优点是:保密性极强,无论被调查对象回答"是"或"否",都不会暴露应答者的任何隐私。但缺点是模型的方差较大,而且两个问题均为敏感问题,容易导致应答者的抵触情绪。

(2)Simmons模型(两个无关联问题的RRT模型)。

第一步:设计两个不相关的问题,第一个问题针对敏感性问题,第二个问题针对一个与敏感问题无关的问题。例如,问题Ⅰ.你有过婚外性行为吗?①是;②否。问题Ⅱ.你是工人吗?①是;②否。

第二步:设计一个随机装置,内置红、白两色小球,红白小球之比为0.6∶0.4(或0.5∶0.5等),混匀。

第三步:在别人看不到的情况下,由被调查对象从随机装置中摸出一球,摸到红球则回答第一个问题,摸到白球则回答第二个问题,回答完毕后将球放回并混匀。其他被调查对象亦以此进行。于是调查员获得回答"是"的人的比例λ。

第四步:根据概率论知识可得:

$$\lambda=P\cdot\pi+(1-P)R \qquad \text{(式 5-4)}$$

其中λ是回答"是"的人的比例,P为红球比例,$1-P$为白球比例,R是符合第二个问题特征的人的比例,π则是有敏感问题特征的人的比例。由上式得:

$$\pi=\frac{\lambda-(1-R)R}{P} \qquad \text{(式 5-5)}$$

$$\mathrm{Var}(\pi)=\frac{\lambda(1-\lambda)}{nP^2} \qquad \text{(式 5-6)}$$

π的95%可信区间为:$\pi\pm 1.96\sqrt{\mathrm{Var}(\pi)}$。

实例:调查1000名已婚男性的婚外性行为,采用Simmons模型。设红球比例为0.6,白球比例为0.4,已知被调查对象中工人所占比例为0.55。调查结果显示,回答"是"的人的比例是0.40,则有婚外性行为的男性所占比例是多少?

本例中$n=1000$,$P=0.6$,$1-P=0.4$,$\lambda=0.40$,$R=0.55$。

则：

$$\pi=\frac{0.40-(1-0.60)\times 0.55}{0.60}=0.30$$

$$\mathrm{Var}(\pi)=\frac{\lambda(1-\lambda)}{nP^2}=\frac{0.24}{1000\times 0.36}=0.000667$$

π 的 95%可信区间为：

$$\begin{aligned}\pi\pm 1.96\sqrt{\mathrm{Var}(\pi)}&=0.30\pm 1.96\times\sqrt{0.000667}=0.30\pm 0.051\\&=0.249\sim 0.351\end{aligned}$$

所以有婚外性行为的男性约占 30%，其 95%的可信区间为 0.249～0.351。

Simmons 模型的优点是：方差较小，精确度较高，而且抽到敏感问题的比例可以为不等于 0 或 1 的任何数(但不能太靠近 0 或 1，否则保密性不好)。其缺点是：存在泄密的可能性较大(回答“否”则肯定无敏感问题特征，而回答“是”则可能有敏感问题特征)，故容易导致不真实回答。

2. 改进后的单问题 RRT 模型

(1)有一套卡片，卡片的外形、大小、颜色完全相同，将卡片分成三堆，每堆卡片所占的比例是预先规定的，分别为 P_1、P_2 和 P_3。在第一堆卡片上全部写上所调查的敏感问题，例如“你吸过毒吗?”；在第二堆卡片上全部写上“是”，在第三堆卡片上全部写上“否”。将这三堆卡片完全混匀，放入一个卡片盒或布袋中。

(2)在别人看不到的情况下，由被调查对象从上述卡片盒中随机抽取一张卡片，如摸到印有敏感问题的卡片，则根据自己的实际情况回答“是”或“否”；如摸到其他两类卡片则读出卡片上所写的字，完成调查后将卡片放回盒内并混匀。调查员获得回答“是”的人的比例为 λ。

(3)根据概率论知识可得：

$$\lambda=\pi\cdot P_1+P_2 \qquad (式 5\text{-}7)$$

其中 λ 为回答“是”的人的比例，P_1 为写有敏感问题的卡片占全部卡片的比例，P_2 为印有“是”的卡片占全部卡片的比例，π 为有敏感问题特征的人所占的比例，n 为样本例数。

由上式可得：

$$\pi=\frac{\lambda-P_2}{P_1} \qquad (式 5\text{-}8)$$

其方差为：

$$\mathrm{Var}(\pi)=\frac{(\pi P_1+P_2)-(\pi P_1+P_2)^2}{nP_1^2} \qquad (式 5\text{-}9)$$

π 的 95%可信区间为：$\pi\pm 1.96\sqrt{\mathrm{Var}(\pi)}$。

实例：欲调查某人群中育龄期未婚女性的人工流产情况，采用上述 RRT 模型。总样本例数为 1000，敏感问题设计为“你做过人工流产吗?”。随机装置为一布袋，袋内有外形、颜色、大小相同的卡片 100 张，其中 40 张写有上述敏感问题，30 张写有“是”，30 张写有“否”。调查结果显示，回答“是”的人共有 378 人，则该人群中做过人工流产的人所占的比例是多少?

本例中 $n=1000, P_1=0.4, P_2=0.3, P_3=0.3, \lambda=\frac{378}{1000}=0.378$

则：

$$\pi=\frac{\lambda-P_2}{P_1}=\frac{0.378-0.3}{0.4}=0.195$$

π 的方差为：

$$\text{Var}(\pi)=\frac{0.195\times 0.4+0.3-(0.195\times 0.4+0.3)^2}{1000\times 0.4^2}=0.001469$$

π 的 95%可信区间为：

$$\pi\pm 1.96\sqrt{\text{Var}(\pi)}=0.195\pm 1.96\times\sqrt{0.001469}=0.1199\sim 0.2701$$

故该人群中育龄期未婚女性的人工流产率为 19.5%，其 95%可信区间为11.99%～27.01%。

本模型的优点为：设计简便、利于操作、计算比较简单，尤其是克服了 Warner 模型中无论随机化的结果如何都必须回答敏感问题的缺点，方差也较小。其缺点是有泄密的可能(回答“否”则肯定无敏感问题特征，而回答“是”则可能有敏感问题特征)。

3. 多分类敏感问题 RRT 调查的设计与实施　当所调查的属性特征敏感问题的可能回答多于两项时，用上述几种 RRT 模型则无法进行调查，此时需用以下几种模型来开展研究。

(1)多分类敏感问题的多样本 RRT 模型。

1)根据欲研究的敏感问题的可能回答种类提出相应的问题，设计的问题的数目应与可能回答的种类数目一致，其中至少有一项为敏感问题，并且至少有一项为非敏感问题。如以调查考试作弊为例，有些人经常作弊，有些人偶尔作弊，另有一些人则从不作弊，这时可以针对这三种情况提出三个问题：①“你经常作弊吗?”②“你偶尔作弊吗?”③“你从不作弊吗?”。

2)设计外形、颜色、大小一致的两套卡片，每套卡片分为三堆，分别写上上述 3 个问题。两套卡片中不同问题卡片的比例不能相等且不能为 1/3。

3)从欲研究的人群中抽取 2 个独立的样本(当敏感问题回答种类为 4 种时，则抽取 3 个样本，以此类推)，随机将两套卡片分配到两个样本中。

4)将卡片盒中的卡片充分混匀，由每个被调查对象从中随机抽取一张，在别人看不到的情况下，按照卡片上的问题作出回答："是"或"否"。答完后将卡片放回盒内混匀。调查员获得回答"是"的人所占的比例。

5)以 π_1，π_2 和 π_3 分别代表上述 3 个问题在人群中所占的比例，显然：$\pi_1+\pi_2+\pi_3=1$。设样本 1 的随机装置中 3 种卡片的比例为 P_{11}，P_{12} 和 P_{13}，样本 2 的随机装置中 3 种卡片的比例为 P_{21}，P_{22}，P_{23}。两样本的样本量分别为 n_1 和 n_2。以 λ_1 表示样本 1 中回答"是"的人的比例，λ_2 表示样本 2 中回答"是"的人所占的比例，根据概率论知识可得：

$$\lambda_1=(P_{11}-P_{13})\pi_1+(P_{12}-P_{13})\pi_2+P_{13} \quad (式 5\text{-}10)$$

$$\lambda_2=(P_{21}-P_{23})\pi_1+(P_{22}-P_{23})\pi_2+P_{23} \quad (式 5\text{-}11)$$

由上述两式可得：

$$\pi_1=\frac{(\lambda_1-P_{13})(P_{22}-P_{23})-(\lambda_2-P_{23})(P_{12}-P_{13})}{(P_{11}-P_{13})(P_{22}-P_{23})-(P_{12}-P_{13})(P_{21}-P_{23})} \quad (式 5\text{-}12)$$

$$\pi_2=\frac{(\lambda_1-P_{13})(P_{21}-P_{23})-(\lambda_2-P_{23})(P_{11}-P_{13})}{(P_{11}-P_{13})(P_{22}-P_{23})-(P_{12}-P_{13})(P_{21}-P_{23})} \quad (式 5\text{-}13)$$

$$\pi_3=1-\pi_1-\pi_2 \quad (式 5\text{-}14)$$

π_1，π_2 和 π_3 的方差分别为：

$$\mathrm{Var}(\pi_1)=\frac{1}{K^2}\times\left[(P_{22}-P_{23})^2\times\frac{\lambda_1(1-\lambda_1)}{n_1}+(P_{12}-P_{13})^2\times\frac{\lambda_2(1-\lambda_2)}{n_2}\right] \quad (式 5\text{-}15)$$

$$\mathrm{Var}(\pi_2)=\frac{1}{K^2}\times\left[(P_{21}-P_{23})^2\times\frac{\lambda_1(1-\lambda_1)}{n_1}+(P_{11}-P_{13})^2\times\frac{\lambda_2(1-\lambda_2)}{n_2}\right] \quad (式 5\text{-}16)$$

$$\mathrm{Var}(\pi_3)=\frac{1}{K^2}\times\left[(P_{22}-P_{21})^2\times\frac{\lambda_1(1-\lambda_1)}{n_1}+(P_{12}-P_{11})^2\times\frac{\lambda_2(1-\lambda_2)}{n_2}\right] \quad (式 5\text{-}17)$$

其中：$K=(P_{11}-P_{13})(P_{22}-P_{23})-(P_{12}-P_{13})(P_{21}-P_{23})$。

π_1，π_2 和 π_3 的 95%可信区间分别为：

$$\pi_1\pm1.96\sqrt{\mathrm{Var}(\pi_1)}，\pi_2\pm1.96\sqrt{\mathrm{Var}(\pi_2)} 和 \pi_3\pm1.96\sqrt{\mathrm{Var}(\pi_3)}$$

实例：欲调查某中学生人群中的考试作弊情况，将调查对象分成互相排斥的三类并相应提出三个问题：①你经常作弊吗？②你偶尔作弊吗？③你从不作弊吗？从该中学的学生中抽取两个独立的样本，样本量分别为 300 和 400，两套随机装置均装有 100 张卡片，其中样本 1 的卡片盒中三个问题的比例分别是 40∶35∶25，样本 2 的卡片盒中三个问题的比例分别为 30∶50∶20。被调查对象在别人看不到的情况下从盒中抽一张卡片，根据自己的真实情况回答"是"或"否"，再将卡片放回盒中混匀。结果样本 1 有 105 人回答"是"，样本 2 有 158 人回答"是"，请计算人群中三种情况的分布情况。

本例 $P_{11}=0.40$，$P_{12}=0.35$，$P_{13}=0.25$，$P_{21}=0.30$，$P_{22}=0.50$，$P_{23}=0.20$，$n_1=300$，$n_2=400$，$\lambda_1=105/300=0.35$，$\lambda_2=158/400=0.395$。则：

$$\pi_1=\frac{(\lambda_1-P_{13})(P_{22}-P_{23})-(\lambda_2-P_{23})(P_{12}-P_{13})}{(P_{11}-P_{13})(P_{22}-P_{23})-(P_{12}-P_{13})(P_{21}-P_{23})}$$

$$=\frac{0.1\times 0.3-0.195\times 0.1}{0.15\times 0.3-0.1\times 0.1}=0.3$$

$$\pi_2=\frac{(\lambda_1-P_{13})(P_{21}-P_{23})-(\lambda_2-P_{23})(P_{11}-P_{13})}{(P_{11}-P_{13})(P_{22}-P_{23})-(P_{12}-P_{13})(P_{21}-P_{23})}=0.55$$

$$\pi_3=1-\pi_1-\pi_2=0.15$$

$$\mathrm{Var}(\pi_1)=\frac{1}{K^2}\times\left[(P_{22}-P_{23})^2\times\frac{\lambda_1(1-\lambda_1)}{n_1}+(P_{12}-P_{13})^2\times\frac{\lambda_2(1-\lambda_2)}{n_2}\right]$$

$$=0.5684$$

$$\mathrm{Var}(\pi_2)=\frac{1}{K^2}\times\left[(P_{21}-P_{23})^2\times\frac{\lambda_1(1-\lambda_1)}{n_1}+(P_{11}-P_{13})^2\times\frac{\lambda_2(1-\lambda_2)}{n_2}\right]$$

$$=0.01707$$

$$\mathrm{Var}(\pi_3)=\frac{1}{K^2}\times\left[(P_{22}-P_{21})^2\times\frac{\lambda_1(1-\lambda_1)}{n_1}+(P_{12}-P_{11})^2\times\frac{\lambda_2(1-\lambda_2)}{n_2}\right]$$

$$=0.02412$$

调查结果显示：该人群中经常作弊、偶尔作弊和从不作弊的人分别约占 30%、55%和 15%。

本模型的优点为：均为无偏估计，所获结果较为精确。其缺点是所需的样本量较大，设计和计算较复杂。

（2）多分类敏感问题的单样本 RRT 模型。多分类敏感问题的多样本模型需要 2 个以上的独立样本，这无疑会加大样本量，从而增加人力、物力的负担，为此，Bourke 等人提出了一种单样本的多分类敏感问题的 RRT 模型，其设计如下。

1）设计一个敏感问题，该问题可分为 K 种互相排斥的类别 A_1、A_2、…、A_k。例如，在某地区进行性病的患病及其诊疗情况的调查时，可以设计这样一个问题："你患过性病并做过治疗吗?"，可选择的答案有：①未患过性病；②患过性病，但在非正规医疗单位进行诊治；③患过性病并去正规医疗单位诊治。

2）设计一个随机装置，比如一套卡片，将卡片按一定比例分成 $K+1$ 堆（其中 K 为敏感问题可能的类别数），在一堆卡片上写敏感问题及其可供选择的答案，在剩下的 K 堆卡片上，分别写上"1"，"2"，…，"K"的字样。比如上面的例子可将卡片分成 4 堆，一堆写上敏感问题及答案，其余 3 堆分别写上"1"，"2"，"3"。

3）在研究人群中随机抽取一个样本，样本中的每一个对象均从随机装置中摸出一张卡片，如卡片上写有敏感问题，则根据自己的实际情况从答案中选择“1”，“2”，…，“K”作答。如果卡片上为数字，则直接读出，回答完问题后把卡片放回盒内并混匀。

4)设写有敏感问题的卡片占全部卡片的比例为 P，写有“1”，“2”，…，“K”数字的卡片比例分别有 $P_1, P_2, \cdots, P_k$，显然 $P+P_1+P_2+\cdots+P_k=1$。另以 n 代表样本量，以 π_i 表示人群中具有第 i 类敏感问题的人所占的比例，以 λ_i 表示回答数字 i 的人所占的比例，则根据概率论知识可得：

$$\lambda_i = \pi \times P + P_i \qquad (i = 1, 2, \cdots, K) \qquad (式 5\text{-}18)$$

将上式转换后得：

$$\pi_i = \frac{\lambda_i - P_i}{P} \qquad (式 5\text{-}19)$$

π_i 的方差为：

$$\mathrm{Var}(\pi_i) = \frac{\lambda_i(1-\lambda_i)}{nP^2} \qquad (式 5\text{-}20)$$

π_i 的 95%可信区间为：$\pi_i \pm 1.96\sqrt{\mathrm{Var}(\pi_i)}$。

实例：欲调查小学生的说谎行为。提出一个敏感问题为：“你有过说谎行为吗?”答案为：“①经常有；②偶尔有；③没有”。选择 700 人作为样本，随机装置中代表敏感问题的红球比例为 0.5(10/20)，白球有 10 个，其中有 4 个写有数字“1”，3 个写有数字“2”，另外 3 个写有数字“3”。让被调查对象在别人看不到的情况下摸球，摸到红球回答敏感问题(选择符合自己情况的答案前面的数字作答)，摸到白球则回答球上的数字。结果有 238 人回答“1”，有 284 人回答“2”，有 178 人回答“3”，请问该人群中说谎行为的分布。

本例中，$P=0.5$，$P_1=0.2$，$P_2=P_3=0.15$，$n=700$，$\lambda_1=238/700=0.34$，$\lambda_2=284/700=0.406$，$\lambda_3=178/700=0.254$，故：

$$\pi_1 = \frac{\lambda_1 - P_1}{P} = \frac{0.34-0.2}{0.5} = 0.280$$

$$\pi_2 = \frac{\lambda_2 - P_2}{P} = \frac{0.406-0.15}{0.5} = 0.512$$

$$\pi_3 = \frac{\lambda_3 - P_3}{P} = \frac{0.254-0.15}{0.5} = 0.208$$

三者的方差分别为：

$$\mathrm{Var}(\pi_1) = \frac{\lambda_1(1-\lambda_1)}{nP^2} = \frac{0.34 \times 0.66}{700 \times 0.5^2} = 0.001282$$

$$\mathrm{Var}(\pi_2) = \frac{\lambda_2(1-\lambda_2)}{nP^2} = \frac{0.406 \times 0.594}{700 \times 0.5^2} = 0.001378$$

$$\mathrm{Var}(\pi_3) = \frac{\lambda_3(1-\lambda_3)}{nP^2} = \frac{0.254 \times 0.746}{700 \times 0.5^2} = 0.001083$$

95%可信区间的估计为：

$$\pi_1 \pm 1.96\sqrt{\text{Var}(\pi_1)} = 0.2098 \sim 0.3502$$

$$\pi_2 \pm 1.96\sqrt{\text{Var}(\pi_2)} = 0.4392 \sim 0.5846$$

$$\pi_3 \pm 1.96\sqrt{\text{Var}(\pi_3)} = 0.1435 \sim 0.2725$$

本模型的优点是：适用范围较广，可用于多分类敏感问题调查，也可用于某些数量特征敏感问题的调查，所得的估计值也为无偏估计，且操作简单、易理解、计算简单。其缺点是所需样本量必须足够大，否则 λ_i 的估计值可能出现负数，导致无法解释。

随机化回答模型虽然种类各异，应用范围也不尽相同，但这些模型的共同点均在于利用随机化回答装置，有效消除被调查对象对于敏感问题的心理防备，设计精妙，事后采用公式对其比例及方差估计量进行精确推断。就这些模型的缺点而言，无论哪种随机化回答模型，其中必有一部分（或全部）被调查对象仍然必须直面敏感问题，而且回答之前还要进行较为繁杂的规则说明，这在一定程度上反倒增加了被调查对象的心理抵触情绪，不利于被调查对象自愿与调查机构合作。加之在实施过程中，需要对调查员进行有关模型的专业培训，尤其对于大规模调查，因其成本之高，实施之难，容易陷入随机化模型设计越来越精妙，其实际应用难度却越来越大的怪圈。

（二）数量特征敏感问题 RRT 调查的设计与实施

1. 单样本单问题数量特征敏感问题 RRT 模型　该模型一般用于确定数值变量的数量特征敏感问题，例如："你有多少婚外性伴侣？""你一天吸毒多少次？"等，这类问题的共同特点是其答案是一些事先可以确定的值，且一般从 0，1，2，…，往上排，到一定的数值 K 结束。对于这类问题的调查可以采用单样本单问题的 RRT 模型，该模型的原理和设计步骤如下。

（1）提出一个定量的敏感问题，比如，你有多少婚外性伴侣？

（2）设计一个随机装置，其中放两种颜色的球（比如红色、白色球），红球上没有任何数字，白球上有一个数字，可为 0，1，2，…，K 之一。K 是估计人群有敏感问题的人的最高程度，比如，估计婚外性伴侣最多为 5 个，则 $K=5$。

（3）被调查对象在无人的条件下进行抽球，然后不记名地回答。若抽到红球，就根据自己的实际情况回答，比如，被调查对象有 1 个婚外性伴侣，则回答"1"，若没有婚外性伴侣，则回答"0"；如果抽到白球，则回答白球上的数字。

（4）红球的比例以 P 表示，以 P_i 表示写有数字 i（$i=0,1,2,\cdots,K$）的白球比例，以 n 代表样本量，以 π_i 表示人群中具有第 i 类敏感问题的人所占的比例，以 π_i 表示回答数字 i 的人所占的比例，则根据概率论知识可得：

$$\lambda_i = \pi_i \times P + P_i, i = 1,2,\cdots,K \quad （式 5\text{-}21）$$

将上式转换后得：

$$\pi_i = \frac{\lambda_i - P_i}{P} \quad (式 5\text{-}22)$$

π_i 的方差为：

$$\mathrm{Var}(\pi_i) = \frac{\lambda_i(1-\lambda_i)}{nP^2} \quad (式 5\text{-}23)$$

π_i的 95%可信区间为：

$$\pi_i \pm 1.96\sqrt{\mathrm{Var}(\pi_i)}$$

实例：欲调查某地 1000 名已婚女性的婚外性伴侣的数量，估计最多婚外性伴侣的数量为 5 个。在袋中装入红球 40 个，写有"0"，"1"，"2"，"3"的白球各 8 个，写有"4"，"5"的白球各 4 个。在无人的条件下，让被调查对象从袋中摸球，凡摸到红球的人，则无记名地回答"你有几个婚外的性伴侣?"，有几个即回答"几个"，没有即回答"零"。若摸到白球，则回答白球上的数字即可。调查结果显示：$\lambda_0=0.405$，$\lambda_1=0.179$，$\lambda_2=0.151$，$\lambda_3=0.126$，$\lambda_4=0.078$，$\lambda_5=0.061$，求 $\pi_i(i=0,1,2,3,4,5)$及总体 π_i的 95%可信区间。

已知 $P=40/80=0.5$，$P_0=P_1=P_2=P_3=8/80=0.1$，$P_4=P_5=4/80=0.05$，$\lambda_0=0.405$，$\lambda_1=0.179$，$\lambda_2=0.151$，$\lambda_3=0.126$，$\lambda_4=0.078$，$\lambda_5=0.061$，$n=1000$。

将数值代入公式，得：

$$\pi_0 = \frac{\lambda_0 - P_0}{P} = \frac{0.405-0.1}{0.5} = 0.610$$

$$\mathrm{Var}(\pi_0) = \frac{\lambda_0(1-\lambda_0)}{nP^2} = \frac{0.405\times 0.595}{1000\times 0.5^2} = 0.0009639$$

π_0 的 95%可信区间为：$\pi_i \pm 1.96\sqrt{\mathrm{Var}(\pi_i)} = 0.5491 \sim 0.6709$。

其余类推，见表 5-1。

表 5-1 某地已婚女性婚外性伴侣数量的比例

	婚外性伴侣数量 i					
	0	1	2	3	4	5
π_i	0.610	0.158	0.102	0.052	0.056	0.022
95%CI	0.5491～0.6709	0.1105～0.2055	0.0576～0.1464	0.0109～0.0931	0.0228～0.0892	0～0.0517

本模型的优点是：适用范围较广，可用于上述数量特征敏感问题的调查，也可用于多分类敏感问题调查，所得的估计值为无偏估计，且操作简单、易理解、计算简单。其缺点是所需样本量必须足够大，否则 λ_i的估计值可能出现负数，导致无法解释。

2. 数量特征敏感问题的随机截尾 RRT 模型　该模型既可以用于调查确定数值变量敏感问题，也可以用于调查不确定数值变量敏感问题，其设计如下：

(1)确定敏感问题特征数值 X 的取值范围为$(A,A+T)$,将该取值范围按一定的间距均匀地分割成 n 个数值,例如,确定 X 的取值范围为 0～1000,可按 100 为间距,将该取值范围分割为 0,100,200,300,…,900,1000。设计一个随机装置,内置一套卡片,将上述 n 个数值写在卡片上。

(2)被调查对象在无人的条件下在随机装置中摸卡片,然后不记名地回答。若抽到的卡片上所写的数字大于等于自己的敏感问题特征量,则回答“1”;若抽到的卡片上所写的数字小于自己的敏感问题特征量,则回答“0”。由于别人不知道被调查对象的敏感问题的特征量,也不知道卡片上所写的数值,故能起到保护隐私的目的。调查者获得一个回答“1”的人的比例 λ。

(3)设被调查对象的敏感问题特征数值为 x,敏感问题特征数值 x 的取值范围为 t,回答“1”的人的比例为 λ,n 为 x 的取值范围被分割成的数据个数,则有:

$$\mu_x = t \cdot \lambda \quad (式 5\text{-}24)$$

$$\mathrm{Var}(\mu_x) = \mu_x(t-\mu_x)/n \quad (式 5\text{-}25)$$

实例:欲调查某地区 1000 个吸毒人员的吸毒次数,估计吸毒次数的取值范围为 0～30 次。在随机装置中装入卡片 31 张,写 0,1,2,…,29,30 等数字。在无人的条件下,被调查对象从袋中摸卡片,若抽到的卡片上所写的数字大于等于自己每月的吸毒次数,则回答“1”;若抽到的卡片上所写的数字小于自己每月的吸毒次数,则回答“0”。结果回答“1”的人有 357 人,求该地区的吸毒人员吸毒次数的估计值。

已知 $t=30$,$\lambda=357/1000=0.357$,$n=31$。

将数值代入公式,得:

$$\mu_x = t \cdot \lambda = 30 \times 0.357 = 10.71$$

方差为:

$$\mathrm{Var}(\mu_x) = \mu_x(t-\mu_x)/n = 10.71 \times (30-10.71)/31 = 6.66$$

本模型的优点是:适用范围较广,既可以用于调查确定数值变量敏感问题,也可以用于调查不确定数值变量敏感问题,且操作简单、易理解、计算简单。其缺点为精确性差,方差较大,可信区间的范围较宽。

3. 数量特征敏感问题的无关联问题 RRT 模型　该模型和下面要介绍的加法、乘法模型都是用来调查不确定数值变量敏感问题的,如逃税额、工资外收入、毒品的吸入量等。数量特征敏感问题的无关联问题 RRT 模型的设计如下:

(1)设计两个无关联的问题,其中一个为敏感问题,另一个为非敏感问题,比如问题①:“你每月工资外收入是多少?”,问题②:“你每月工资是多少?”。注意:非敏感问题的度量单位应与敏感问题相同,数值大小应与敏感问题接近。

(2)设计两套随机装置,每套装置中放有一定比例的红球和白球,两套随机装置中的红球比例不能相等。以红球代表敏感问题,白球则代表非敏感问题。

(3)从研究人群中随机抽取两个独立的样本，样本量分别为 n_1 和 n_2，为每个样本随机选择一套随机装置，每个被调查对象在别人看不到的情况下抽球，摸到红球回答敏感问题，摸到白球回答非敏感问题。调查员从样本 1 和样本 2 中分别获得 n_1 和 n_2 个大小不同的数值。被调查对象回答完问题后把球放回原装置中并混匀。

(4)根据两样本的被调查对象回答的数值可计算出样本 1 所有回答值的均数和方差[分别以 μ_1 和 $Var(\mu_1)$ 表示]，以及样本 2 所有回答值的均数和方差[分别用 μ_2 和 $Var(\mu_2)$ 表示]。

(5)设样本 1 中的红球比例为 P_1，样本 2 中的红球比例为 P_2(注意 $P_1 \neq P_2$)，用 μ_X 表示人群中敏感问题特征的平均值(如平均每月工资外收入)，用 μ_Y 表示非敏感问题特征的平均值(如月平均工资)。则有：

$$\mu_1 = P_1 \times \mu_X + (1 - P_1) \times \mu_Y \quad (式 5\text{-}26)$$

$$\mu_2 = P_2 \times \mu_X + (1 - P_2) \times \mu_Y \quad (式 5\text{-}27)$$

利用上两式解方程得：

$$\mu_X = \frac{(1 - P_2) \times \mu_1 - (1 - P_1) \times \mu_2}{P_1 - P_2} \quad (式 5\text{-}28)$$

$$\mu_Y = \frac{P_2 \times \mu_1 - P_1 \times \mu_2}{P_2 - P_1} \quad (式 5\text{-}29)$$

μ_X 和 μ_Y 的方差为：

$$Var(\mu_X) = \frac{1}{(P_1 - P_2)^2} \times [(1 - P_2)^2 \times Var(\mu_1) + (1 - P_1)^2 \times Var(\mu_2)] \quad (式 5\text{-}30)$$

$$Var(\mu_Y) = \frac{1}{(P_1 - P_2)^2} \times [P_2^2 \times Var(\mu_1) + P_1^2 \times Var(\mu_2)] \quad (式 5\text{-}31)$$

实例：欲调查某单位职工每月的工资外收入，随机抽取两个独立的样本，样本量均为 100，用上述模型进行调查。样本 1 所用的随机装置中红白球比例为0.4∶0.6，样本 2 所用的随机装置中红白球比例为 0.6∶0.4。调查结果显示：样本 1 所有对象回答的数值的平均数为 691.23，标准差为 18.9423(方差为 358.8107)，样本 2 所有对象回答的数值的平均数为 646.38，标准差为 35.8565(方差为 1285.6886)。试求该单位职工每月的工资外收入。

已知 $n_1 = n_2 = 100$，$P_1 = 0.4$，$P_2 = 0.6$，$\mu_1 = 691.23$，$Var(\mu_1) = 358.8107$，$\mu_2 = 646.38$，$Var(\mu_2) = 1285.6886$。则：

$$\mu_X = \frac{(1 - P_2) \times \mu_1 - (1 - P_1) \times \mu_2}{P_1 - P_2} = \frac{0.4 \times 691.23 - 0.6 \times 646.38}{0.4 - 0.6}$$

$$= \frac{111.336}{0.2} = 556.68$$

$$\mu_Y = \frac{P_2 \times \mu_1 - P_1 \times \mu_2}{P_2 - P_1} = \frac{0.6 \times 691.23 - 0.4 \times 646.38}{0.6 - 0.4} = 780.93$$

μ_X 和 μ_Y 的方差也可用相应的公式计算。

本模型的优点是：对样本的数据计算简单，而且是无偏估计；另外，计算时无须考虑数据的具体分布形式，因为本模型具有较好的大样本性质（服从渐近正态分布）。其缺点是需抽取两个独立样本，所需样本量较大；另外，非敏感问题的选择比较困难，如选择不当，则起不到保密效果，会导致模型应用效果不佳。

4. 数量特征敏感问题的加法、乘法 RRT 模型　上面介绍的数量特征敏感问题无关联问题 RRT 模型需抽取两个独立样本，所要求的样本量较大，而且非敏感问题的选择也较严格，故又有学者提出了数量特征敏感问题的加法、乘法 RRT 模型，其设计步骤如下：

(1)针对敏感问题提出一个问题，比如“你上个月的逃税额为多少”。

(2)设计一个与敏感问题无关的随机变量，该随机变量的分布函数是已知的，常用一张随机数字表作为随机变量。

(3)设计一个随机装置，如纸箱、布袋均可，内装小球或卡片，上面写有随机变量的数值，比如将一串随机数字分别写在小球上（或卡片上），并使之完全混匀。

(4)从研究人群中随机抽取样本，让每个被调查对象在别人看不到的情况下摸球（或卡片），然后将本人敏感问题特征的数值与球上的数值相加（加法模型）或相乘（乘法模型），被调查对象将相加或相乘后的结果报告给调查员，并把球放回随机装置中混匀。由于从随机装置中摸到的数字只有被调查对象本人知道，故可起到保密的作用。

(5)设被调查对象的敏感问题特征的数值为 x，随机变量的数值为 y，用 z 来代表 x 与 y 的和或积，则有如下的加法模型和乘法模型：

加法模型：

$$\mu_x = \mu_z - \mu_y \quad \text{（式 5-32）}$$

$$\mathrm{Var}(\mu_x) = \frac{s_z^2}{n} \quad \text{（式 5-33）}$$

其中 μ_x 表示所有被调查对象的敏感问题特征值 x 的平均值，μ_y 表示所有随机变量 y 的平均值，μ_z 表示所有被调查对象所回答的数值 z 的平均值，s_z^2 表示所有被调查对象所回答的数值 z 的方差，n 为样本含量。

乘法模型：

$$\mu_x = \frac{\mu_z}{\mu_y} \quad \text{（式 5-34）}$$

$$\mathrm{Var}(\mu_x) = \frac{s_z^2}{n \times \mu_y^2} \quad \text{（式 5-35）}$$

各符号的含义同上。

实例:欲调查某地区个体工商户的每季度逃税情况,用上述加法模型进行调查,共抽取 20 个个体工商户,所用的随机数字表的均数和方差分别为 160.5 和 243.36,所有调查对象的应答值的平均数为 391.73,方差为 7969.3657,试问该地区个体工商户每季度的平均逃税金额估计为多少?

本例中 $n=20$, $\mu_y=160.5$, $\mu_z=391.73$, $s_z^2=7969.3657$,则:

$$\mu_x=\mu_z-\mu_y=391.73-160.5=231.23$$

$$\mathrm{Var}(\mu_x)=\frac{s_z^2}{n}=\frac{7969.3657}{20}=398.4683$$

故该地区个体工商户每季度的平均逃税金额估计为 231.23 元。

加法和乘法模型的优点是:所需样本量较小,设计也较简单,模型的方差也明显小于无关联模型;另外,x 的分布无论是离散型的,还是连续型的,均可估计其均值;计算量也较小,故不失为一种较好的数量特征敏感问题的 RRT 调查模型。其缺点是 μ_x 的方差易受 y 取值的影响,当 y 比较分散(即 y 的方差较大)时,$\mathrm{Var}(\mu_x)$ 明显增大,当 y 取值过于集中时,保密性不好。

(苏　虹)

第六章　常见调查设计方案

第一节　队列研究

队列研究(cohort study)是探讨疾病病因的常用方法之一，其论证强度较高，能较好地揭示两事件间客观存在着的因果关系。

一、概念与特点

(一)概念

队列研究是将一群(组)研究对象(队列)按是否暴露(exposure)于某研究因素分为暴露组和非暴露组(对照组)，随访观察适当长的时间，比较两组之间所研究疾病(或事件)的发病率(或发生率)或死亡率差异，从而判断这个(些)暴露因素与疾病之间有无关联及关联大小的一种观察性研究方法。队列研究又被称为群组研究、定群研究、前瞻性研究(prospective study)等，但以“队列研究”这一名称最常用。暴露是指研究对象接触过某种因素(如重金属)，或具有某些特征(如年龄、性别和遗传)、行为(如吸烟)等。暴露可以是危险因素，也可以是保护因素。

(二)特点

1. 属于观察性研究　队列研究中所观察的暴露因素不是人为给予的，而是客观存在于研究人群中，研究因素的暴露情况及其变化是由研究者观察获得的。

2. 属于“前性”研究　研究开始时，研究的疾病尚未发生，或观察的临床结局尚未出现，随访一段时间后，才能观察到研究的结局是否发生。

3. 暴露状况已客观存在　研究对象按是否暴露于所研究的因素分为暴露组和非暴露组，分组不能随机化。

4. 由“因”到“果”　队列研究符合先因后果的推理逻辑。

二、设计模式

队列研究设计的基本原理如图 6-1 所示。

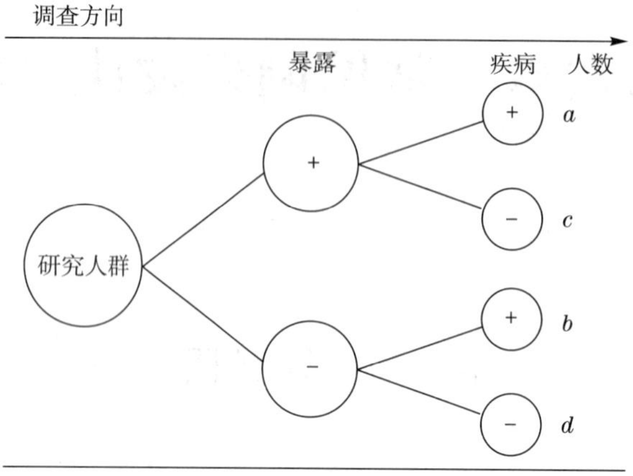

图 6-1　队列研究基本原理示意图

队列研究按其研究时间的起止点(时序),又可分为三种设计模式:前瞻性队列研究、回顾性队列研究和双向性队列研究。

1. 前瞻性队列研究(prospective cohort study)　前瞻性队列研究是指观察时间从现在开始,追踪观察到将来某个时间,了解其发病或死亡情况,以确定某暴露因素与疾病的关系。通常提到的队列研究就是指这种研究,该研究是队列研究的基本形式。

2. 回顾性队列研究(retrospective cohort study)　回顾性队列研究是指以过去某个时间为起点,收集基线和暴露资料,以当时人群对研究因素的暴露情况将其分为暴露组和非暴露组,追踪观察到现在发病或死亡的结局情况,以研究暴露与疾病的关系。这种设计模式又称为历史性队列研究(historical prospective study)。回顾性队列研究的前提是过去有关暴露与发病的记录必须准确和完整。尽管收集暴露与结局资料的方法是回顾性的,但就其性质而言,仍是从因到果的研究方法。

3. 双向性队列研究(ambispective cohort study)　双向性队列研究是在回顾性队列研究之后,继续追踪观察到将来某个时间,又称为混合型队列研究。它是前瞻性队列研究和回顾性队列研究方法的结合,兼有上述两种队列研究的优点,并在一定程度上弥补了相互的不足。在进行回顾性队列研究的过程中,如果从暴露到现在不能达到观察结果所需的足够观察时间,还需继续前瞻性观察一段时间,就可选用双向性队列研究。

三、实施方案

在确定开展某因素（如吸烟）和结局（如肺癌）因果关联的队列研究后，实施方案的制定是研究成败的关键一环。

（一）研究对象的选择

1. 研究现场　由于大多数队列研究的随访时间较长，因此研究现场必须有足够的人口数量，还要保证人口相对稳定，当地的领导重视，群众能够理解和支持，愿意合作，当地也要有较好的医疗条件，交通便利，便于随访。人口流动大的地区或单位失访率会较高，对结果有较大影响，一般不适于作为研究现场。

2. 研究人群　研究人群包括暴露组和非暴露组，根据研究目的和研究条件的不同，研究人群有不同的选择方式。

（1）暴露组，即对研究因素有暴露的人群。暴露因素常见，通常可以选择在某社区或地理区域内居住的全体人群，其中暴露于某研究因素（如吸烟）的人群即为暴露组。如果要研究一些特殊暴露、职业暴露与疾病的关系，往往要选择特殊或职业人群，因为这些特殊暴露人群的某种疾病的发病率或死亡率高于其他一般人群，有利于探索该暴露因素与疾病之间的联系。如选择石棉作业工人研究石棉与肺癌的关系等。职业人群有关暴露与疾病的历史记录较为全面、真实和可靠，因此常作为回顾性队列研究的暴露人群。

（2）非暴露组，即对照人群。观察人群确定后，将其中暴露于所研究因素的对象作为暴露组，其余即为非暴露组（如不吸烟者）。非暴露组人群与暴露组人群要有可比性。对照人群除未暴露于所研究因素外，其他因素或人口学特征（年龄、性别、民族等）都尽可能地与暴露组人群相似。当把特殊暴露人群（包括职业人群）作为暴露组时，不应在同一人群选择对照组，而应在与该暴露或职业无关的另一人群中选择对照。如在研究二硫化碳（CS_2）与冠心病的关系时，就将有 CS_2 暴露史的纤维厂的工人作为暴露组，而将附近造纸厂的工人作为非暴露组。从中可以看出，对于非暴露组的设置，临床研究中通常多在同一群体中进行，即“内对照”；当研究某种环境因素的致病效应时，则对照组（非暴露组）应在无该因素的地区或人群中选择，即“外对照”。

（二）样本的估计

1. 样本量估计　在估计样本含量之前，必须确定下述参数。

（1）非暴露人群或全人群中被研究疾病的发病率（P_0），可通过查阅文献或预调查获得。P_0 越接近 0.05，所需样本量越大。

（2）暴露人群中的发病率（P_1），可通过查阅文献或预调查获得。如果已知预期相对危险度（RR），则可通过公式 $P_1 = RR * P_0$ 求得。$P_1 - P_0$ 的差值越大，所需样本量越小。

(3)显著性水平(α 值)。α 是假设检验时的Ⅰ型错误(假阳性错误)的概率。假阳性错误出现的概率越小,所需的样本量越大,一般情况下取 $\alpha=0.05$ 或 0.01。

(4)把握度($1-\beta$),又称为检验效能(power),反映能够发现疾病与病因之间确实存在关系的概率。β 是假设检验时的Ⅱ型错误(假阴性错误)的概率,把握度越高,β 值越小,所需的样本量越大,通常取 $\beta=0.10$ 或 0.20。

2. 样本量估算方法　估计样本量常用两种方法:查表法和公式法。①查表法:根据已知的上述 α,β,P_0 和 RR 四个基本参数,可从参考书的相应附表中查出。②公式法:在暴露组和对照组样本量相等的情况下,可用下式计算出各组所需的样本量。

$$n=\frac{(Z_\alpha\sqrt{2\overline{P}\,\overline{Q}}+Z_\beta\sqrt{P_0Q_0+P_1Q_1})^2}{(P_1-P_0)^2}$$

式中:P_1 和 P_0 分别代表暴露组和对照组的预期发病率,$\overline{P}=(P_0+P_1)/2$,$\overline{Q}=1-\overline{P}$,$Q_0=1-P_0$,$Q_1=1-P_1$,$Z_\alpha$、$Z_\beta$ 为标准正态分布下的面积。

在计算样本量时,一般按 10%～20%估计失访率,所以应在原估计样本量的基础上加 10%以上作为实际样本量。

(三)资料的收集与随访

1. 收集基线资料　队列人群确定后,应全面收集每个研究对象在研究开始时的基本信息,即基线资料(baseline information)。这些资料是区分暴露组和非暴露组、判定研究结局的重要依据。资料收集的方法包括:①调查询问:包括一般人口学特征(如性别、年龄、职业、民族、居住地、经济收入等)、研究因素的暴露情况(如吸烟、饮酒等)及身体健康状况等。②查阅现成记录:如常规的出生和死亡登记、各种人口与疾病统计、医院病历、户口登记等。③体格检查和实验室检查:对于身高、体重、血压、血脂、血糖等研究相关指标,需做相应的检查。④环境调查和检测等。

2. 随访观察　暴露因素确定后,结局事件的发生往往需要一定的时间,在这个过程中,就必须对研究对象进行随访(follow up),并根据研究目的和具体病种确定随访时间和终止时间。随访对象是暴露组和非暴露组的所有研究对象。在相同时期内以相同的方式对两组人群进行随访,不可有先有后、中途放弃或漏访。随访方法与基线资料的收集方法相同,值得注意的是,随访方法在整个随访过程中应保持不变。

随访内容依研究目的和设计要求不同而各异。一般而言,应与收集基线资料的内容和方法一致。同时,应重点观察以下内容:①暴露人群的暴露情况及程度有无改变，如吸烟者的吸烟量有无变化，是否戒烟等；对某些定量指标如血压、血糖等进行体格检查和实验室检查。②收集结局相关资料，如发病日期、入院时间、诊断方法、死亡原因、死亡时间和地点等。③人口变动的情况，如进入、退出、失访人数等。

3. 观察重点　随访观察终点(end-point)多为发生疾病或死亡，但必须是研究所限定的疾病或死亡。观察过程中发生其他疾病或死亡不能视为结局。如研究高血压和冠心病的关系，则观察终点是冠心病，随访过程中，研究对象发生了肿瘤或其他疾病，则不能认为是到了观察终点，应继续随访；此时如果某研究对象死于肝癌，应作为失访处理，不能视为结局。终点指标与测量标准都应在研究设计阶段作出明确规定，在观察中途不能改变，对全部人群应按事先制定好的诊断标准统一进行评价，否则将造成结果的偏倚。

队列研究的观察时间较长，在随访过程中应加强质量控制，以保证研究结果的可靠性和准确性。

四、资料的整理与分析

首先，计算暴露组和非暴露组的发病率或死亡率，检验两者差异有无统计学意义，回答暴露因素与发病或死亡之间有无关联。其次，若有关联，则进一步计算相对危险度等指标，回答关联强度的大小。

队列研究资料整理的基本形式见表 6-1。

表 6-1　队列研究资料整理表

组别	病例	非病例	合计
暴露组	a	b	$a+b$
非暴露组	c	d	$c+d$
合计	$a+c$	$b+d$	$a+b+c+d$

表中暴露组的发病率为 $a/(a+b)$，非暴露组的发病率为 $c/c+d$，在控制各种偏倚后，如果暴露组的发病率高于非暴露组且有统计学意义，则说明暴露因素与该疾病有一定关联，且可能是因果关系。

1. 率的计算　队列研究计算的发病概率与普通发病率不同，根据队列人群的数量、稳定程度、发病强度和观察时间的不同，可以计算累积发病率、发病密度等指标。

(1)累积发病率(cumulative incidence，CI)。当研究对象人数较多，人口稳定，观察时间较短，资料比较完整，且失访人数较少时，以该研究人群观察开始时的人口数为分母，以观察期内某病的新发病例数为分子，计算累积发病率。累积发病率的量值变化范围为 0～1，其数值高低受研究时间长短的影响，报告累积发病率时应说明观察时间的长短。

累积发病率的基本计算公式为：

$$n\text{ 年某病累积发病率} = \frac{n\text{ 年内的新发病例数}}{n\text{ 年内的平均暴露人口数}} \times K$$

(2)发病密度(incidence density,ID)。当研究人群观察时间较长,研究对象不断变化,人群难以稳定时,则需要以人时(person-time, PT)数代替平均人口数作分母来计算率。这时计算出来的是一种人口数有“变动”的发病率,即发病密度,而不是静止的累积发病率。计算发病密度时,分子为观察期间研究疾病的发病数,分母不是普通的人口数,而是用人时数来表示。人时等于观察人数乘以随访时间,人时单位可为人年、人月等,通常用人年来表示,如 1000 人观察了 1 年或 100 人观察了 10 年,均为 1000 人年。这种以人时计算的发病密度又称为人时发病率。在比较几项随访时间不等的前瞻性研究的发病率时多用发病密度。

发病密度的计算公式如下：

$$\text{发病密度} = \frac{\text{某人群观察期内发病数}}{\text{同期观察人年数}} \times K$$

计算人年的常用方法还有近似法和寿命表法。

2. 联系强度的估计　当统计学检验提示暴露组与非暴露组发病率或死亡率差别有统计学意义时,应进一步计算联系的强度。常用的指标有以下几种。

(1)相对危险度(relative risk,RR),又称率比(rate ratio),是暴露组发病(或死亡)率与非暴露组发病(或死亡)率的比值。

其计算公式为：

$$RR = \frac{I_e}{I_0} = \frac{\frac{a}{a+b}}{\frac{c}{c+d}}$$

$$RR\text{ 的 95\% 可信区间} = RR^{1\pm1.96/\sqrt{\chi^2}}$$

在队列研究中,*RR* 值是反映暴露与疾病联系强度的重要指标之一,反映了暴露于某因素所致的发病(或死亡)率是未暴露者的多少倍,具有病因学意义。$RR<1$ 说明暴露因素是疾病的保护因素;$RR>1$ 说明暴露因素是疾病的危险因素;$RR=1$说明暴露因素与疾病无联系。

(2)归因危险度(attributable risk,AR),又称特异危险度或率差(rate difference),是指暴露组的发病率或死亡率与非暴露组的发病率或死亡率之差。*AR* 值表示暴露者中完全由某暴露因素所致的发病率或死亡率,公式如下：

$$AR = I_e - I_0 = I_0(RR-1)$$

$$AR\text{ 的 95\% 可信区间} = AR^{1\pm1.96/\sqrt{\chi^2}}$$

AR 表示暴露人群比非暴露人群增加的疾病发生率，如果去除该因素，就可减少这个数量的人发病，因此更具有疾病预防和公共卫生意义。

(3)归因危度百分比(attributable risk percent，AR%)表示暴露者中由暴露所致的发病率或死亡率占暴露者发病率或死亡率的百分比。$AR\%$与 RR 的大小有关。其计算公式如下：

$$AR\% = \frac{I_e - I_0}{I_e} \times 100\% = \frac{RR-1}{RR} \times 100\%$$

(4)人群归因危险度(population attributable risk，PAR)表示一般人群中暴露因素所引起的发病率增高的部分，又称为病因分值(etiologic fraction)，是一般人群中该疾病的发病(或死亡)率与非暴露人群发病(或死亡)率之差，表示人群中因暴露于某因素所致的发病(或死亡)率。其计算公式为：

$$PAR = I_t - I_0$$

(5)人群归因危险度百分比(population attributable risk percent，PAR%) 表示人群中由于暴露所致的发病率或死亡率占人群总发病率或死亡率的百分比。PAR%在卫生行政部门制定疾病预防策略时需加以考虑，也可用于疾病预防的宣传教育，它可向群众说明在完全控制该暴露因素后人群中某病发病(或死亡)率可能下降的程度。其计算公式为：

$$PAR\% = \frac{I_t - I_0}{I_t} \times 100\%$$

五、应用范围

1. 疾病预后研究　队列研究可用于观察人群暴露于某因素后，疾病逐渐发生、发展，直至结局的全过程，包括亚临床阶段的变化与表现。因此，队列研究不仅可用于了解个体疾病的自然史，而且可用于了解疾病在整个人群中发展和流行的过程。队列研究(特别是前瞻性队列研究)成为疾病预后研究的首选设计方案。

2. 检验病因假设　检验病因假设是队列研究的主要用途和目的。一般来说，队列研究往往是明确因果联系最有力的方法。

3. 评价预防效果　评价暴露因素的去除是否预防疾病的发生。如戒烟可减少既往吸烟者发生肺癌的危险，那么对戒烟效果的评价就是队列研究的目的。

4. 新药上市后监测及疗效比较研究(comparative effectiveness research，CER)　新药通过三期临床试验上市后，还需要对其不良反应等进行长期监测。队列研究可利用更大样本和更长时间来观察该新药的各种不良反应。此外，在疗效比较研究中，也可进行队列研究，如大型临床注册研究(patient registry study)等。

六、优缺点

1. 优点　符合病因链先因后果的时间顺序,验证病因与疾病之间的因果关系时论证强度高;可以直接计算暴露组和对照组的发病率或死亡率,获得 *RR*、*AR* 等指标;一般不存在回忆偏倚;可以了解疾病的自然史;能对暴露因素所致的多种疾病同时进行观察,从而获得一种病因与多种疾病的可能因果关系。

2. 缺点　所需研究时间长,样本量大,人力、物力投入大,容易产生失访偏倚,通常不适用于发病率低、潜伏期长的疾病病因研究。

第二节　病例对照研究

病例对照研究(case-control study)是临床上开展病因研究最具实用价值的一种设计方案。它通过科学合理的对照设置,可以在一定程度上防止偏倚的干扰,是探寻病因及危险因素最为常用的研究设计之一;同时,对于治疗效果和预后等方面的研究也可选用此方案,而且随着病例对照研究方法的不断完善,其应用范围也在不断扩大。

一、概念与特点

(一)概念

病例对照研究是选择一组患有所研究疾病的人作为病例组,选择一组不患有所研究疾病的人作为对照组,调查这两组人某个(些)因素的既往暴露情况,通过比较两组间暴露比例或暴露水平的差异,用以判断该疾病与这个(些)因素的关系。因为这种研究方法是比较病例组与对照组既往的暴露史,在逻辑上是"由果及因"的,故又称为回顾性研究(retrospective study)。

(二)特点

1. 按发病与否分成病例组与对照组　病例对照研究是在疾病(事件)发生后进行的,此时已有一批可供选择的病例。然后再选择一组不患研究疾病的人作为对照组。

2. 调查的暴露情况是由研究对象从现在对过去的回顾　也就是说,我们关注的是研究开始之前,病例组和对照组对所要研究因素的暴露情况。

3. 由"果"推"因"　研究中是先有结果,即已知研究对象患某病或不患某病,再追溯其可能与疾病有关的原因。

4. 因果推论受限　病例对照研究受到回顾性观察方法的限制,不能观察到由

"因"到"果"的发展过程并证实其因果关系。只能通过两组暴露率的比较来分析暴露与疾病是否有关联。

二、设计模式

(一)病例对照研究

病例对照研究设计的基本原理如图 6-2 所示。若病例组某因素的暴露率或暴露水平明显高于对照组,且研究过程又无明显的偏倚,则该因素可能与所研究的疾病有联系。病例对照研究可分为成组病例对照研究(group case-control study)和配对病例对照研究(matched case-control study)。

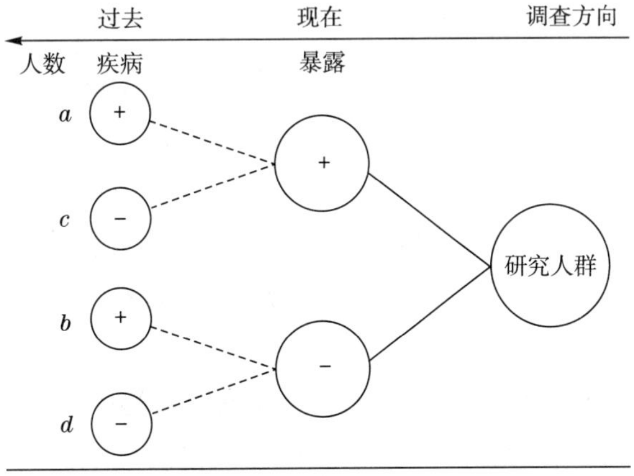

图 6-2　病例对照研究设计基本原理示意图

1. 成组病例对照研究　在设计时病例组和对照组人群在数量上没有严格的配比关系,对照组人群数量可等于、大于或小于病例组人数。

2. 配对病例对照研究　要求对照组的某些因素或特征与病例组保持相同或相似,形成匹配关系,而且数量上也要是配比关系,如 1∶1 或 1∶2 等。

(二)巢式病例对照研究

病例对照研究与队列研究作为探讨疾病病因等观察性研究的主要方法,已在国内外广泛使用。由于这两种方法各有其优势与不足,且两种方法正好优势互补,因此,在实践过程中产生了扬长避短的新研究类型,其中之一便是巢式病例对照研究(nested case-control study)。该种病例对照研究是队列研究和病例对照研究的结合,其设计模式是:首先设计一项队列研究,收集基线资料,采集所研究生物学标志物的组织或体液标本储存备用,继之随访至能满足病例对照研究样本量的病例数为止。将这些病例作为病例组,按病例进入队列的时间与性别、年龄等配比条件,从同一队列中选择一个或数个非病例作对照,抽取病例与对照的基线资料并检测收集的标本资料,按病例对照研究的分析方法进行统计分析和因果推论。这种设计模式的主要优点是研究对象的选择偏倚小,可以较好地避免回忆偏倚,研究和设计检验效率高,论证强度明显高于传统的病例对照研究。

三、实施方案

在提出开展病例对照研究的病因假设后,就需要制定出一套科学合理的实施方案。

(一)研究对象的选择

研究对象的选择原则有两个:第一,具有代表性,病例组应能代表目标人群中患该病的总体,对照组能代表目标人群中未患该病的总体;第二,具有可比性,病例组与对照组在年龄、性别、居住地、社会经济文化等主要特征方面应可比较。

1. 病例组的选择　首先,被选择的病例必须诊断正确可靠,不能将诊断不明或误诊的病例作为病例组,否则会产生错误分类偏倚,继而造成疾病与暴露因素关系的低估。其次,被选择的病例应具有暴露于调查(研究)因素的可能性,否则应予以排除。例如,探讨口服避孕药物与某些疾病的关系时,对做过绝育术或因其他原因而忌用避孕药物者则不能选入。此外,应纳入新病例作为研究对象,以减少回忆偏倚的影响等。

关于病例组的来源,宜在同一地区不同水平的医院选用一个时期内符合要求的连续性病例,旨在一定的程度上避免选择性偏倚的影响。若条件许可,可选择社区总体人群中的全部病例(适于患病率低的疾病)或者从中随机抽样,其代表性更好。

2. 对照组的选择　首先,对照组必须排除患有所研究疾病的人群,否则会出现错误分类;其次,对照组的研究对象也应具有暴露于被研究因素的可能性,并应与病例组同源(如医院、社区等)。

3. 病例组与对照组的比较方式

(1)成组病例对照。按可比的原则,选择一定数量的对照。对照与病例的数量不需要呈严格的比例关系。此法易于实施,但不易控制混杂因素。

(2)匹配病例对照。每一个病例选择一个或几个对照,使病例与对照配成对或区组(pair 或 block),对照在某些重要特征(如年龄、性别等)方面应与其相配的病例相同或基本相同。这些特征称为配比因素(matching factor)。通过配对匹配,使病例组与对照组有可比性,能较好地控制混杂因素。

病例与对照的比例一般为 1∶1,也可为 1∶2,但一般不超过 1∶4。应注意:被研究的因素不能作为配比因素。配比的因素不应过多,否则容易发生匹配过头(overmatching)。匹配过头不但影响结果的可靠性,而且浪费精力。

在研究中,可设多组对照,如既选医院的病人作对照,又选亲属或邻居作对照。这不仅扩大了对照的来源，减少偏倚，增强代表性，还可研究疾病与被研究因素在不同水平之间的关系或发现另外一些病因线索。

(二)样本量

开展病例对照研究时，样本量的估算需要预先掌握四种参数，包括病例组和对照组各自研究对象对被研究因素的暴露率；预期优势比(*OR*)容许误差的 α 值和 β 值。病例组和对照组的样本含量相等时统计效率最高。估计样本含量的公式如下：

$$n=\frac{\left[Z_\alpha\sqrt{2\,\overline{P}(1-\overline{P})}+Z_\beta\sqrt{P_1(1-P_1)+P_0(1-P_0)}\right]^2}{(P_1-P_0)^2}$$

n：样本含量；P_0：对照组暴露率；P_1：病例组暴露率；$\bar{p}=(P_1+P_0)/2$。其中，Z_α，Z_β 可根据标准正态分布简表查出；P_1 可根据 P_0 与 *OR* 推算，公式为：

$$P_1=OR\,P_0/(1-P_0+OR\,P_0)$$

(三)资料的收集

无论设计多么严谨，若资料收集过程中的方法不恰当，都将会产生无法纠正的系统误差，因而质量控制十分重要。

1. 资料来源　资料主要来源于设计良好的调查问卷。如果医院病例记录、疾病登记报告等能够满足研究所需，也可从中摘录，对调查表进行补充。

2. 收集方法　主要通过询问调查、查阅病历等方法收集资料，最常用的是访谈、信访及电话调查等，还可以通过查阅资料来收集。

3. 调查表设计原则　调查表的设计绝非易事，一张好的调查表的设计需要临床医学、流行病学、统计学、心理学和社会学的专家共同讨论并拟定，经反复修订和预调查后，才能最终形成。

调查表设计的基本原则包括：①调查条目的设置要全而精；②每个条目应定义明确；③调查条目应有具体的量化标准；④条目中的问题要通俗易懂，尽量口语化等。

四、资料的整理与分析

对原始资料进行整理、核查和计算机录入，在必要的数据转换后，首先要检验病例组与对照组是否具有可比性，即在研究因素以外的其他主要特征方面的可比性如何。计数资料常用 χ^2 检验，计量资料常用 t 检验。若组间差异无统计学意义，则提示两组的可比性较好。然后对所研究的暴露因素进行逐项整理统计，计算 *OR* 值和其他指标；若存在混杂因素，则应做分层分析，涉及多因素者则需进行多因素分析。在此基础上，对被研究因素和疾病的关系作推论。

(一)成组病例对照研究

成组病例对照和频数匹配的病例对照设计，其结果分析均按成组设计进行。病例对照研究资料整理见表6-2。

表6-2 病例对照研究资料整理表

暴露	病例组	对照组	合计
有	a	b	$a+b$
无	c	d	$c+d$
合计	$a+c$	$b+d$	$a+b+c+d$

1. χ^2检验 用于分析暴露与疾病之间是否有统计学关联。

$$\chi^2=\frac{(ad-bc)^2N}{(a+b)(c+d)(a+c)(b+d)}$$

2. 优势比(odds ratio,*OR*) 病例对照研究计算的是两组暴露率之间的比值，也称为比值比。*OR*值的计算公式为:$OR=ad/bc$。

*OR*通过计算病例组与对照组暴露比值之比来估计相应的*RR*，即暴露于研究因素的发病风险是不暴露于研究因素发病风险的多少倍。因此，*OR*的含义与*RR*相同。当*OR*值大于1时，说明暴露因素与该疾病呈正相关，疾病的危险度增加，*OR*值越大，危险性越大；当*OR*值小于1时，说明暴露因素与该疾病呈负相关，疾病的危险度越少，*OR*值越小，保护作用越强；当*OR*值等于或接近于1时，说明暴露因素与该疾病之间无联系。

(二)配对病例对照研究

个体匹配的病例对照研究的资料适用以下分析方式。成组资料中的数字表示的是病例组和对照组的人数，而匹配资料中的数字则表示的是对子数。1∶1的配对，表格中的数字表示1个病例和1个对照；1∶2的配对资料，则表示1个病例和2个对照，1∶*R*以此类推。在分析资料时，以对子数为基础，不拆开进行分析，最为常用的1∶1配对的病例对照研究资料整理见表6-3。

表6-3 1∶1配对的病例对照研究资料整理表

对照	病例		合 计
	有暴露史	无暴露史	
有暴露史	a	b	$a+b$
无暴露史	c	d	$c+d$
合计	$a+c$	$b+d$	$a+b+c+d$

1. χ^2 检验

$$\chi^2=\frac{(|b-c|-1)^2}{b+c}$$

2. *OR*值

$$OR=\frac{c}{b}$$

1∶2,1∶3,1∶4 的资料整理表和 χ^2 检验、*OR* 值计算公式与 1∶1 配对的病例对照研究不同,可参见相关书籍。

五、应用范围

病例对照研究主要用于疾病危险因素的探索,但也可用于临床筛检、疗效评价等的研究。

1. 探索病因和危险因素　从 20 世纪中叶开始,已有大量有关疾病病因的病例对照研究。如吸烟与肺癌的关系、孕早期服用沙利度胺(反应停)与婴儿短肢畸形等,很多经典的病例对照研究为探明相关疾病的病因起到了决定性的作用。

2. 评价筛检试验效果　20 世纪 80 年代以来,很多学者应用病例对照研究方法对利用宫颈涂片检查宫颈癌、利用乳房照片检查乳腺癌等进行了科学评价。

3. 评价干预和治疗效果　病例对照研究特别适合于发生率很低的某些疾病事件研究,因为此时很难进行随机对照试验(randomized controlled trial, RCT)。

4. 研究药物的不良反应　当高度怀疑某种药物可能存在某些不良反应时,病例对照研究常是切实可行的方法,此时 RCT 等因伦理学限制而无法实施。

六、优缺点

1. 优点　所需样本量小,研究对象易获得,工作量小,花费的人力、物力也较少,因此易于进行,出结果快,可以对一种疾病的多种病因同时进行探讨。往往是罕见病病因研究的唯一设计模式。

2. 缺点　主要是容易受到回忆偏倚的影响,合理的对照选择又较困难,偏倚可能较大,论证强度不高;另外,病例对照研究无法计算发病率,只能推算出优势比。

第三节　横断面研究

横断面研究(cross-sectional study)常归类于描述性研究设计,但其研究对象的选择、影响因素的调查及其结果分析较其他描述性研究(如病例报告等)更为严密和规范;另外,通过对患者与非患者的分布特征和影响因素的分析,还可以进行一定程度的比较性研究。因此,横断面研究常常是进一步开展病例对照研究与队列研究等的前期基础,尤其是在疾病的患病率调查和人群、地区分布特征研究中,有着广泛的应用。

一、概念与特点

(一)概念

横断面研究是指某一时点(或期间)内对某一特定人群中的疾病患病(或事件发生)状况及其影响因素(暴露)进行调查分析。由于是在短时间内完成,如一天、一周或一个月,且调查的是患病率,因此又称现况研究或现患率研究(prevalence study)。

(二)特点

1. 设计阶段不设对照组　先对全部研究对象进行调查,在资料处理阶段,根据患病与否或暴露水平进行分组比较。

2. 调查时间是某一特定时间点或时间段　在这个时间点或时间段所调查疾病的患病率不应有变化,因此,一般适合病程长的慢性病,同时调查时间应该集中,不能跨度太长。

3. 在确定因果联系时受到限制,大多仅能提供病因线索。

4. 在同一人群定期重复开展横断面调查可以获得发病率、新发感染率等资料。

二、设计模式

横断面研究主要是通过普查或抽样方式,研究目标人群疾病的患病率及其暴露状况。横断面研究的研究方式分成两种:普查与抽样调查。

1. 普查(census)　普查是指在特定时间对特定范围内的全体成员(总体)进行全面调查。普查的目的主要是:①可以早期发现、早期诊断和早期治疗病人,如很多地区开展的妇女宫颈癌普查;②了解总体健康状况或某种疾病的患病率;③了解人体各类生理生化指标的正常参考值范围,如各国开展的儿童身高、体重等发育和营养状况的普查。该种方式调查全面,但相对费时、费力,质控较难。

2. 抽样调查(sampling survey)　抽样调查简称抽查,是指在特定时间从特定范围内的全体成员(总体)中随机抽取部分有代表性的个体进行调查。

抽样的基本原则是随机抽样(random sampling),在实际工作中常用的随机抽样方法有下列几种:

(1)单纯随机抽样(simple random sampling)。单纯随机抽样又称简单随机抽样,是指从总体中抽取若干个体,构成一个样本,要求总体已知,每个个体被抽到的概率相等。抽样过程包括总体中个体编号、取随机数字、随机数字排序以及样本选取四个基本环节。单纯随机抽样是比较简单、可靠的随机化方法,同时也是概率统计学的基础。但该方法不太适合总体比较大、分布范围比较广的情况。因为编制名单、号码、卡片或抽样都会耗费大量的人力、物力,调查难度将大大增加。因此在大型调查中，简单随机抽样法很少单独使用，往往将其作为其他抽样方法的基础。

(2)整群抽样(cluster sampling)。整群抽样是以多个个体组成的群组为单位而进行的随机抽样，对被抽中单位内的每个成员都进行调查。这种抽样和调查都比较方便，特别适合于大范围的横断面调查研究。其优点是便于组织、节约人力和物力，在实际工作中易被群众接受；缺点是抽样误差较大，分析工作量也较大。

(3)分层抽样(stratified sampling)。为了保证调查对象的同质性，可以按主要影响因素如年龄、性别和职业等先分成若干层或大型断面，调查可按行政单位或地区分层，各层内再作简单随机抽样。该法的优点是分层后，层内各单元的特征比较齐同，抽样误差小，精确度高，从而有利于节省样本量。

(4)系统抽样(systematic sampling)。系统抽样是指按照一定的顺序，每隔若干单位机械地抽取一个单位的抽样方法，又称机械抽样。其优点是简便易行，样本的观察单位在总体中分布均匀，抽样的代表性较好，抽样误差接近甚至略小于单纯随机抽样法。其缺点是，如果总体各单元的排列顺序有周期性规律，抽取的样本可能存在偏倚。

(5)多阶段抽样(multi-stage sampling)。多阶段抽样是指从总体中先抽取范围较大的单元，一般称为一级抽样单元(如省和市)，再从抽中的一级单元中抽取范围较小的二单元(如县和乡)，以此类推，最后抽取其中范围更小的单元(如社区和行政村)作为调查对象。

在实际的调查工作中，普查与抽查往往是相对的，如整群抽样，对于被抽中的基层单位，实际上是进行了普查，但在总体上看却是抽查。在规模较大的横断面调查中，各种抽样方法常常结合运用。

三、实施方案

横断面研究的规模一般都比较大，涉及的调查人员和调查对象也较多，关键是要设计好实施方案。

(一)研究对象

基于研究目的，对调查对象的特征和范围进行明确界定，同时结合实际情况，考虑在目标人群中开展普查或抽样调查的可行性。如将研究对象规定为某个社区或乡镇内的全体居民或其中的一部分，如儿童，即选择该社区内≤14岁者。

(二)样本量

横断面研究的样本量的估算要考虑研究目的和抽样方法。如果研究目的只是了解目标人群的某一种疾病的患病率及其分布，可以采用下面的公式；倘若研究目的是探索疾病的相关因素，则样本量要扩大，建议使用队列研究样本量计算的公式。

抽样方法不同,抽样误差大小差别比较大,计算样本量的公式也不相同。简单随机抽样是所有抽样方法的基础,样本量计算公式是基于简单随机抽样的原理获得的。

样本量的大小与预期患病率和调查的精确度要求有关。预期的患病率(P)或感染率高,样本量则可以小一些;要求的精确度高,则样本量大。精确度又与容许误差(d)和检验水准(α)有关。其样本量的大小可以用下列公式进行计算:

$$n = K \cdot Q/P$$

式中 n 为样本量,P 为预期患病率,$Q=1-P$,K 为系数。在 $\alpha=0.05$ 水平上,当容许误差 d 为 $0.1P$ 时,$K=400$;当容许误差为 $0.15P$ 时,$K=178$;当容许误差为 $0.2P$ 时,$K=100$。

(三)资料的收集

所收集的资料信息因研究目的的不同而有所差异,通常主要包括个人基本情况(如年龄、性别、文化程度、籍贯、职业及所在单位等)、人口学资料、生活习惯、环境资料等。相关资料一般可从临床和实验室检查、调查询问和常规资料记录中获得。

四、资料的整理与分析

在进行资料的整理和分析时,要根据不同的研究目的,选用不同的指标。除暴露因素外,对疾病或事件的率描述常见的有患病率、感染率、抗体阳性率、抗原或病毒携带率、疾病诊治率、疫苗接种率、伤残率等。

患病率(prevalence)可按调查时间的长短分为时点患病率(point prevalence)和期间患病率(period prevalence)。时点患病率的时间常指某一周、一天或更短的时间;期间患病率的时间可以比较长,如一月甚至更长些。调查的病例数应包括调查时点期间内新发生的、正在患病的以及在此期间内病故的全部病例。

不同地区间患病率进行比较时,常采用标化率,而相关影响因素的分析可采用多因素分析模型来完成。

五、应用范围

1. 描述疾病的分布　通过计算和比较所获得的患病率或感染率等指标,描述目标人群疾病的年龄、性别、种族、地区等分布状况,从而为制定防治对策提供参考依据。

2. 提出病因线索　可以从疾病与研究对象特征、环境因素的联系中研究疾病分布的不同影响因素,从而提出病因线索。

3. 确定高危人群　通过筛查，可以检出患者、可疑患者和病原携带者，从而确定高危人群，达到早发现、早诊断和早治疗的目的，提高疾病诊治效果。

4. 评价防治效果　在疾病监测、预防接种的实施过程中，通过不同阶段开展重复的横断面调查，比较患病率、感染率等相关指标的差异，评价防治方案的确切效果。

5. 医疗卫生服务的需求与质量评价　通过横断面调查可以评价社区卫生服务的近期和远期效果，近期效果包括体检率、家庭和个人健康档案建档率、疫苗接种率、居民卫生知识知晓率等；远期效果包括发病率下降、死亡率下降、期望寿命延长和医疗费用下降等。

六、优缺点

1. 优点　容易实施，科学性较强，研究对象的代表性好，一次研究可观察多种疾病（事件）的患病状况及多种相关的可能影响因素。

2. 缺点　一次横断面调查难以确定暴露与疾病之间的因果关系，尤其在开展大规模调查时，需投入很多人力和物力。

第四节　病例分析

病例分析（case analysis）是临床医生最为熟悉和常用的一种研究方法，可为医疗实践提供最基本的信息，发现临床试验中容易忽略的问题，产生新的研究思路，更好地服务于患者。病例分析往往反映研究者临床经验的积累水平、对当前学科发展方向的把握以及对相关领域研究结果的关注度。

一、概念与特点

（一）概念

病例分析是对现有的临床资料进行归纳、总结、分析并得出结论，或对某些临床新出现的疾病病因或表现特征进行描述、分析、总结的一类研究。病例分析主要包括个案病例报告和系列病例分析等，成为临床医生日常工作中使用最广泛，也最易掌握的一种描述性研究方法。

（二）特点

1. 以观察法为主要研究手段　主要通过观察、收集和分析相关病例数据，归纳和总结研究。

2. 以发现线索为目的　由于不设立对照组，仅能提供因素与事件之间因果关系的线索，可为后续分析性研究打下基础。

二、设计模式

(一)个案病例报告

个案病例报告(case report)是对单个或少数几个病例的个人基本信息、临床和流行病学特征进行描述、归纳与总结。罕见和新发病病例报告常常为发现新病种或药物副作用等提供第一手资料。

(二)系列病例分析

系列病例分析(case series)是对一系列或一组病例的人口学特征、临床和流行病学特征进行描述、分析和总结。在设计阶段一般采用以下两种模式。

1. 连续系列病例分析(consecutive case series) 研究期间内所有符合条件的病例均被纳入分析。

2. 非连续系列病例分析(nonconsecutive case series) 研究期间内符合条件的病例被随机抽取部分纳入分析。

三、实施方案

实施病例分析时,首先要根据临床观察和资料分析提出问题,进一步查阅、了解与该问题相关的文献,阅读相关的病历记录,制定调查和随访内容。然后确定病例范围和研究期限,明确纳入和排除标准,以保证结论的可靠性。

(一)研究对象的选择

病例系列或一组病例往往选择接受同样的治疗方案者,以便分析疗效和药物副作用等;或者选择疾病诊断相同的病例,用以分析不同方案的疗效及其影响因素等。

(二)样本量的估计

系列病例分析样本量原则上是越多越有说服力,但要注意的是,样本量越大,系统误差就可能越大。

(三)资料的收集

需要收集详细的人口学特征(如年龄、性别、种族等)、主诉、症状、体征、体格和实验室检查、既往史、家族史、诊断、治疗、药物反应和随访等重要信息。除病历和随访记录外,还可设计简要的调查表用于收集资料,对记录不清楚、项目不完整者进行补充调查。

四、资料的整理与分析

一方面,可以观察干预措施治疗效果和副作用等。例如,接受化疗的肿瘤病人,观察其化疗的不良反应或并发症的发生率、发生时间、严重程度和恢复时间等。另一方面，可以从已获得的结果中分析和总结出可能的病因或干预效果。例如，在肺癌患者中了解吸烟的历史；从高血压患者并发症分析中评价降压药的作用和效果等。另外，还可基于病例分析的具体目的进行相应的分析和总结，重点是探讨研究中的新发现以及对临床实践的应用价值。

结果分析中，计数资料常采用率表示，计量资料则用均数±标准差表示，并以95%可信区间表示结果的精度。

五、应用范围

病例分析在临床上的应用最为广泛，几乎涉及临床的方方面面。如描述罕见或新发现疾病的临床特征、诊治方法和预后，描述新的手术方式和医疗革新，描述危及患者生命、罕发的药物副作用，报告医疗事故、差错和经验教训，总结临床治疗和护理经验等。

个案病例报告主要描述一种新的疾病或综合征。一些疾病就是通过病例报告而为人所知，如多发性骨髓瘤的发现。一定数量的个案汇集到一篇文章中，就被称为系列病例分析，通过系列病例分析可早期发现疾病流行的端倪，了解药物的不良反应，如1981年洛杉矶发现多个艾滋病患者。如果说个案病例可能是由偶然事件所致，那么系列病例发生时就需要考虑深层次的原因，如乳房硅胶植入与系统性红斑狼疮的可能联系。但这只能是线索，如果不做进一步检验和验证，就会出现误判。

六、优缺点

1. 优点　研究容易实施，节省人力、物力，短期内易出结果，常作为很多临床分析性研究和实验性研究的基础。在个别情况下，设置对照组可能没有必要，系列病例报告就能很好地说明问题。例如，如果在调查出生1个月内婴儿死亡的原因时发现有很多婴幼儿是由于头部跌落在地板上所致，此时再设置对照组开展分析和实验性研究就显得没有必要，而且与伦理学相悖。

2. 缺点　没有对照组，大多情况下研究结果的说服力不强。不能控制选择偏倚和混杂因素对结果的影响，研究结果的论证强度弱，重复性较差。

（杨林胜）

第七章 实验研究

第一节 医学实验设计概述

一、实验设计的概念

医学科学研究的基本任务在于认识疾病、掌握疾病的发生发展过程，揭示健康与疾病的转化规律，提出有效的防治措施，增进人类健康。任何一项医学研究，在明确了研究目的之后，最重要的就是做一份良好的研究计划，也就是实验设计。一项好的实验设计要具有科学性、严谨性、合理性、高效性和可靠性，这是医学研究成功与否的关键性环节。若事先没有很好地进行医学研究设计，则研究结束后得到的数据或许并不能完全反映客观实际规律，甚至相互矛盾，这时无论采取什么统计方法进行统计分析，也往往无济于事。

实验设计(experimental design)是根据专业和统计学知识制定的一个完善的科学研究计划或方案。它包括专业设计和统计设计两个部分，其中统计设计主要是依据研究目的，从研究的现有条件出发，在专业设计的基础上，规定研究因素，选择效应指标，确定研究对象的引入方式、方法和规模，拟定实施的方法以及数据收集、整理、分析的模式，直至结果的解释。通过合理和系统的安排，达到控制系统误差的目的，以消耗最少的人力、物力和时间，而获得可靠的信息与结论。统计设计作为医学科学研究的重要组成部分，是科学研究成功的基础。

根据观察者是否主动施加干预，医学研究分为实验研究和调查研究两类。实验研究是指研究者根据研究目的人为地对受试对象(包括人或动物)设置干预措施，控制非干预措施的影响，总结干预因素的效果。调查研究是指对特定对象群体进行调查，影响被调查者的因素是客观存在的，研究者只能被动地观察和如实记录。调查时，研究条件难以控制，一般只有通过合理分组、设置对照等手段尽可能地减少干扰。例如，研究某县高山、平原与丘陵三类地区儿童血红蛋白水平，已知血红蛋白与营养有一定关系，因此，三类人群按经济收入、饮食习惯分层，确定各层样本含量并进行随机抽样，以达到减少营养状况对调查结果干扰的目的。实验与调查虽然在设计上有区别，但实际研究工作中常结合应用，某些现场调查可为实验提供线索，而实验结果还需要通过调查加以证实。

二、实验设计的意义

1. 能够依据医学研究目的，规定具体的研究任务和所要采取的技术路线和方法。

2. 能够用较为经济的人力、物力、财力及时间进行实验，最大限度地减少误差，获得可靠的信息。

实验设计是科研计划的具体实施方案，是进行实验和统计分析的先决条件，是实验研究获得预期结果的重要保证。一个科学合理的实验设计不仅要有专业方面的理论设计和技术设计，还要做好统计学设计。如样本代表性、组间可比性，如何减少和排除误差，如何以经济的人力、物力、财力和时间获得可靠的结果等。

三、实验设计的特点

将一组随机抽取的实验对象随机分配到两种或多种处理组，观察比较不同处理因素的效果（或效应），称为实验设计。实验设计的特点是：

1. 研究者能够人为设置处理因素。

2. 受试对象接受何种处理因素或水平是由随机分配而定的，这样能使各组的非处理因素保持均衡，组间具有可比性，可以客观评价处理因素的作用。

3. 实验设计能使多种实验因素包含在较少次数的实验中，更有效地控制误差，达到高效的目的。

四、实验设计的分类

实验设计的分类方法尚无定论，根据研究对象的不同，常将实验设计分为四类，即动物实验、临床试验、现场试验和社区干预试验。

（一）动物实验

动物实验（animal experiment）是以动物为实验对象，在动物身体上进行的实验，根据获得的实验结果，逐步过渡到人体。动物实验分急性、亚急性和慢性三种，常用的是前两种。例如毒物的致畸、致癌、致突变实验，药理实验以及损伤、手术的病理变化实验研究等。

（二）临床试验

临床试验（clinical trial）是以病人为研究对象，以临床为基础对治疗效果作出评价的实验研究。一般局限于对受试者身心无损伤的试验。可以是短期观察,也可以是中期或远期追踪观察,主要是为了对某种药物及某项疗法的效果进行观察。例如,采用某新型药物对防止乳腺癌根治术后复发效果的评价等。

(三)现场试验

现场试验(field trial)也称人群预防试验,是以尚未患病的人作为研究对象进行试验分组的研究方法,目的是验证某种预防措施的效果。现场试验不同于临床试验,其涉及的对象尚未患病。例如,评价大剂量维生素预防感冒的效果和脊髓灰质炎疫苗的人群现场试验。

通常情况下,为了提高现场试验的效率,往往选择高危人群进行研究。例如,评价乙型肝炎疫苗预防乙型肝炎病毒感染的效果,应以母亲为 HBsAg 阳性的婴儿为研究对象,这样效果明显,因为这种婴儿比母亲为 HBsAg 阴性的婴儿感染乙型肝炎病毒的机会高得多。这与队列研究中选择特殊(高度)暴露人群组作为研究对象相似。

(四)社区干预试验

社区干预试验(community intervent study)是以社区人群为研究对象的干预试验。多在某一地区内人群中进行,持续时间一般较长,其目的是观察某项保护措施对抑制某种危险因素致病的效果。例如,对新生儿注射乙肝疫苗后预防乙型肝炎的作用;在克山病流行地区对人群加服硒剂,观察克山病发病率的变化等。由于社区干预试验难以对受试者进行良好的随机分配,因此又称为准(类)试验性研究(quasi-experiment)。

第二节　实验设计的基本要素

处理因素、受试对象和实验效应是实验设计的三个基本要素。例如,用 2 种药物治疗糖尿病病人,观察比较 2 组病人血糖、尿糖的下降情况。这里所用的药物为处理因素,糖尿病病人为受试对象,血糖值、尿糖值为实验效应。它们始终贯穿于整个实验研究过程中,从各方面影响着实验研究的结果,在实验设计中必须予以足够重视。

一、处理因素

在实验过程中,影响实验结果的因素是多方面的,根据研究目的可分为处理因素和非处理因素两类。处理因素(treatment factor)是指研究者根据研究目的确定的,通过合理安排实验,从而科学地考察其作用大小的因素,例如药物的种类、剂量、浓度、作用时间等。非处理因素是指对正确评价处理因素的作用有一定干扰，但研究者并不想通过实验考察其作用大小的因素，例如病人的病情、病程等。选择处理因素应遵循以下基本原则。

(一)要抓实验中的主要因素

实验效应是多种因素作用的结果，由于研究目的不同，以及受人力、物力和时间所限，研究者不可能通过一次或几次实验把已知的和未知的所有因素都进行研究与分析，只能抓主要的。例如，我们要改进某种细胞的培养方法，与其有关的因素很多，如温度、pH、培养液、培养时间等。其中每个因素又分若干水平(或等级)，如温度从 35 ℃至 38 ℃，每 1 ℃为一个水平，则有 4 个水平；pH 从 6.5 至7.4，每 0.1 为一个水平，则有 10 个水平；培养液有 2 个水平；培养时间有 3 个水平，一共需要做 $4\times10\times2\times3=240$ 种条件的实验，若每种条件的实验重复 10 次的话，就需要做 2400 次实验，显然不可能通过一次或几次研究得以实现。因此，研究者应根据专业知识和研究目的，在众多因素与水平中抓住主要的因素，且因素的水平数不宜过多。

(二)要分清处理因素和非处理因素

根据研究目的明确处理因素与非处理因素的界限。例如，研究药物治疗加饮食疗法治疗糖尿病的效果时，处理因素为药物治疗加饮食疗法；而合理的作息时间、运动和其他辅助治疗措施也能缓解症状，有助于康复，但不是本次研究的处理因素，而是非处理因素。研究者应采取各种措施，尽可能使非处理因素在所比较的各组中基本相同，以便充分显示处理因素的作用。

(三)处理因素必须标准化

处理因素标准化就是保证处理因素在整个实验过程中始终如一，保持不变。如在进行药物疗效的试验观察中，所使用药物的批号、药品标准等在整个试验过程中必须一致。所以，在实验设计时，必须制定处理因素标准化的具体措施和方法。例如检测方法，应明确采用的具体方法、原理及特点，并制定出操作规程；仪器的名称、产地、型号、规格、性能和精密度均应明确，并制定校准、使用及维修常规；应明确规定需要控制的条件；应规定具体的观察时间。

二、受试对象

医学研究的受试对象有人和动物，受试对象根据研究目的而定。例如新药疗效的观察，一般是先通过动物实验初步观察其疗效和副作用，然后再作临床观察，以确定其疗效和副作用。有些实验也可直接以人作受试对象，如生理、生化正常值的测定等。选择受试对象应遵循以下基本原则。

(一)动物的选择

实验研究中,动物的选择比较灵活,但要紧紧围绕着实验目的选择动物。研究内容不同,对动物的要求也不同。选择动物时,除种类、品系外,动物个体的选择,如年龄、体重、窝别、营养状态等也应注意。

(二)病例的选择

临床试验中,由于受试对象是人,病例的选择不像动物选择那样灵活,在选择时必须遵循医德要求,还必须明确病例的纳入和排除标准,以保证受试对象的同质性。在医学研究中,所选择的对象必须同时满足两个基本条件:①对处理因素敏感;②反应比较稳定。例如,临床上观察某种药物对高血压病的疗效,一般情况下Ⅲ期高血压患者对药物不够敏感,而Ⅰ期患者本身血压波动较大,因此宜选择Ⅱ期高血压患者作为受试对象。另外,受试对象必须能与实验人员很好地配合,这样易于取样,安全性好,还应当以用于病人诊治为原则。

三、实验效应

一般是通过某些观察指标,定量或定性地反映实验效应。研究者应当对欲研究的问题有较为全面的了解,避免在实验设计时遗漏重要的观察指标。

(一)选择观察指标的基本原则

1. 客观性　尽可能选择客观指标。有时,客观指标也存在判断的主观性问题,如X射线胸片是客观的,但判断时存在主观性问题,所以,对于这种情况,须制定明确的判断标准。

2. 精确性　选用的指标应尽量精确。指标的精确性包括准确性和精密性。准确性是指所观察结果的真实程度,即观测值与真实值的接近程度,属于系统误差;精密性是指所观察结果的深度,即重复观测时,观测值与平均值的接近程度,属于随机误差。实验效应指标既要准确又要精密,而首先是准确可靠。

3. 灵敏性　应尽量选择高灵敏性的指标,即选择高灵敏性的方法对观察指标进行测量。灵敏度高的方法往往费用昂贵,应根据实验经费,选择相对廉价、灵敏度又高的测量方法。

4. 特异性　为了更好地揭示研究问题的本质,观察指标还应具备一定的特异性。例如,在诊断糖尿病时,测定血糖的特异性就比测定尿糖的特异性要高。

实验效应指标应当同时兼顾其灵敏性和特异性,尽量使灵敏性和特异性都高。

(二)指标的观察

1. 对实验效应的观察应避免偏倚,有关偏倚及其控制方法的内容可参考相关书籍。

2. 应注意处理因素与效应的关系。处理因素与效应之间往往存在一定关系，特别是在药理或毒理实验研究时，处理因素与效应通常呈"S"形，低于某剂量的处理不引起机体反应；强处理时，机体反应出现一个峰值；再加强处理，机体反应不再增加。在两个极值之间存在一个正比关系。因此，实验设计时应选择合适的实验剂量。

第三节　实验设计的基本原则

实验设计的主要作用就是减小误差、提高实验的效率，因此，根据误差产生的来源，在设计时必须遵守四个基本原则，即对照原则、随机原则、重复原则和盲法原则。

一、对照原则

在确定接受处理因素的实验组时，应同时设立对照组(control)。因为只有正确地设立了对照，才能平衡非处理因素对实验结果的影响，从而把处理因素的效应充分暴露出来。这是控制各种混杂因素的基本措施。例如，1927 年 McDougall 用大鼠实验对一代代大鼠进行训练，使之趋光，对每代大鼠测定趋光速度，在没有选择的情况下，他发现这种速度随世代延续而增加，于是认为这是获得性遗传效应的例证，可他并未采用对照组。后来到了 1936 年，Crew 采用对照组(不予训练)与处理组(给予训练)同时观察，发现这种遗传效应在两组中都是存在的；后来 Agar 等人又做了近 20 年的实验，发现不予训练的与训练的两组大鼠均有趋光速度随代加快的现象，于是得出结论：这个现象不是由训练所致的获得性遗传效应，而是由鼠群在多年中健康情况变化所致的。从上述实验可以看出，不设立对照组会导致错误的结论，误将非处理因素造成的偏倚(bias)当成了处理效应。

(一)对照设置的原则

设立对照应满足均衡(balance)原则，才能显示"对照"的作用。均衡性是指在设立对照时，除给予处理因素不同外，其他对实验效应有影响的因素(即非处理因素)尽量均衡一致。例如，研究改良法测定胃液唾液酸类糖蛋白的效量，要求受试者的健康状况相同，采集标本的方法和时间一致，不同的只是一组用改良法测定，另一组(对照组)用原方法测定，这样的测定结果才可以比较。考察对照组是否满足均衡性，可采用方差分析、χ^2 检验等方法对实验组与对照组受试对象的非处理因素的差别作均衡性检验。

(二)对照的类型

1. 配对对照　配对对照(paired control)包括同源配对和异体配对两种。由于每对受试对象的非处理因素控制一致,可以减少误差,节省样本含量,故有条件时应优先采用配对对照。

同源配对是指组成对照者和处理对象为同一受试者,例如,在观察常规法与染色法检验尿液沉渣中红细胞、白细胞及管型时,研究者将每份尿液分为两份,一份用常规法进行测定,另一份用染色法进行测定。又如用药前后的对比,将用药前作为对照,把用药后的某一时点或多个时点看作处理(实验)。如果要对每个受试者施加两种处理,而两种处理又是在不同时间进行的,可采用交叉设计。

异体配对是将受试对象按非处理因素一致的条件配成一对,然后将每个对子中的两个实验单位用随机分组的方法分配到实验组与对照组中。例如,观察中药姜黄降低高血压患者胆固醇的作用,以安妥明作常规药物对照。研究者将病程和病情相同、性别相同、年龄相差5岁以内、体重相差2 kg以内的病人配成一对,然后随机分配到实验组与对照组。由于是对同一对受试对象进行两种处理,因此对子内的个体误差得到平衡,进而使两种药物降低胆固醇的作用间存在的差别充分地显示出来。

2. 组间对照　组间对照(group control)是将受试对象随机分为两组或若干组,并对各组进行不同处理,比较两组或多组间测定值的差异。由于各组相互对照同时进行,故又称为平行对照。因为各样品取自不同个体,当样本含量较少时,一般抽样误差较大,此时应加大样本含量。由于不作配对安排,在临床研究中容易获得受试者,故常采用组间对照。

(三)对照的设置

1. 空白对照　空白对照(blank control)是一种不给任何处理的对照。这在动物实验以及实验室方法研究中常采用,以评定测量方法的准确度,以及观察实验是否处于正常状态等。例如,在实验中设置测定物管与空白管,并同时测定,以检测观察物质的本底值,作为计算回收率的基数。

2. 实验对照　实验对照(experimental control)采用与实验组操作条件一致的对照措施。例如,观察某中药的烟熏灭菌效果,若仅仅设置空白对照,则不能将各平皿中菌落数的差值全部判为中药的效应,因为可能还包含有单纯烟熏的作用,故该研究应同时设立实验对照组(即安排无中药的烟熏作为实验对照),再设一组空白对照(无烟熏),三组同时观察,使之能得到合理的结果。

3. 标准对照　标准对照(standard control)用现有标准值或正常值作对照。例如,对某医院手术室的空气作抽样测定,考察单位体积空气中菌落数是否在标准范围内。这里手术室空气的标准值是已知对照,按照标准对照设计所获得的数据,可用样本均数(或样本率)与总体均数(或总体率)比较的统计方法处理,如t检验、Z检验等。

4. 潜在对照　潜在对照(potential control)不专门设立对照组。有些试验研究可能只有几例,甚至一例病例报告。例如,断手再植第一次成功是公认的一项了不起的医学成就。它之所以有意义,就在于此前许多人所做的众多病例中无一例将断了的手指成功地再接上去,该事实就成为这一例成功手术的对照,我们称之为潜在对照。如果现在有一种药物确实能治疗艾滋病,那么过去未治疗而死亡的成千上万的艾滋病患者,就是这种药物服用者的潜在对照。

5. 安慰剂对照　安慰剂对照(placebo control)采用一种无药理作用的物质,可以称它为“假药”,但其剂型或处置上不能被受试者识别,称之为安慰剂。使用安慰剂的目的在于防止对照组病人产生与实验组病人不同的心理作用。使用安慰剂对照时一定要慎重,应以不损害病人健康为前提。

二、随机原则

(一)随机化的意义

所谓“随机”(randomization),就是在实验分组时,每一个受试对象都有同等的机会被分配到任何一个组中去,分组的结果不受人为因素的干扰和影响。实验设计中必须遵循随机化原则,这是保证实验中非处理因素均衡一致的重要手段。

(二)随机化的实施

实验设计中所指的总体不是泛指的无限总体,而是根据研究假设规定的纳入标准(如动物的体重、年龄、病人的病情、经济条件、父母的文化程度等)所选择的受试对象,即本次实验的有限总体。再按某种抽样方法从中获得样本,并将样本中的受试对象随机分到实验组和对照组,以增强可比性,这种分组过程称为随机化分配(randomized allocation)。

随机化分配的方法有很多,比如抓阄、掷硬币、抽签、摸球等。在实验设计中,应用最广泛、最科学、最可靠的是随机数字表法、随机排列表法和随机数字生成器法。

1. 随机数字表法　表内数字相互独立,全部数字的顺序从横行、纵行到斜向均呈随机状态。因此,使用时可从任何一个数字开始,按任意一个顺序录用。

2. 随机排列表法　随机排列表比随机数字表更有实用性。分别有 n 为 10、20、30、40、50、100 等不同自然数排列而成的 6 种随机排列表(参考有关统计学教材)。

3. 随机数字生成器法　利用 SPSS 或 Excel 等数据处理软件进行实现。SPSS 软件通过设定“种子”的方法进行随机化,种子决定了随机化的固定序列。Excel 通过函数“randbetween”对指定范围内的数字进行随机化。

三、重复原则

重复(replication)是指为提高研究的科学性和可靠性，在相同的实验条件下，进行多次观察或研究。重复的程度体现在样本数量的大小以及研究次数和研究结果重复次数的多少上。狭义的重复是指样本数量的重复，也就是实验要有足够的样本含量。重复是消除非处理因素影响的又一重要手段，其根本意义在于控制抽样误差，保证研究结果的可靠性。

在实验研究中，由于个体变异的存在，必然会产生抽样误差，由标准误的计算公式($S_{\bar{x}}=S/\sqrt{n}$)可见，样本含量越大，抽样误差就越小。但实际操作过程中，并不是样本含量越大越好，无限地增加样本含量会导致实验条件的控制难度加大，容易造成系统误差的出现，同时也会造成更多的人力和物力浪费。因此，就需要通过正确的估算方法来确定实验所需的最小样本量，以达到既能降低误差又不会浪费人力物力的效果。进行样本含量的估计，首先要了解影响样本含量大小的因素，其次要明确进行样本含量估计的条件，选择正确的计算公式或工具。

(一)影响样本含量大小的因素

实验所需的样本含量 n 取决于以下 4 个因素：第 Ⅰ 类错误的概率 α(α 越小，实验所需样本 n 越大)、第 Ⅱ 类错误的概率 β(β 越小，实验所需样本 n 越大)、容许误差 δ(δ 越小，实验所需样本 n 越大) 和总体标准差 σ(σ 越大，实验所需样本 n 越大)。

(二)几种常用的实验设计的样本含量估计方法

1. 样本均数与总体均数比较(或配对比较)　按式(7-1)计算。

$$n=\left[\frac{(u_{\alpha}+u_{\beta})s}{\delta}\right]^{2} \qquad 式(7\text{-}1)$$

式中 n 为所需样本例数，s 为总体标准差估计值，δ 为容许误差，u_{α} 和 u_{β} 通过查 t 界值表($\nu=\infty$)可以查得，u_{α} 有单侧和双侧之分，u_{β} 只取单侧值。

实例：用某药治疗矽肺患者，估计可增加尿矽排出量，其标准差为 89.0 mmol/L，若要求以 $\alpha=0.05$，$\beta=0.10$ 的概率，能辨别出尿矽排出量平均增加 35.6 mmol/L，则需用多少矽肺病人做试验?

本例中 $\delta=35.6$，$s=89.0$，单侧 $\alpha=0.05$，$u_{0.05}=1.645$，$\beta=0.10$，$u_{0.10}=1.282$，代入式(7-1)，得：

$$n=\left[\frac{(1.645+1.282)\times 89.0}{35.6}\right]^{2}=53.55\approx 54$$

故可认为需治疗 54 个矽肺病人。若该药确实能增加尿矽排出量，则有 90%(即 $1-\beta$)的把握可得出有差别的结论。

2. 两样本均数比较　按式(7-2)计算。

$$n = 2\left[\frac{(u_\alpha + u_\beta)s}{\delta}\right]^2 \qquad \text{式(7-2)}$$

式中 n 为每个样本所需例数，在科研设计中，通常使两样本例数相等。s 为两总体标准差的估计值，一般假设其相等。δ 为两均数的差值，u_α 和 u_β 的意义同前。

实例：在做 A、B 两种处理动物的冠状静脉窦血流量实验时，A 处理平均增加血流量 1.8 mL/min，B 处理平均增加血流量 2.4 mL/min。设两处理的标准差相等，均为 1.0 mL/min，$\alpha=0.05$，$\beta=0.10$，若要得出两处理有差别的结论，需要多少实验动物？

本例中 $\delta=2.4-1.8=0.6$；$s=1$；双侧 $\alpha=0.05$，$u_{0.05}=1.960$；$\beta=0.10$，$u_{0.10}=1.282$，代入式(7-2)，得：

$$n = 2\times\left[\frac{(1.960+1.282)\times 1}{0.6}\right]^2 = 58.4 \approx 59$$

故可认为每组需要动物 59 只。

3. 两样本率比较　按式(7-3)计算。

$$n = \frac{(u_\alpha + u_\beta)^2 2p(1-p)}{(p_1 - p_2)^2} \qquad \text{式(7-3)}$$

式中 n 为两样本分别所需的例数，p_1 和 p_2 为两总体率的估计值，p 为两样本合并率，$p=(p_1+p_2)/2$，u_α 和 u_β 的意义同前。

实例：拟研究某种新型防龋牙膏的效果，已知一般儿童中龋齿发生率约为 30%，要求新型牙膏能使龋齿发生率降至 10%，设 $\alpha=0.05$，$\beta=0.10$，则普通牙膏和新型牙膏每组需要多少儿童？

本例中 $p_1=0.3$，$p_2=0.1$，$p=(0.3+0.1)/2=0.2$；单侧 $\alpha=0.05$，$u_{0.05}=1.645$；$\beta=0.10$，$u_{0.10}=1.282$，代入式(7-3)，得：

$$n = \frac{(1.645+1.282)^2\times 2\times 0.2\times(1-0.2)}{(0.3-0.1)^2} = 68.5 \approx 69$$

故可认为每组需要儿童 69 例。

4. 配对分类资料　按式(7-4)计算。

$$n = \left[u_\alpha\sqrt{2\overline{p}} + u_\beta\sqrt{2(p_1-p)(p_2-p)/\overline{p}}\right]^2 / (p_1-p_2)^2 \qquad \text{式(7-4)}$$

式中 n 为所需观察的对子数，p_1 和 p_2 为两总体阳性率的估计值，p 为两种处理结果一致的阳性率，$\overline{p}=(p_1+p_2-2p)/2$，$u_\alpha$ 和 u_β 的意义同前。

实例：拟比较甲、乙两种培养基上白喉杆菌的生长情况。初估计甲培养基的阳性率为 71%，乙培养基的阳性率为 43%，两种培养基均为阳性的率为 39%，则需要取多少份咽喉涂抹标本做试验？

本例中 $p_1=0.71$，$p_2=0.43$，$p=0.39$，$\overline{p}=(0.71+0.43-2\times 0.39)/2=0.18$；

设 $\alpha=0.05$，$u_{0.05}=1.960$；$\beta=0.10$，$u_{0.10}=1.282$，代入式(7-4)，得：

$$n=\frac{[1.96\times\sqrt{2\times0.18}+1.282\times\sqrt{2\times(0.71-0.39)\times(0.43-0.39)/0.18}]^2}{(0.71-0.43)^2}$$

$$=35.13\approx36$$

故可认为共需咽喉涂抹标本 36 份。

四、盲法原则

在实验设计中，无论是研究人员还是研究对象，其主观因素往往都会影响到研究结果的真实性，造成偏倚的出现。偏倚可以来自从研究设计到结果分析的任一环节。例如，在临床试验设计中，医务人员的主观判断和患者的心理因素都有可能对试验结果造成影响，产生偏倚，使得试验结果(疗效)无法达到无偏估计。而避免偏倚的一个有效方法就是采用盲法试验，使受试病人或研究执行者一方或双方都不知道各组受试病人接受治疗的真实内容，即盲法试验。根据是否采用盲法或盲法设置程度的不同，可分为非盲试验、单盲试验、双盲试验和三盲试验。

1. 非盲试验　非盲试验又称开放试验、公开试验，即研究对象和研究者均知道试验组和对照组的分组情况，试验在公开状态下进行。非盲试验多适用于有客观观察指标的试验，例如，改变生活习惯(包括饮食、锻炼、吸烟等)的干预效果的观察。其优点是易于设计和实施，研究者了解分组情况，便于对研究对象及时作出处理；其主要缺点是容易产生偏倚。

2. 单盲试验　研究者知道病人的分组情况，而受试对象不知道自己是实验组还是对照组。单盲试验的优点是方法简单、易操作，可以避免来自受试对象方面的主观因素的影响，同时研究者可以更好地了解研究对象，在必要时可以及时恰当地处理研究对象可能发生的意外问题，使研究对象的安全得到保障。其缺点是不能避免研究执行者的主观因素所致的偏倚，易造成实验组和对照组的处理不均衡。例如，在新药试验中，医务人员由于知道受试对象的分组情况，在判断疗效时对实验组和对照组患者会采用不同的标准，或者因为对照组没有得到治疗而有意无意地给其补偿性治疗等。因此，在进行单盲试验时，通常对照组需使用安慰剂，而当安慰剂不利于患者病情时，可使用标准药物。

3. 双盲试验　研究者和受试对象都不知道试验分组情况，而是由研究设计者来安排和控制全部试验。其优点是可以大大减少来自研究观察者和受试对象两个方面的主观因素所致的偏倚。其缺点是试验程序较复杂，执行起来较为困难，且一旦出现意外，较难及时处理，往往盲法有被破坏的危险。因此，在实验设计阶段就应慎重考虑方法是否可行。

双盲试验中保密是关键，在试验结束之前，如果盲底泄露或者退出试验的研究对象超过 20%，该试验就意味着以失败告终。另外，在试验开始前，要将全部受试对象、相关记录、所用药物或安慰剂以及试验结果等都设计一套完善的代号，还要预先制定好相应的观察指标，来明确停药或更换药物的指征。试验过程中不可出现违背医德的现象，当受试对象发生严重的药物副反应，治疗无效或病情恶化时，应终止试验，给予相应处理。

4. 三盲试验　不但研究观察者和受试对象不了解分组情况，而且负责资料分析的第三者也不了解分组情况，第三者只能得到两组的资料。因此，三盲试验不但可以避免来自研究观察者和受试对象的主观偏倚，而且可以避免或减少资料分析上的偏倚。三盲试验设计虽然更为合理，但其方法复杂，不利于临床试验的安全进行，因而难以实现。

第四节　随机化分组方法

一、完全随机分组方法

直接对实验单位分组，且分组后不要求各组例数相同，称为完全随机分组方法。其分组步骤如下所述。

(一)编号

将 N 个实验单位从 1 到 N 编号。动物可按体重大小编号，患者可按就诊顺序编号。

(二)取随机数

随机数可从计算机、计算器上产生。如果从随机数字表上读取，要从随机数字表中任意一个数开始，沿着同一方向按顺序给每个实验单位抄写一个随机数。每个实验单位分配的随机数可以是一位数，也可以是两位数或三位数，一般要求与 N 的位数相同。

(三)根据随机数所在区间决定实验单位应接受的处理

例如，按二位随机数分两组时，可规定随机数 00～49 为第 1 组，50～99 为第 2 组；分三组时，可规定随机数 01～33 为第 1 组，34～66 为第 2 组，67～99 为第 3 组，以此类推。同理，分两组时，亦可按随机数的奇、偶决定组别。

假设有同性别、体重在一定范围内的健康家兔 18 只，试完全随机分为 3 组。

1. 从随机数字表中任意选择起始数。现从第 11 行第 21 列向下读取随机数。取两位随机数。

2. 规定随机数 01～33 分到甲组，34～66 分到乙组，67～99 分到丙组。

3. 分组结果见表 7-1。甲组 4 例，即 5,9,13,18 号家兔；乙组 7 例，即 1,7,8,12,15,16,17 号家兔；丙组 7 例，即 2,3,4,6,10,11,14 号家兔。

表 7-1 18 只家兔完全随机分组结果

编号	1	2	3	4	5	6	7	8	9	10	11	12	13	14	15	16	17	18
随机数	41	82	98	99	23	77	42	60	22	91	68	36	22	92	34	34	63	30
组别	乙	丙	丙	丙	甲	丙	乙	乙	甲	丙	丙	乙	甲	丙	乙	乙	乙	甲

二、区组随机排列方法

区组(block)是由若干特征相似的试验单位组成的，如同一窝的动物、批号相同的试剂、体重相近的受试者等。区组随机排列是指每个区组内的处理顺序要随机排列。排列方式是，每个区组内的观察单位按某一特征排序，如体重从轻到重，时间由前至后等。同时每个处理也规定顺序，如处理 A 对应序号 1，处理 B 对应序号 2，处理 C 对应序号 3，以此类推。选择随机排列的方法是：每个试验单位取二位随机数，用随机数从小到大排列后的序号决定处理的排列顺序，如某区组内每个试验单位的随机数为 83,15,05,27，排列后顺序为 4,2,1,3，则该区组 4 个处理的随机排列顺序是 DBAC。

例如，对比 A,B,C 三种方法治疗乙型脑炎的疗效，将受试者的入院时间作为配伍因素，即入院时间相邻的 3 位患者作为一个区组，试分配处理。每个受试者取一个二位随机数，再按区组分别排序，序号 1,2,3 分别对应处理 A,B,C。各区组的随机排列结果见表 7-2。

表 7-2 *n* 个区组随机排列结果

区组	随机数			随机数序号			随排列结果		
	患者 1	患者 2	患者 3	患者 1	患者 2	患者 3	患者 1	患者 2	患者 3
1	69	01	75	2	1	3	B	A	C
2	18	65	81	1	2	3	A	B	C
3	85	22	50	3	1	2	C	A	B
4	88	50	76	3	1	2	C	A	B
5	05	87	24	1	3	2	A	C	B
⋮									
n	90	64	16	3	2	1	C	B	A

三、分段随机分组方法

分段随机分组的基本思路是利用随机数生成若干数目相同的随机排列序列，再根据序列号进行分组，其目的是使分组结果达到预想的例数分配，既适用于小样本，又适用于大样本。分段随机分组的基本步骤是：

1. 将分组过程分多个阶段进行，每个阶段只对 m 个试验对象随机分组。m 必须是处理数的整倍数，为了保证随机效果，m 最好是处理数的 5 倍以上。

2. 取 m 个三位随机数从小到大排序，得序号 R。

3. 规定 R 所对应的处理。如 20 个动物等分为两组，则 R：1～10 为 A 组，R：11～20为 B 组；若 15 名患者按 1∶2 分为两组，则 R：1～5 为 A 组，R：6～15 为 B 组；若 18 名患者等分为三组，则 R：1～6 为 A 组，R：7～12 为 B 组，R：13～18 为 C 组。其余以此类推。

4. 将 m 个观察对象分配完毕以后，再按以上方法对下一批 m 个观察对象分组，直至分组结束。

例如，将 200 名受试者随机等分为两组。令 $m=10$，需分 20 段完成全部分组。规定每段随机排列序号 R 对应的处理，R：1～5 为 A 组，R：6～10 为 B 组，第一和第二阶段的分组结果见表 7-3。

表 7-3　分段随机分组举例

受试者	第一阶段分组结果									
序号	1	2	3	4	5	6	7	8	9	10
随机数	421	333	459	418	384	400	213	391	754	318
R	8	3	9	7	4	6	1	5	10	2
处理	B	A	B	B	A	B	A	A	B	A

受试者	第二阶段分组结果									
序号	1	2	3	4	5	6	7	8	9	10
随机数	391	910	351	024	425	293	361	660	081	911
R	6	9	4	1	7	3	5	8	2	10
处理	B	B	A	A	B	A	A	B	A	B

由表 7-3 第二阶段分组结果可以看出，若采用随机数的奇偶数决定组别，则有 7 个奇数，3 个偶数，不能达到每组例数相等的分组结果，但用随机数排列序号 R 进行分组，可以保证各组例数相等。配对设计时亦可采用此方法，如 20 个对子，预先规定 R：1～10 时处理排列顺序为 AB，R：10～20 时处理排列顺序为 BA。

实验研究是一种重要的医学科研设计方法，常用于评价治疗措施对疾病或健康的影响，也用于验证病因假设。实验研究通过设立严格的对照，能较好地控制研究中的偏倚和混杂。通过前瞻性随访观察结局的发生，验证因果关联的能力强。由于研究对象是人群，在施加干预措施时需注意伦理道德问题。实施过程中尽量减少失访，资料分析时应估计失访对研究结果真实性的影响。

（金岳龙　陈　燕）

第八章　常见实验设计方案

医学实验研究的结果受诸多因素的影响。为了获得准确可信的研究结果，真正反映医学现象的客观规律，必须采用正确的医学科学研究方法，按照科学规律的要求进行实验设计。实验设计是根据研究的目的确定实验研究方案，对实验中的处理因素进行合理安排，充分显现处理因素所产生的效应，提高实验效率，用最节约的方式达到实验目的的科学手段。实验设计包括单因素实验设计方案和多因素实验设计方案。本章主要讨论常见的几种实验设计方法。

第一节　完全随机设计

一、基本概念

完全随机设计（completely random design）亦称单因素设计（single factor design），是指将性质相同（同质）的受试对象随机地分配到各个处理组或对照组中进行实验，再观察其实验效应，各对应处理组和对照组的受试对象组成是相互独立的随机样本。或者是分别从不同总体中随机抽样，以获取代表各自总体的随机样本进行对比实验，然后观察其实验效应。

二、设计模式与方法

（一）设计模式

完全随机设计方案如图 8-1 所示。

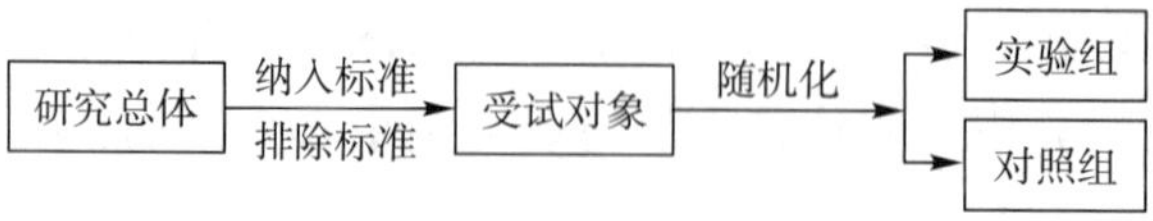
研究总体
纳入标准
排除标准
受试对象
随机化
实验组
对照组

图 8-1　完全随机设计方案示意图

(二)设计方法

完全随机设计方法主要利用抽签法或随机数字法将每一受试对象完全随机地分配到各处理组或对照组中去。完全随机设计通常按以下步骤进行：

1. 编号　将 n 个受试对象编号，实验动物可按体重大小编号，患者可按就诊顺序编号等。

2. 取随机数　可从随机数字表或计算机随机数字生成器中获得。每个受试对象获得的随机数可是一位数，也可是两位数或三位数，一般要求与 n 的位数相同。

3. 确定组别　根据受试对象获得的随机数决定受试对象在哪一组。若分两组，可按随机数的奇、偶进行分组；若分 k 组，可按随机数除以 k 后的余数进行分组。也可采用其他规则或规定进行分组。

4. 组间数量平衡　根据初步分组情况，若各组受试对象数目不等，再利用随机数字表进行进一步调整，使得各组受试对象数目一致，便于统计分析。

现以一项动物实验研究的分组为例，说明上述各个步骤的具体方法和过程。

例 8-1　将 10 只大白鼠随机分为 A(实验组)、B(对照组)两组，应如何进行？

先将 10 只大白鼠按体重编号，再从随机数字表中任选一行一列开始的两位数作为 1 个随机数，如从第 20 行最左侧开始连续取 10 个两位数字，依次标于实验动物编号下。按事先规定，将随机数字为奇数的分入 A 组(实验组)，偶数的分入 B 组(对照组)，见表 8-1。

表 8-1　10 只大白鼠随机分组表

动物编号	1	2	3	4	5	6	7	8	9	10
随机数字	38	64	43	59	98	98	77	87	68	07
组　别	B	B	A	A	B	B	A	A	B	A

结果：

A 组(实验组)动物编号为：3、4、7、8、10。

B 组(对照组)动物编号为：1、2、5、6、9。

上例中两组动物的分配数各为 5 只，恰好均等，随机分组过程至此即告完成。但是，随机数字表中的单、双数并不总是如此排列的，分组的结果也不一定是两组数目完全等同，有时需在初步归组的基础上作进一步调整。

例 8-2　试将 12 只小白鼠随机分为 A(实验组)、B(对照组)两组。

同例 8-1，先将 12 只小白鼠按体重编号，再从随机数字表中任选一行一列开始的两位数作为 1 个随机数，如从第 1 行最左侧开始连续取 12 个两位数字，依次标于实验动物编号下。按事先规定，将随机数字为奇数的分入 A 组(实验组)，偶数的分入 B 组(对照组)，见表 8-2。

表 8-2 12 只小白鼠初步随机分组表

动物编号	1	2	3	4	5	6	7	8	9	10	11	12
随机数字	22	17	68	65	81	68	95	23	92	35	87	02
组别	*B*	*A*	*B*	*A*	*A*	*B*	*A*	*A*	*B*	*A*	*A*	*B*

结果：

A 组(实验组)动物编号为:2、4、5、7、8、10、11。

B 组(对照组)动物编号为:1、3、6、9、12。

分组结果是一多一少，实验组分配了 7 只，而对照组中仅有 5 只。尽管在完全随机设计中，不一定要求两组间的数目必须完全相等，但当两组样本含量相等时，统计检验效能较高。为了使上述两组样本含量相等，不可“随意”将实验组中的 1 只转入对照组，而应继续遵循随机化原则，采用合理的处理手段：紧接在前面的随机数字之后，从表中再取出一个随机数字 22，为使实验中的每只动物都有被抽出的可能，故以其现有只数 7 去除，$22 \div 7 = 3$(余 1)，此余数乃指示应被调整出去的动物所在顺序位置，即现排在实验组第 1 位(原编号为 2)的动物应转到对照组中去。调整后的结果便是：

原编号为 4、5、7、8、10、11 的动物应归入 *A* 组 (实验组)；

原编号为 1、2、3、6、9、12 的动物应归入 *B* 组 (对照组)。

例 8-3 试将同性别、体重相近的 15 只动物分成 *A*、*B*、*C* 三组。

先将动物按体重编号，再从随机数字表中任选一行一列开始的两位数作为 1 个随机数，如从第 16 行最左侧开始连续取 15 个两位数字，依次标于实验动物编号下，再将这 15 个两位数字分别除以 3，余数 0、1、2 分别对应于 *A*、*B*、*C* 三组，见表 8-3。

表 8-3 15 只大白鼠随机分组表

动物编号	1	2	3	4	5	6	7	8	9	10	11	12	13	14	15
随机数字	88	56	53	27	59	33	35	72	67	47	77	34	55	45	70
÷3 的余数	1	2	2	0	2	0	2	0	1	2	2	1	1	0	1
组别	*B*	*C*	*C*	*A*	*C*	*A*	*C*	*A*	*B*	*C*	*C*	*B*	*B*	*A*	*B*

结果：

A 组动物编号为:4、6、8、14。

B 组动物编号为:1、9、12、13、15。

C 组动物编号为:2、3、5、7、10、11。

此分组结果显示，*C* 组动物有 6 只，而 *A* 组动物只有 4 只，如需各组动物数量均衡，可参照例 8-2 的方法进行调整。

三、统计分析方法

1. 两处理组间的定量指标比较采用 t 检验或秩和检验；多处理组间的定量指

标比较采用单因素方差分析或秩和检验等。

2. 两处理组间的定性指标比较采用四格表资料的 χ^2 检验或秩和检验；多处理组间的定性指标比较可采用行×列表的 χ^2 检验、秩和检验、Ridit 分析等。

四、优缺点

(一)优点

1. 应用范围较广，实验设计和统计分析方法比较简单、灵活，易于理解，处理数和重复数都不受限制。

2. 完全随机设计的基本要求不仅是对比组受试对象群体间同质，而且是用完全随机的方法将全部同质受试对象分配到各处理水平组和对照组。因此，实验中如果有个别实验对象发生意外(如动物丢失、死亡等)，信息损失小于其他设计，对实验结果影响不大。

3. 样本例数的估计较简单。

(二)缺点

1. 一次实验中只能作一个因素的比较，研究效率不高。

2. 非处理因素在各组间的均衡性比较差，降低了实验的精确性。本设计对非处理因素单纯靠随机化的办法来对各处理组进行平衡，缺乏对非处理因素有效的控制，因而其实验误差往往偏高，精确度较低，因此，该设计一般只用于受试对象同质性较好的实验。

3. 在实验条件、环境、实验对象差异较大时，不宜使用这种设计方法。

4. 要求样本含量相对较大。

五、设计要求

(一)组间均衡

要比较各组组间的均衡性，即研究对象、方法、操作等是否一致，只有各项研究指标在实验前均衡，才能具备可比性。仅靠随机和重复是不够的，需进行均衡检验。

(二)随机的原则

在研究中应采用严格的随机顺序安排实验对象，为避免偏性，可取安慰剂、双盲法等方法，消除非实验因素对实验结果的影响。

(三)足够的例数，两组样本大小一致

足够的例数，可减少抽样误差；两样本大小一致，可提高统计效率，一般认为可提高 10%～15%。有些研究者为节约成本，通常减少对照组实验对象的数量，甚至只用很少数量去应付对照，这样会存在很大的不合理性。

第二节 配对设计

一、基本概念

配对设计(paired design)是将受试对象按一定条件或特征配成对子,然后再将每对中的两个受试对象随机分配到不同处理组中去。配对的因素是影响实验效应的主要非处理因素。配对设计是增强组间均衡性、控制混杂因素的重要措施。

配对设计是将受试对象两两配成对子,给予每对中的个体以不同处理。它的优点是同对的实验对象间均衡性增大,因而可提高实验的效率。配对设计的效率取决于配对条件的选择,应以主要的非实验因素作为配对条件,一般多考虑年龄、性别、环境条件等。不要以实验因素作为配对条件。动物实验中,常将种属、性别相同,年龄、体重相近的两动物配成对子;以人为对象的实验中,常将性别相同,年龄、生活条件、工作条件等相似的两人配成对子。然后分别把每对中的两个受试对象随机分配到实验组和对照组,或不同处理组。为了达到随机化的目的,分配时可采用随机数字表或计算机随机数字生成器等方法。

二、设计模式与方法

(一)设计模式

配对设计方案如图 8-2 所示。

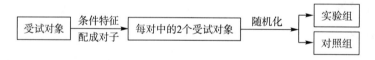

图 8-2 配对设计方案示意图

(二)设计方法

1. 异源配对设计 异源配对(heterogeneous matching)是指对子中的受试对象是两个不同的个体,按一定条件或特征配成对子,然后按随机化方法将每对中的两个受试对象分配到不同处理组中去。如根据性别、年龄和病情轻重等主要因素将受试患者配成对,以观察甲、乙两药对该病的疗效。

例 8-4 有 20 只小白鼠,按窝别、性别相同、体重相近配成 10 对,试用随机数字表将其分配到 A 组和 B 组中去。

先将 10 对小白鼠编上配对号,各对再按体重编成 1 号动物和 2 号动物,如第一对第一受试者为 1.1，第二受试者为 1.2；第二对第一受试者为 2.1，第二受试者为 2.2，以此类推。再从随机数字表中任意指定第 5 行第 11 列数字 73 起，向右查，将随机数字抄录于“配对号”下。如规定遇单数时，1 号动物分入 A 组，2 号动物分入 B 组；遇双数时，1 号动物分入 B 组，2 号动物分入 A 组。见表 8-4。

表 8-4　10 对小白鼠随机分组表

动物编号	1.1	1.2	2.1	2.2	3.1	3.2	4.1	4.2	5.1	5.2	6.1	6.2	7.1	7.2	8.1	8.2	9.1	9.2	10.1	10.2
随机数字	73		37		32		04		05		69		30		16		09		05	
组别	A	B	A	B	B	A	B	A	A	B	A	B	B	A	B	A	A	B	A	B

结果 1.1、2.1、3.2、4.2、5.1、6.1、7.2、8.2、9.1 和 10.1 小白鼠分入 A 组；1.2、2.2、3.1、4.1、5.2、6.2、7.1、8.1、9.2 和 10.2 小白鼠分入 B 组。

2. 同源配对设计　在某些医学实验中，常就同一受试对象作比较，称为同体比较或自身对照。例如，观察比较同一组病人治疗前后、同一批动物处理前后、同一批受试对象的不同部位或(和)不同器官某些指标的变化等。又如对同一批样品施以不同的检测方法或培养方法的比较等，也属于配对实验。总之，这种由同一受试对象本身作对比的实验设计，统称为同源配对设计(homogeneous matching design)、自身比较设计(self-comparisonal design)或自身对照设计(self-control design)。

同源配对设计与配对设计属于同一类型，但又具有以下特点：①由于同一配对组内的样品来自同一受试对象，因此均衡性更好；②不需要特别的随机分配方法，操作简单。

同源配对设计可以表现为以下形式：

(1)自身前后对照，即同一受试对象接受一种处理的前后效应的比较。如比较同一组病人用药前后某些指标(如血压、血糖、胆固醇等)变化的研究，常根据变化程度评价药物或疗法的效果(如血压、血糖、胆固醇等的下降程度，或降压“显效”“有效”或“无效”等)和安全性。必须指出的是，自身前后比较间隔时间不宜过长，否则受试对象本身在实验前后发生了大的变化，就会失去自身前后比较的优越性。

(2)同一批样品分别用两种不同方法处理的比较。

(3)同一受试对象不同处理部位的比较，如左、右手某项生理指标的比较，左、右肾某项生理指标的比较等。

配对设计在配对过程中要防止偏性，尽可能保持每对受试对象的均衡和齐同。记录实验数据应保持每对的一一对应关系，不能错乱或缺失。计算每对实验数据的差值时，如甲处理减乙处理的顺序应当始终不变。

在医学科研中，有时需将 A、B 两种处理因素先后施于同一批实验对象，通过随机分配使半数对象先接受 A 处理,后接受 B 处理;另一半对象则先接受 B 处理,后接受 A 处理。由于两种处理在全部实验过程中是交叉进行的,故称为交叉实验(cross-over study)。关于交叉设计,将在本章第四节讨论。

三、统计分析方法

对于计量资料,对比两种处理效应有无本质差异,应采用配对 t 检验或配对秩和检验;对于计数资料,可采用配对计数资料的 χ^2 检验。

四、优缺点

(一)优点

1. 配对设计可以最大限度地排除众多因素对实验的干扰,降低个体变异(即标准差)的水平,使各对实验值与对照值差值的变异水平较集中地反映实验效应的变异程度,从而减少抽样误差。

2. 在同样的样本含量条件下,采用配对检验比两样本检验更容易获得显著性结果,因此,配对设计是医学科研中常用的一种高效率的实验设计。

3. 由于采用配对设计,可以做到严格控制非处理因素,使实验组与对照组具有齐同可比性。

(二)缺点

1. 配对条件控制不严时会降低效率。

2. 在配对的挑选过程中容易损失样本含量,并延长实验时间,进而对子之间的条件易发生变化。

3. 配对条件不能过多、过严,否则难以按要求配成对子。

五、设计要求

1. 控制实验处理　配对方法应根据专业知识和大量感性认识,按各因素影响的大小排列,加以分析判断,力求排除“干扰因素”,使配对组内条件相同或相近。在受试对象基本一致的条件下接受实验处理,如动物饲养条件,病人饮食、护理、治疗条件等应相近似。

2. 减少实验误差　实验中操作、仪器、方法、条件等须力求一致;临床治疗、护理、环境等条件力求均衡;动物饲料、温度、卫生等力求相同。

3. 配对设计的例数　配对设计例数可少于完全随机设计,但计量资料一般应大于6对。对于非参数检验,6对无法显示其统计学差异,7~12对不敏感,20对以上方可靠。计数资料配对设计例数应多些,特别是应用于病因探讨、药物的疗效观察等。

第三节　随机区组设计

一、基本概念

随机区组设计(randomized block design),简称区组设计,它实际上是配对设计的扩展,也可看成 1∶m 对设计。随机区组设计是将若干个受试对象按条件划分成区组,再把每一区组包含的多个受试对象随机地分配到不同的处理组(包括对照组),分别给以不同处理。区组的条件同配对设计,例如,将实验动物按种属、窝别、性别、年龄、体重相同或相近划入一个区组;临床实验根据具体要求将性别、体重、年龄、职业、病情和病程等条件相同或相近的列入一个区组。每个区组的例数等于处理组个数,有多少个区组,每个处理组就有多少个实验对象。其区组因素可以是第二个处理因素,也可以是一种非处理因素。

随机区组设计中,不仅各处理组中的受试对象数目相同,而且可以使各处理组中的受试对象的条件均衡,具有良好的可比性,既缩小了组间差异,使处理因素的效应能得到比较符合实际的客观反映,又可以分析处理组和区组两个因素的影响;对实验数据进行统计分析时,还可以把区组变异的离均差平方和从组内离均差平方和中分离出来,使误差平方和较组内平方和减小,从而提高统计检验效率。

二、设计模式与方法

(一)设计模式

随机区组设计方案如图 8-3 所示。

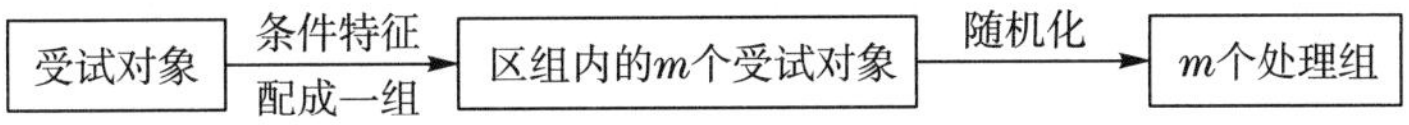
受试对象
条件特征
配成一组
区组内的m个受试对象
随机化
m个处理组

图 8-3　随机区组设计方案示意图

(二)设计方法

例 8-5　如何按随机区组设计,分配 5 个区组的 15 只小白鼠接受 A、B、C 三种抗癌药物?

先将小白鼠的体重从轻到重编号,体重相近的 3 只小白鼠配成一个区组,再从随机数字表中任选一行一列开始的两位数作为 1 个随机数,如从第 8 行第 2 列开始记录,见表 8-5。在每个区组内将随机数按从小到大排序,各区组中内序号为 1 的接受 A 药,序号为 2 的接受 B 药,序号为 3 的接受 C 药。各区组中受试对象被随机分配接受的不同处理情况见表 8-6。

表 8-5　5 个区组小白鼠按随机区组设计分配结果

区组号	1			2			3			4			5		
小白鼠	1	2	3	4	5	6	7	8	9	10	11	12	13	14	15
随机数	68	35	26	00	99	53	93	61	28	52	70	05	48	34	56
序　号	3	2	1	1	3	2	3	2	1	2	3	1	2	1	3
分配结果	*C*	*B*	*A*	*A*	*C*	*B*	*C*	*B*	*A*	*B*	*C*	*A*	*B*	*A*	*C*

表 8-6　各区组中受试对象被随机分配接受的不同处理

区组号	处　理		
	A	*B*	*C*
1	3	2	1
2	4	6	5
3	9	8	7
4	12	10	11
5	14	13	15

三、统计分析方法

多组定量变量呈正态或近似正态分布时，应用两因素方差分析；不考虑分布类型或分布类型未知时，可采用多组定量资料的秩和检验。

四、优缺点

(一)优点

1. 设计与分析方法简单易行。

2. 每个区组内的多个受试对象有较好的同质性，因此组间均衡性较好，保证了组间的可比性。

3. 可分析处理组和区组两个因素的影响，实验效率较高。

4. 减少了个体差异对处理效应的影响，故样本含量可以少一些。

(二)缺点

1. 要求区组内受试对象数与处理数相等，实验结果中若有数据缺失，需采用其他特殊统计方法进行分析。

2. 当处理数目过多时，各区组内的供试对象也要很多，要使区组内供试对象的初始条件一致会有一定难度，因而在随机区组设计中，处理数以不超过 20 为宜。

3. 对实验对象要求严格，实施起来有些困难，从而损失部分受试对象的信息。

4. 不能解决交互作用的影响。

五、设计要求

1. 要求各区组的生物学特点较均衡，例数相等。

2.可利用随机数字表或计算机随机数字生成器产生随机数字，将受试对象随机分配到各个区组中。

3.实验中，若受试对象有意外失落而缺项，可在不增大误差项均方的条件下补齐数字。

第四节　交叉设计

一、基本概念

交叉设计(cross-over design)是在自身对照设计基础上发展起来的两因素设计。将 A、B 两种处理因素先后施于同一批实验对象，随机地使半数对象先接受 A，后接受 B；另一半对象先接受 B，后接受 A。两种处理在全部实验过程中“交叉”进行，故称为交叉实验。由于 A 和 B 处于先后两个实验阶段的机会是相等的，因此平衡了实验顺序的影响，而且能把处理方法之间的差别与时间先后之间的差别分开来分析，故称为两因素(两种处理、两个阶段)设计。其特点是：既有组间对照又有自身前后对照，从而能降低两组的变异度，提高评价疗效的效率。

交叉设计运用于病程相对较长疾病的治疗效果的研究，也可用于某些临床研究的早期阶段。

交叉设计可以采用完全随机设计或配对设计的方法来安排受试对象，完全随机设计分组方法较为简单(参照完全随机设计)，本节以相似对(配对)的交叉分组方法为例介绍分组的具体步骤。

二、设计模式与方法

(一)设计模式

交叉设计方案如图 8-4 所示。

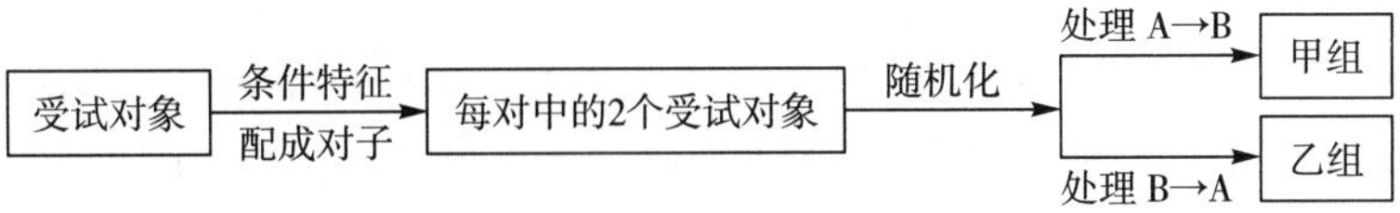
受试对象
条件特征
配成对子
每对中的2个受试对象
随机化
处理 A→B
甲组
处理 B→A
乙组

图 8-4　交叉设计方案示意图

(二)设计方法

交叉设计对受试对象的要求及分组方法与配对设计类似。设计时将条件相近的受试对象配对(见配对设计)，将 A、B 两种处理因素先后施加于同一批实验对象,随机地使半数对象先接受 A 处理,后接受 B 处理;另一半对象先接受 B 处理,后接受 A 处理。两种处理因素在全部实验过程中“交叉”进行,具体步骤如下:

1. 提出需要进行比较的 A、B 两种处理因素。

2. 将同质性较好的受试对象按配对设计方法配成若干对,随机地分成实验组与对照组。

3. 随机确定每对中第一个对象的实验顺序,如由 A→B,另一个对象则由 B→A;或随机确定实验组与对照组中某一组的实验顺序,如一组由 A→B,另一组则由 B→A。

例 8-6 为研究 A、B 两种参数电针刺激后痛阈值上升的情况,使用 16 只大白鼠进行测试,同时考虑个体差异及 A、B 测试顺序对痛阈值的影响,试做交叉实验设计。

设计的基本步骤是:先将 16 只大白鼠按条件相近者配对并依次编号(1.1、1.2;2.1、2.2;3.1、3.2;…或 1,2;3、4;5、6;…);再从随机数字表中任选一行一列开始的两位数作为 1 个随机数,如从第 6 行最左侧开始连续取 8 个两位数字,并规定随机数字为奇数时,对子中的单号观察单位先用 A 后用 B,双号观察单位先用 B 后用 A;随机数字为偶数时,对子中的单号观察单位先用 B 后用 A,双号观察单位先用 A 后用 B,见表 8-7。

表 8-7 16 只大白鼠随机分配表

动物编号	1.1	1.2	2.1	2.2	3.1	3.2	4.1	4.2	5.1	5.2	6.1	6.2	7.1	7.2	8.1	8.2
随机数字	93		22		53		64		39		07		10		63	
处理顺序	*AB*	*BA*	*BA*	*AB*	*AB*	*BA*	*BA*	*AB*	*AB*	*BA*	*AB*	*BA*	*BA*	*AB*	*AB*	*BA*

结果是:第一阶段用 A 法测试、第二阶段用 B 法测试的编号为1.1、2.2、3.1、4.2、5.1、6.1、7.2、8.1;第一阶段用 B 法测试、第二阶段用 A 法测试的编号为1.2、2.1、3.2、4.1、5.2、6.2、7.1、8.2。

上述交叉设计是两组在两个时期进行测试,是一种最简单的交叉设计,还有一些较为复杂的设计方法,但实际工作中很少使用。

交叉设计的前提条件是各种处理方式不能相互影响,即受试对象在接受第二种处理时,不能有前一种处理的剩余效应(carry-over effects)。因此,两次处理之间应有适当的时间间隔——洗脱期(washout period)。如在评价药物疗效时,洗脱期长短取决于药物在血清中的衰减程度,一般要求不小于 5 个半衰期。

三、统计分析方法

交叉设计实验所获资料,可用交叉设计的方差分析作统计处理。

四、优缺点

(一)优点

1. 节约样本含量。

2. 能够控制个体差异和时间对处理因素的影响，故效率较高。

3. 在临床实验中，每个受试对象同时接受了不同的处理因素，因此可均等地考虑每个患者的利益。

(二)缺点

1. 每种处理因素的处理时间不能太长，否则可能导致受试对象中断实验。

2. 当受试对象的状态发生根本变化时，如死亡、治愈等，后一阶段的处理将无法进行。

3. 受试对象一旦在某一阶段退出实验，就会造成该阶段及其以后的数据缺失，增加统计分析的困难。

五、设计要求

该设计的基本前提是两种处理方式不能相互影响。由于两种处理先后作用于同一受试对象，若第一种处理的效应尚未彻底消除就施加第二种处理，则易造成两种处理的效应混杂。因此，两次实验之间应当有间隔，间隔时间的长短取决于实验药物的半衰期、药物效应或血中药物浓度监测。

交叉设计的实验应当采用盲法，以免产生偏倚。

第五节　拉丁方设计

完全随机设计涉及的因素仅有一个，即处理因素。配对设计和随机区组设计中除一个处理因素外，还增加了配对和区组因素。若涉及三个因素，上述实验设计则无法实现，可考虑采用拉丁方实验设计方案。

一、基本概念

拉丁方设计(Latin square design)是在随机区组设计基础上发展的一种三因素设计(处理因素、顺序因素和区组因素)。拉丁方是将拉丁字母 A、B、C、D、…排成 r 行 r 列的方阵，每行每列中每个字母都只出现一次。这种方阵称为 r 阶拉丁方或 $r\times r$ 拉丁方。拉丁方有一些基本类型，如 3×3、4×4、5×5 等(见图 8-5)，这种按拉丁方的字母行和列安排处理和影响因素的实验称为拉丁方实验。其特点是须成套安排实验,如4×4拉丁方设计,即要求4种处理水平、4种顺序和4个区组无重复。

3×3拉丁方

A	*B*	*C*
B	*C*	*A*
C	*A*	*B*

A	*B*	*C*
C	*A*	*B*
B	*C*	*A*

4×4拉丁方

A	*B*	*C*	*D*
B	*D*	*A*	*C*
C	*A*	*D*	*B*
D	*C*	*B*	*A*

A	*B*	*C*	*D*
B	*A*	*D*	*C*
C	*D*	*A*	*B*
D	*C*	*B*	*A*

A	*B*	*C*	*D*
C	*D*	*A*	*B*
D	*C*	*B*	*A*
B	*A*	*D*	*C*

A	*B*	*C*	*D*
D	*C*	*B*	*A*
B	*A*	*D*	*C*
C	*D*	*A*	*B*

5×5拉丁方

A	*B*	*C*	*D*	*E*
B	*C*	*D*	*E*	*A*
C	*D*	*E*	*A*	*B*
D	*E*	*A*	*B*	*C*
E	*A*	*B*	*C*	*D*

A	*B*	*C*	*D*	*E*
C	*D*	*E*	*A*	*B*
E	*A*	*B*	*C*	*D*
B	*C*	*D*	*E*	*A*
D	*E*	*A*	*B*	*C*

A	*B*	*C*	*D*	*E*
E	*A*	*B*	*C*	*D*
D	*E*	*A*	*B*	*C*
C	*D*	*E*	*A*	*B*
B	*C*	*D*	*E*	*A*

A	*B*	*C*	*D*	*E*
D	*E*	*A*	*B*	*C*
B	*C*	*D*	*E*	*A*
E	*A*	*B*	*C*	*D*
C	*D*	*E*	*A*	*B*

图8-5 常用的拉丁方排列方式

拉丁方设计为三因素实验,且三因素水平数相等(均有 r 个水平),不同水平的排列可以有多种形式的变化。如3×3拉丁方有12种排列方法,4×4拉丁方有576种,5×5拉丁方有161280种。行间、列间和处理间均无交互影响。进行拉丁方实验安排时,应将拉丁方随机化。

二、设计模式与方法

(一)设计模式

1. 根据因素的水平数 r 选定基本型拉丁方(或标准型拉丁方)。

2. 将基本型拉丁方随机化。使用基本型拉丁方时要加以随机化，即用列的重排和行的重排来实现，行、列交换移动时必须整行或整列进行，不能将行或列拆开。例如，5×5 拉丁方的随机化如下：

A	B	C	D	E
B	C	D	E	A
C	D	E	A	B
D	E	A	B	C
E	A	B	C	D

第 2 行与第 4 行交换

A	B	C	D	E
D	E	A	B	C
C	D	E	A	B
B	C	D	E	A
E	A	B	C	D

第 1 列与第 3 列交换

C	B	A	D	E
A	E	D	B	C
E	D	C	A	B
D	C	B	E	A
B	A	E	C	D

3. 规定行、列、字母所代表的因素与水平，通常用字母表示主要处理因素。

(二)设计方法

现以一项动物实验研究为例，说明上述各个步骤的具体方法和过程。

例 8-7 某研究者拟通过动物实验研究 4 种蛇毒成分的抑癌作用，同时考虑 4 种不同浓度、4 种瘤株对抑癌作用的影响(见表 8-8)，用何种实验设计可以实现？(实验先用 4 种瘤株匀浆接种小白鼠，7 天后分别用 4 种蛇毒成分各取 4 种不同浓度腹腔注射，每日 1 次，连续 10 天，停药 1 天，处死后解剖小白鼠并测量瘤重)。

表 8-8 蛇毒抑瘤作用的 3 个因素 4 个水平

模型(瘤株)种类	A(肉瘤 180)	B(肝肉瘤)	C(艾氏腹水瘤)	D(网状细胞瘤)
蛇毒成分	甲	乙	丙	丁
蛇毒浓度(mg/kg)	1(0.000)	2(0.030)	3(0.050)	4(0.075)

本实验有 3 个因素，即瘤株种类、蛇毒成分和蛇毒浓度，各因素皆有 4 个水平，其中蛇毒成分为主要处理因素。从专业角度已知 3 个因素间无交互作用，可用拉丁方设计。设计步骤如下：

1. 按水平数选定基本拉丁方。本例有 4 个水平，选用 4×4 拉丁方。

A	B	C	D
B	A	D	C
C	D	A	B
D	C	B	A

2. 将基本型拉丁方随机化，要整行、整列地进行交换和对调。

A	B	C	D
B	A	D	C
C	D	A	B
D	C	B	A

1、3 列对调

C	B	A	D
D	A	B	C
A	D	C	B
B	C	D	A

2、3 行对调

C	B	A	D
A	D	C	B
D	A	B	C
B	C	D	A

3. 规定字母、行和列代表的因素和水平。

本例中字母表示瘤株种类，列表示蛇毒成分，行表示蛇毒浓度。

字母:瘤株种类(A、B、C、D)。

列:蛇毒成分(甲、乙、丙、丁)。

行:蛇毒浓度(1、2、3、4)。

其拉丁方实验模型见表 8-9。

表 8-9 蛇毒抑瘤作用的拉丁方实验模型

蛇毒浓度	蛇毒成分			
	甲	乙	丙	丁
1	*C*	*B*	*A*	*D*
2	*A*	*D*	*C*	*B*
3	*D*	*A*	*B*	*C*
4	*B*	*C*	*D*	*A*

按此拉丁方模型安排实验如下:

第 1 行第 1 列的格子表示给 C 种瘤株(艾氏腹水瘤)的小白鼠注射蛇毒成分甲,浓度为 0 mg/kg(注射生理盐水,即空白对照),解剖并测瘤重。

第 2 行第 1 列的格子表示给 A 种瘤株(肉瘤 180)的小白鼠注射蛇毒成分甲,浓度为 0. 03 mg/kg,解剖并测瘤重。

第 3 行第 1 列的格子表示给 D 种瘤株(网状细胞瘤)的小白鼠注射蛇毒成分甲,浓度为 0. 05 mg/kg,解剖并测瘤重。

第 4 行第 1 列的格子表示给 B 种瘤株(肝肉瘤)的小白鼠注射蛇毒成分甲,浓度为 0. 075 mg/kg,解剖并测瘤重。

其余以此类推。

以上表格显示,在同一行或同一列中均无重复字母出现,即每种蛇毒成分中,每种瘤株实验的次数相同;每种浓度中,每种瘤株实验的次数也相同,本例均为4 次。

本实验拉丁方设计共需 16 只小鼠,其实验数据可进行方差分析,比较瘤株种类、蛇毒成分、蛇毒浓度间的差异。

三、统计分析方法

拉丁方设计实验结果的分析,是将两个单位组因素与试验因素一起,按三因素实验单独观测值的方差分析法进行,但应假定 3 个因素之间不存在交互作用。

四、优缺点

(一)优点

1. 拉丁方的行与列皆为区组,可用较少的重复次数获得较多的信息。

2. 双向误差控制使观察单位更加区组化和均衡化,进一步减少实验误差,比区组设计优越。

(二)缺点

1. 要求三因素的水平数相等且无交互作用。虽然当三因素的水平数不等时，可以通过调整次要因素的水平数以满足设计的要求，但有时无法达到。况且因素间可能存在交互作用，故在实际工作中有一定的局限性。

2. 当因素的水平数(r)较少时，易受偶然因素的影响。为了提高精确度，可应用 m 个 $r \times r$ 拉丁方设计(可参照有关统计学书籍)。

3. 重复数等于处理数，灵活性不强。处理数多时，则重复过多；处理数少时，重复少，则估计误差的自由度太小，精确度低。因此，拉丁方设计适用于 5～8 个品种或处理的实验。当品种数或处理数少时，为了提高实验的精确度，可采用复拉丁方设计，即将一个拉丁方实验重复几次。

五、设计要求

1. 必须是三个因素的实验，且三个因素的水平数相等(若三因素的水平数略有不同，应以主要处理因素的水平数为主，其他两因素的水平数可进行适当调整)。

2. 行间、列间、处理间均无交互作用，即三因素间是相互独立的。

3. 各行、列、字母所得实验数据的方差齐。

应当注意，在做拉丁方设计的实验时，试验因素的各处理要逐个地在不同阶段实施，如果前一阶段有残效，在后一阶段的实验中，就会产生系统误差而影响实验的准确性。此时应根据实际情况，安排适当的实验间歇期以消除残效。另外，还要注意，横行、直列单位组因素与试验因素间不应存在交互作用，否则不能采用拉丁方设计。

第六节　正交实验设计

对于单因素或两因素实验，因其因素少，实验的设计、实施与分析都比较简单。但在实际工作中，常需分析多个因素对某个指标的影响，而各种因素本身尚有不同程度的差别，其间往往又存在交互作用，若进行全面实验，则实验的规模将会很大，往往因实验条件的限制而难于实施。如果研究的因素有三个及以上，观察指标是计量指标，且可能的影响因素具有多个水平，可以采用正交实验设计(orthogonal experimental design)。正交实验设计是一种多因素实验的设计，它是利用一套规格化的正交表格将各实验因素、各水平之间的组合均匀搭配，合理安排，大大减少实验次数，并提供较多的信息。正交实验设计就是安排多因素实验、寻求最优水平组合的一种高效率实验设计方法。正因为正交实验是用部分实验来代替全面实验，它不可能像全面实验那样对各因素效应、交互作用一一分析，当交互作用存在时，有可能出现交互作用的混杂。虽然正交实验设计有上述不足，但它能通过部分实验找到最优水平组合，因而很受科研工作者青睐。

一、基本概念

1. 因素(也称因子)和水平　实验结果或观察指标的影响因素简称因素。各因素的不同状态称水平。

2. 主效应和交互作用　主效应是指每个因素对观察指标的作用。有几个因素就有几个主效应。交互作用是指一些因素取不同水平时对另一些因素作用的影响。例如，两种药物同时使用时的协同作用和拮抗作用即交互作用。如果两个因素同时存在时的作用等于两个因素单独作用之和，即不存在交互作用，否则就存在交互作用。但也可能存在偶然性，需用统计检验加以判断。

3. 正交表(orthogonal layout)　正交表是运用组合数学理论在正交拉丁名的基础上由统计学家设计的一套规则的正交实验安排表，它是正交设计中安排实验和分析测试结果的基本工具。正交表中用符号表示设计的类型，如 $L_4(2^3)$、$L_8(2^7)$、$L_9(3^4)$、$L_{16}(4^5)$ 等，统写为 $L_n(K^m)$。符号“L”代表正交表，其中右下角的数字 n 表示该表有 n 行，须安排 n 次实验；括号内的指数 m 表示该表有 m 列，是最多允许安排的因素和交互作用的个数；括号内的底数 K 表示每列中只有 1,2,…,K 个数字，即各因素的水平数。如 $L_4(2^3)$，其中“L”代表正交表；L 右下角的数字“4”表示有 4 行，须安排 4 次实验；括号内 2 的指数“3”表示有 3 列，最多可观察 3 个因素；括号内的底数“2”表示因素的水平数，即每个因素均为 2 个水平。见表 8-10。

表 8-10　$L_4(2^3)$正交表

实验号	列号		
	1	2	3
1	1	1	1
2	1	2	2
3	2	1	2
4	2	2	1

$L_4(2^3)$正交表有 3 列，表示最多可对 3 个因素做实验；4 个实验号，即至少要做 4 次实验。其中 1 号实验，第 1、2、3 列所安排的因素均取 1 水平；2 号实验，第 1、2、3 列所安排的因素分别取 1、2、2 水平；3 号实验，第 1、2、3 列所安排的因素分别取 2、1、2 水平；4 号实验，第 1、2、3 列所安排的因素分别取 2、2、1 水平。

常用的正交表已由数学工作者制定出来，供进行正交设计时选用。正交表分为等水平正交表和混合水平正交表。前者是指各列水平数相同的正交表，如 $L_4(2^3)$、$L_8(2^7)$(见表 8-11)、$L_{12}(2^{11})$(见表 8-12)、$L_{16}(2^{15})$等为 2 水平正交表；

$L_9(3^4)$（见表 8-13）、$L_{27}(3^{13})$等为 3 水平正交表。后者是指各列水平数不完全相同的正交表，如 $L_8(4\times2^4)$，表中有 1 列的水平数为 4，有 4 列的水平数为 2。也就是说，根据该表可以安排 1 个 4 水平因素和 4 个 2 水平因素。再如 $L_{16}(4^4\times2^3)$、$L_{16}(4\times2^{12})$等，都是混合水平正交表。

表 8-11　$L_8(2^7)$正交表

实验号	列号						
	1	2	3	4	5	6	7
1	1	1	1	1	1	1	1
2	1	1	1	2	2	2	2
3	1	2	2	1	1	2	2
4	1	2	2	2	2	1	1
5	2	1	2	1	2	1	2
6	2	1	2	2	1	2	1
7	2	2	1	1	2	2	1
8	2	2	1	2	1	1	2

表 8-12　$L_{12}(2^{11})$正交表

实验号	列号										
	1	2	3	4	5	6	7	8	9	10	11
1	1	1	1	1	1	1	1	1	1	1	1
2	1	1	1	1	1	2	2	2	2	2	2
3	1	1	2	2	2	1	1	1	2	2	2
4	1	2	1	2	2	1	2	2	1	1	2
5	1	2	2	1	2	2	1	2	1	2	1
6	1	2	2	2	1	2	2	1	2	1	1
7	2	1	2	2	1	1	2	2	1	2	1
8	2	1	2	1	2	2	2	1	1	1	2
9	2	1	1	2	2	2	1	2	2	1	1
10	2	2	2	1	1	1	1	2	2	1	2
11	2	2	1	2	1	2	1	1	1	2	2
12	2	2	1	1	2	1	2	1	2	2	1

表 8-13　$L_9(3^4)$正交表

实验号	列号			
	1	2	3	4
1	1	1	1	1
2	1	2	2	2
3	1	3	3	3
4	2	1	2	3
5	2	2	3	1
6	2	3	1	2
7	3	1	3	2
8	3	2	1	3
9	3	3	2	1

正交表有两个特点：

(1)每一列中，不同的数字出现的次数是相等的。例如，在 2 水平正交表中，任何一列都有数码“1”与“2”，且任何一列中它们出现的次数是相等的；在 3 水平正交表中，任何一列都有“1”“2”“3”，且在任一列出现的次数均相等。

(2)任意两列中数字的排列方式齐全且均衡。例如，在 2 水平正交表中，任何两列(同一横行内)有序对子共有 4 种，即 (1,1)、(1,2)、(2,1)、(2,2)，且每种对数出现的次数相等；在 3 水平情况下，任何两列(同一横行内)有序对子共有 9 种，即(1,1)、(1,2)、(1,3)、(2,1)、(2,2)、(2,3)、(3,1)、(3,2)、(3,3)，且每对出现的次数也均相等。

以上两点充分体现了正交表的两大优越性：“均匀分散性，整齐可比”，即正交性。

4. 交互作用表　每一张正交表均有对应的交互作用表。例如，表 8-14 是 $L_8(2^7)$的交互作用表。

表 8-14　$L_8(2^7)$的交互作用表

列号	列号						
	1	2	3	4	5	6	7
1		3	2	5	4	7	6
2			1	6	7	4	5
3				7	6	5	4
4					1	2	3
5						3	2
6							1

表中的数字为对应列的交互作用列号。例如，表中 1、2 两列对应的列号为 3，表示第 1、第 2 两列的交互作用在第 3 列；第 1、第 3 两列的交互作用在第 2 列；第 2、第 3 两列的交互作用在第 1 列。也就是说，$L_8(2^7)$正交表中，在任意两列安排了两个因素后，其交互作用就表现在其余一列上。设计时，若将 A 因素安排在第 1 列，将 B 因素安排在第 2 列，当 A、B 两因素不存在交互作用时，第 3 列可以安排 C 因素；当 A、B 两因素可能存在交互作用时，第 3 列必须空出来作为 A、B 两因素的交互作用($A\times B$)列，而不能安排 C 因素。否则，第 3 列数据信息中会既包含 A、B 两因素的交互作用，又包含 C 因素的主效应，就产生了效应的混杂(confounding)，这样既无法分析 C 因素的主效应，又无法分析 A 因素与 B 因素的交互作用。此时应将 C 因素安排在第 4 列。

5. 正交表实验设计　正交实验设计是利用一套规范化的正交表来安排与分析多因素实验的设计方法，使每次实验的各因素及其水平得到合理安排，利用部分有代表性的水平组合进行实验，通过对这部分实验结果的分析，了解全面实验的情况，找出最优的水平组合。

例如，设计一个 3 因素、3 水平实验。

A 因素，设 A_1、A_2、A_3 三个水平；B 因素，设 B_1、B_2、B_3 三个水平；C 因素，设 C_1、C_2、C_3 三个水平，各因素的水平之间全部可能组合有 27 种。

通过全面实验可以分析各因素的效应和交互作用，也可选出最优水平组合。但全面实验包含的水平组合数较多，工作量大，在有些情况下无法完成。

若实验的主要目的是寻求最优水平组合，则可利用正交表来设计和安排实验。如对于上述 3 因素 3 水平实验，若不考虑交互作用，可利用正交表 $L_9(3^4)$ 安排，实验方案仅包含 9 个水平组合，就能反映实验方案包含 27 个水平组合的全面实验的情况，找出最佳的水平组合。正交实验设计的基本特点是：用部分实验来代替全面实验，通过对部分实验结果的分析，了解全面实验的情况。

二、正交实验的表头设计

根据分析的需要，利用所选的正交表及其相应的交互作用表，将各个因素和要考察的可能存在的交互作用分别安排在正交表的各列的过程，称表头设计。表头设计是正交设计的关键，它承担着将各因素及交互作用合理安排到正交表的各列中的重要任务，因此一个表头设计就是一个方案设计。

（一）表头设计的原则

1. 交互作用可以忽略时，只需选择列数不少于考察因素个数的正交表，各因素可随机安排在各列上。

2. 在交互作用必须考虑时，因素不能任意安排，必须查相应的交互作用表，把因素及其交互作用安排在规定的列上，每个因素占用一列，每个交互作用占用 $k-1$ 列。

3. 应先安排涉及交互作用多的因素，使不同的因素或交互作用不混杂在同一列。

4. 一项实验可以做出多种不同的表头设计，但只要设计合理、实验误差不大，最终结论都一致。

（二）表头设计的主要步骤

1. 确定列数　根据实验目的，选择处理因素与不可忽略的交互作用，明确其共有多少个数，如果对研究中的某些问题尚不太了解，列可多一些，但一般不宜过多。当每个实验号无重复，只有 1 个实验数据时，可设 2 个或多个空白列作为计算误差项之用。

2. 确定各因素的水平数　根据研究目的，一般 2 水平（有、无）可用于因素筛选，也可用于实验次数少、分批进行的研究；3 水平可用于观察变化趋势，选择最佳搭配；多水平可一次性满足实验的所有要求。

3. 选定正交表　正交表的选择是正交实验设计的首要问题。确定了因素及其水平后，可根据因素、水平及需要考察的交互作用的多少来选择合适的正交表。正交表的选择原则是：在能够安排所有试验因素和交互作用的前提下，尽可能选用较小的正交表，以减少实验次数；试验因素的水平数应恰好等于正交表记号中括号内的底数；因素个数（包括交互作用）应不大于正交表记号中括号内的指数；各因素及其交互作用的自由度之和应小于所选正交表的总自由度，以便估计实验误差。

首先，根据研究目的和专业知识确定实验因素个数，并明确其中的主要因素。然后，根据因素的水平数确定选用正交表的类型。若各因素水平数相等，则根据水平数从相同水平数的正交表中选择；若因素的水平数不全相等，则从混合水平的正交表中选择。最后，根据因素个数、可能存在的交互作用、是否用方差分析处理数据等，确定选择多少列的正交表，即多大的正交表。

例如，观察 5 个因素 8 个一级交互作用，留 2 个空白列，且每个因素取 2 个水平，则宜选用 $L_{16}(2^{15})$表。由于同水平的正交表有多个，如 $L_8(2^{11})$、$L_{12}(2^7)$、$L_{16}(2^{15})$，一般只要表中列数比需要观察的个数稍多一点即可，这样既省工又省时。

4. 表头安排　应优先考虑交互作用不可忽略的处理因素，按照不可混杂的原则，将它们及交互作用首先在表头排妥，再将剩余各因素任意安排在各列上。例如，某研究考察 4 个因素 A、B、C、D 及 $A\times B$ 交互作用，各因素均为 2 水平，可选用 $L_8(2^7)$表。由于 A、B 两因素需要观察其交互作用，故将二者优先安排在第 1、2 列，根据交互作用表查得 $A\times B$ 应排在第 3 列，于是 C 排在第 4 列，由于 $A\times C$ 交互作用在第 5 列，$B\times C$ 交互作用在第 6 列，虽然未考查 $A\times C$ 与 $B\times C$，为避免混杂之嫌，D 排在第 7 列。

5. 组织实施方案(确定各实验组的实验条件)　根据选定正交表中各因素占有列的水平数，构成实施方案表，按实验号依次进行，共做 n 次实验，每次实验按表中横行的各水平组合进行。例如，$L_9(3^4)$表，若安排 4 个因素，第一次实验 A、B、C、D 4 个因素均取 1 水平，第二次实验 A 因素取 1 水平，B、C、D 取 2 水平……第九次实验 A、B 因素取 3 水平，C 因素取 2 水平，D 因素取 1 水平。实验结果数据记录在该行的末尾。整个设计过程可归纳为："因素顺序上列，水平对号入座，实验横着做"。

例 8-8　为研究泥土条件对雌性钉螺产卵数的影响，找出最优产卵条件。从专业角度确定 4 个主要影响因素，即泥土的温度、含氧量、含水量和 pH，每个因素设 2 个水平，并考虑温度和含氧量存在交互作用(见表 8-15)。试做正交实验设计。

表 8-15　影响雌性钉螺产卵数的实验因素及水平

水平	实验因素			
	温度(℃) A	含氧量(%) B	含水量(%) C	pH D
1	5	0.5	10	6.0
2	25	5.0	30	8.0

实验过程如下：在每个泥盘(20 cm×20 cm×20 cm)内放入同龄雌性钉螺 10 个，在上表所列因素合理分组搭配的条件下孵化 24 小时，然后计数各泥盘中的产卵数。通过此实验，了解 A、B、C、D 4 个实验因素对雌性钉螺产卵数的单独作用及温度与含氧量的交互作用，最终找出雌性钉螺的最优产卵条件。

本例研究者的研究目的是分析 A、B、C、D 4 个实验因素的 2 个不同水平对雌性钉螺产卵数的影响，同时考虑 $A\times B$ 交互作用，最终找出雌性钉螺的最优产卵条件。

正交实验设计和下节介绍的析因实验设计均可分析交互作用，但析因实验设计是全面实验法，若要达此研究目的，需设 16 个实验组，而本研究的最终目的是找出雌性钉螺的最优产卵条件，因此，本例以用正交实验设计为宜。其设计步骤如下：

1. 正交表的选择

(1)选哪类表？本例的 4 个实验因素均为 2 水平，可从相同水平正交表中的 2 水平正交表内选用。

(2)选多大的表？本例研究 4 个因素和 1 个一级交互作用，须占 5 列，考虑到下一步用方差分析处理数据，至少留 1 列，故所选正交表的列数应大于 6。因而从 2 水平正交表中选用 $L_8(2^7)$ 即可满足研究的需要。

2. 表头设计　结合 $L_8(2^7)$ 所对应的交互作用表(表 8-14)安排实验：先把 A、B 两因素分别安排在第 1、2 列。从交互作用表中查到 1、2 列的交互作用在第 3 列，故第 3 列不能安排 C 因素。C 因素安排在第 4 列。从交互作用表中查到第 1、4 列(即 A、C 因素)的交互作用在第 5 列；第 2、4 列(即 B、C 因素)的交互作用在第 6 列。因此，第 5、6 列不能安排 D 因素，否则，会使可能潜在的交互作用 $A\times C$、$B\times C$ 与 D 因素的主效应混淆。D 因素安排在第 7 列。本例的表头设计如下：

列号	1	2	3	4	5	6	7
因素	A	B	$A\times B$	C			D

第 5、6 列是空列，作为方差分析时的误差项。

3. 确定各实验组的实验条件　将表头设计列在 $L_8(2^7)$ 上，根据各因素所对应列的水平号，得出 8 次实验的条件，见表 8-16。例如，实验号 1 的实验条件为 $A_1B_1C_1D_1$，即泥土的温度为 5℃、含氧量为 0.5%、含水量为 10%、pH 为 6.0；……其他 7 个实验组以此类推。

表 8-16 $L_8(2^7)$正交表对应的实验条件

实验号	列号							实验条件
	1	2	3	4	5	6	7	
	A	B	$A\times B$	C			D	
1	1	1	1	1	1	1	1	$A_1B_1C_1D_1$
2	1	1	1	2	2	2	2	$A_1B_1C_2D_2$
3	1	2	2	1	1	2	2	$A_1B_2C_1D_2$
4	1	2	2	2	2	1	1	$A_1B_2C_2D_1$
5	2	1	2	1	2	1	2	$A_2B_1C_1D_2$
6	2	1	2	2	1	2	1	$A_2B_1C_2D_1$
7	2	2	1	1	2	2	1	$A_2B_2C_1D_1$
8	2	2	1	2	1	1	2	$A_2B_2C_2D_2$

三、正交实验及分析的基本步骤

1. 明确实验目的，确定观察指标，必须是计量指标(即数值变量)。

2. 拟定可能影响观察指标的因素和水平(因素的水平数最好相同，且不可过多，以 2～4 个水平为宜)。

3. 根据所拟定的因素及要分析的各因素间的交互作用做表头设计(注意选用合适的正交表，避免效应混杂。留出空列，或做重复实验，以获得误差的估计。通常只要求考虑一级交互作用)。

4. 按设计要求进行实验，收集实验数据。

5. 对实验结果进行统计分析，获得结论。

6. 确定最优或较优因素水平组合。

四、统计分析方法

正交设计可用直接对比法和直观分析法找到最佳因素水平组合，数据处理常使用方差分析方法。

五、优缺点

(一)优点

正交设计是拉丁方设计的自然推广，搭配均衡，具有均衡、分散、整齐、可比的特点；既保持析因实验设计的特点，又克服实验次数过多的不足；应用广泛、高效、快速、经济，可确定主要因子及交互作用，确定实验最优方案。

(二)缺点

在设计时，有时整个用量(水平)可能选偏，通常需做预实验。

六、设计要求

根据实验目的，通过预实验筛选研究因素，确定每个因素的变化水平。水平可以相等，也可以不等（混合水平或活动水平），重要的因素水平可以多些。根据实验条件、人力、物力等决定实验次数，在因素、水平及实验次数确定后选择正交表进行实验。实验中要遵循实验设计的一般原则。

第七节　析因实验设计

在医学研究中，常要研究各种因素之间的相互作用。例如，对某病的疗法有甲、乙两种药物，要研究甲药的疗效在加用乙药后是否会发生变化，这就是甲、乙两药之间是否存在相互作用的问题，在统计学上称为两种药物间的交互作用。当研究多个实验因素之间的交互作用时，析因实验设计是一种非常理想的实验设计。

一、基本概念

析因实验设计（factorial experiment design）是将实验中各因素的全部水平相互组合进行实验，以考察各因素的主效应与因素之间的交互效应的实验安排方法。它是一种全面实验法，其特点是能全面地显示和反映各因素对实验指标的影响，每个因素的重复次数增多，提高了各因素实验的精度。其缺点是当因素数与水平数增多时，实验工作量大大增加。因此，这种实验设计方法仅适用于因素与水平数较少的实验。

析因实验设计也称交叉分组设计，是把 2 个或 2 个以上因素的各种水平结合起来，交叉分组进行实验，以探讨各因素间的交互作用，比较各因素不同水平的平均效应和因素间不同水平组合下的平均效应，寻找最佳组合。因此，析因实验设计常常用于分析多因素作用和多因素间相互作用效果的研究。

由于析因实验设计是将多个因素的所有水平都互相组合，因此，总的实验组数等于各因素水平数的乘积。例如，两个因素各有 3 个水平时，实验组数为 $3\times3=9$。4 个因素同时进行实验，每个因素取 2 种水平，实验组合总数为 $2^4=16$；如水平是 3，则实验组数是 $3^4=81$；如水平是 4，则实验组数是 $4^4=256$。由此可见，应用析因实验设计时，分析的因素数和各因素的水平数不宜过多。一般因素数不超过 4，水平数不超过 3，否则实验工作量会过大。

二、设计模式与方法

(一)设计模式

2×2 析因实验设计方案如图 8-6 所示。

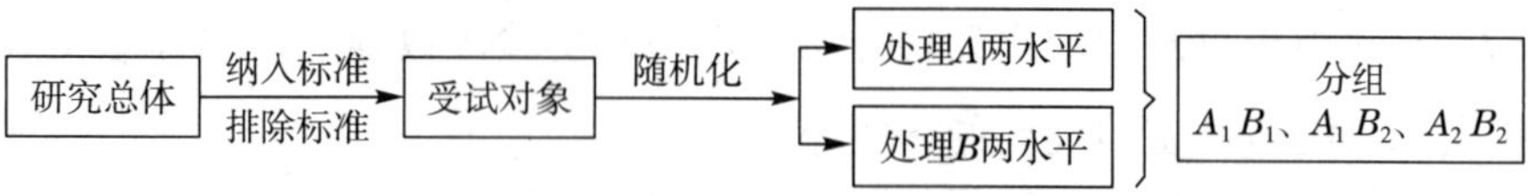

图 8-6　2×2 析因实验设计方案示意图

(二)设计方法

1. 两因素析因实验设计　两因素析因实验设计用于研究 A、B 两个因素内部不同水平间有无差异，特别是研究 A、B 两因素间是否存在交互作用($A\times B$)的设计方案，常用的有 2×2、2×3、3×2、3×3、3×4 等析因实验设计方法。

2×2 析因实验设计是一种较为简单的析因实验设计方法，它是指 2 个因素，每个因素各有 2 个水平的实验设计，因此共有 4 种组合。实验中各因素各水平均相遇一次，设 A_1、A_2分别表示 A 因素的第 1 种水平和第 2 种水平，B_1、B_2分别表示 B 因素的第 1 种水平和第 2 种水平，将各因素的水平之间逐个组合，即成 2×2 析因实验设计(见表 8-17)。

表 8-17　2×2 析因实验设计

	B_1	B_2
A_1	A_1B_1	A_1B_2
A_2	A_2B_1	A_2B_2

例 8-9　为探讨 A、B 两药是否有治疗缺铁性贫血的作用，以及两药间是否存在交互作用，将 20 例病人随机分为 4 组，分别在一般疗法的基础上联合 A、B 两种药物进行治疗，1 个月后观察各组病人的红细胞增加数(10^{12}/L)。试问采用何种实验设计可以达到研究目的？并作出分组设计。

该研究的目的是既要分析 A、B 两药是否有治疗缺铁性贫血的作用，又要分析两药间是否存在交互作用，可用析因实验设计。根据题意，A 药与 B 药均有“用”和“不用”两个水平。符合 2×2 的析因实验设计。用 A_1、A_2和 B_1、B_2分别表示“用”和“不用”A 药和 B 药，2×2 的析因实验设计有 4 个实验组，分别为 A_1B_1、A_1B_2、A_2B_1和 A_2B_2。设计分组如下：

第 1 组(A_1B_1)：一般疗法＋A 药＋B 药；

第 2 组(A_1B_2)：一般疗法＋A 药；

第 3 组(A_2B_1)：一般疗法＋B 药；

第 4 组(A_2B_2)：一般疗法。

考虑到 A_2B_2 是空白对照组，应加一般疗法。为保证各实验组的均衡性，其他组也应加一般疗法。见表 8-18。

表 8-18　20 例贫血病人按 *A*、*B* 两药的实验分配方式

B 药	*A* 药	
	用	不用
用	5	5
不用	5	5

A 药与 *B* 药均有“用”和“不用”两个水平。这是一个 2×2 的析因实验设计，不仅可以分析 *A*、*B* 两药的作用，而且可以分析 *A* 药与 *B* 药有无交互作用。

2. 三因素析因实验设计　三因素析因实验设计可以是 2×2×2、2×2×3、2×3×3、3×3×3 等，不仅可以研究 *A*、*B*、*C* 三因素内部不同水平间有无差别，还可以研究因素间是否存在一级交互作用（*A*×*B*、*A*×*C*、*B*×*C*）和二级交互作用（*A*×*B*×*C*）。

2×2×2 析因实验设计是指有 3 个因素，每一个因素各有 2 个水平的实验设计，共有 8 个组合。设 A_1、B_1、C_1 分别代表 *A*、*B*、*C* 三因素的第 1 水平；A_2、B_2、C_2 分别代表 *A*、*B*、*C* 三因素的第 2 水平，交叉组合后的 2×2×2 析因实验设计模型见表 8-19。

表 8-19　2×2×2 析因实验设计模型

A	B_1		B_2	
	C_1	C_2	C_1	C_2
A_1	$A_1B_1C_1$	$A_1B_1C_2$	$A_1B_2C_1$	$A_1B_2C_2$
A_2	$A_2B_1C_1$	$A_2B_1C_2$	$A_2B_2C_1$	$A_2B_2C_2$

例 8-10　为研究小鼠种别（昆明、沪白Ⅰ号）、性别（雌、雄）及体重（大、小）3 个因素对皮下移植 SRS 瘤细胞生长特性的影响（实验每组用 3 只小鼠，接种瘤细胞后第 8 天测得肿瘤体积），如何进行实验设计？

根据研究目的，应考虑小鼠的种别、性别、体重对 SRS 瘤细胞体积的影响，还应考虑因素间可能存在交互作用，宜用析因实验设计。

该研究有 3 个因素：实验动物小鼠种别（昆明、沪白Ⅰ号）、性别（雌、雄）和体重（大、小）。每个因素均有 2 个水平，符合 2×2×2 析因实验设计。

因素：种别（*A*）　　性别（*B*）　　体重（*C*）

水平：昆明（A_1）　　雌（B_1）　　大（C_1）

　　　沪白Ⅰ号（A_2）　　雄（B_2）　　小（C_2）

根据研究目的，该实验可采用 2×2×2 析因实验设计，安排 8 组实验，见表 8-19。具体分组如下：

第 1 组（$A_1B_1C_1$）：昆明小鼠、雌鼠、大体重；

第 2 组($A_1B_1C_2$):昆明小鼠、雌鼠、小体重;
第 3 组($A_1B_2C_1$):昆明小鼠、雄鼠、大体重;
第 4 组($A_1B_2C_2$):昆明小鼠、雄鼠、小体重;
第 5 组($A_2B_1C_1$):沪白Ⅰ号小鼠、雌鼠、大体重;
第 6 组($A_2B_1C_2$):沪白Ⅰ号小鼠、雌鼠、小体重;
第 7 组($A_2B_2C_1$):沪白Ⅰ号小鼠、雄鼠、大体重;
第 8 组($A_2B_2C_2$):沪白Ⅰ号小鼠、雄鼠、小体重。

本实验设计不仅可以分析 A、B、C 三因素对实验动物肿瘤体积的作用,而且可以分析 A、B、C 三因素间有无交互作用。

三、统计分析方法

析因实验设计的定量资料可用析因实验设计的方差分析进行统计处理。

四、优缺点

(一)优点

析因实验设计不仅可以用来分析全部因素的主效应,而且可以分析各因素间的交互作用,用相对较小的样本获取更多的信息,特别是交互效应分析。

(二)缺点

当因素增加时,实验组数呈几何倍数增加,所需实验的次数相应增多。

五、设计要求

1. 设计之前初步确定各因素之间有无交互作用。

2. 在侧重了解 A、B 两个因素的主次与交互作用时,设计上易犯的错误是仅设三个组,即 A 因素、B 因素、$A+B$ 因素。应采用 2×2 析因实验设计,除了这三个组外,还应设立一个空白对照组。没有空白对照组,就无法进行统计推断,不能得出客观的分析结果。在临床疗效研究中,空白(指无 A 无 B)对照组是指单纯的常规治疗组,各组可以在常规治疗基础上进行实验。

3. 被试因素数与水平数不宜过多,应当尽量少而精,以避免工作量过大。若确需多因素多水平实验,宜选用正交实验设计或均匀设计,析因实验设计一般只用于两因素的研究。

4. 样本分配方法应是随机的,以尽量保证组间样本的均衡性。但最好先划分区组,然后在区组内随机分配,使其实验前的齐同性更好。

5. 每个因素的水平的选择取决于实验目的。如仅了解因素主次及两因素有无交互作用,可设“有”“无”两个水平。若要摸索两因素的最佳组合,则应以两个实际剂量作为两个水平。

6. 析因设计实验的统计分析不宜采用成组 t 检验或随机区组设计的方差分析，这些检验方法无法分析交互作用。

第八节　序贯实验设计

一、基本概念

序贯设计(sequential trial)又称序贯分析(sequential analysis)，在进行实验时，样本量不是预先固定的，而是按照研究方案中病人的纳入标准，一例一例地进行实验观察，实验成功一例就算一例，以累计的信息进行检验，一旦可以作出结论，立即停止实验，不再增加观察例数。这种方法既可避免盲目加大样本含量而造成浪费，又不会由于样本含量过小而得不到应有的结论，故最适于临床疗效等研究。

二、特点

事先不固定样本含量，对受试对象逐一(或逐对)进行实验，并在每一次实验结果出现后，就以累计的信息进行一次检验，在实验过程中随时确定是否继续下去，一旦得出拒绝假设的结论，就可以停止实验。否则，根据具体情况作出继续或停止实验的决定。

三、序贯实验的类型

(一)开式序贯实验和闭式序贯实验

根据设计时是否确定最大样本数分为开式序贯实验和闭式序贯实验。前者设计时对最大样本数不加限制，逐一实验直到取得统计结论为止，即实验达到预先规定的“有效”或“无效”时为止；后者设计时可事先确定最大样本数，在逐一实验中，研究者可以在肯定样本数不超过事先确定的最大样本数时就取得统计结论，必然会使实验结束。

(二)质反应序贯实验和量反应序贯实验

根据观察指标的性质可分为质反应序贯实验和量反应序贯实验。前者的观察指标为定性变量，后者的观察指标为连续性定量变量。

(三)单向序贯实验和双向序贯实验

根据单、双侧检验的原理分为单向序贯实验和双向序贯实验(图 8-7)。如果

要求作出 A 优于 B 或 B 优于 A，则用双向；仅要求作出 A 优于 B 或 A 不优于 B，用单向。

- 序贯试验
  - 开式
    - 质反应
      - 单向
      - 双向
    - 量反应
      - 单向
      - 双向
  - 闭式
    - 质反应
      - 单向
      - 双向
    - 量反应
      - 单向
      - 双向

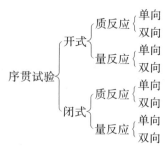

图 8-7　序贯实验类型

四、序贯实验的步骤

序贯实验是以数理统计原理和方法为基础而创立的，能以平均较少的样本完成实验。在做序贯实验时，研究者首先根据实验要求提出标准，并据此建立边界方程，绘出序贯图，序贯图由 2 条或 4 条边界线组成。实验开始后，受试对象陆续进入实验，研究者按一定规则将实验结果依次绘入序贯图中，连成一条实验线，当实验线触及图中的某一条边界线时，即可作出相应的结论。

无论何种类型的序贯设计，其检验步骤一般为：

1. 定标准　按实验要求规定接受或拒绝的标准，规定实验的灵敏度。

2. 规定检验的假阳性率(第Ⅰ类错误概率) α 和假阴性率(第Ⅱ类错误概率) β　通常规定为 $\alpha=0.05$，$\beta=0.05$，若实验要求较高，可规定 α 和 β 为 0.01。

3. 确定接受与拒绝的边界线　即确定边界方程 U、L、M 和 M' 中的系数。

4. 绘制序贯图　在以实验例数为横轴，以有效例数或处理前后观察值变化量的累计值为纵轴的坐标内，绘入各边界线。

5. 绘制实验线　进行实验时，将实验结果按要求绘入图中，连成一条实验线。若该实验线触及边界线，则得出相应结论，实验终止，否则实验继续进行。

不同类型序贯实验的设计方法请参阅相关书籍。

五、优缺点

(一)优点

1. 序贯设计预先不需规定实验重复次数，也无须集中较多的受试者，所需样本数较少。一个设计较好的序贯实验，一般可比固定样本法节约 30%～50% 的受试对象，故又称为最省抽样检验法。

2. 运用于临床研究可节省研究对象人数，符合伦理学要求。

3. 可使研究周期缩短。

(二)缺点

1. 当实验者无法确定有效及无效水平或无法提供配对对象时，不能采用序贯设计。

2. 不适用于大样本实验和远期随访研究。

3. 只适用于单指标实验，不适用于多变量研究。

4. 对观察指标差异不明显的资料和慢性实验，序贯设计的假设检验效率较低。

六、设计要求

1. 要求较快获得结果，实验仅以单一指标作结论依据，且可以根据逐一实验的结果对样本含量作出增减。只有满足以上条件的实验，才能选择序贯设计。

2. 选择具体的设计方案时，要依据资料性质、检验的单双侧及是否能够得到足够的受试对象，确定适当的设计类型。对于计量资料要做量反应实验设计，对于计数资料要做质反应实验设计。当实验只要求决定接受或拒绝某一药物时，需做单向设计；如果实验要作出 A 药优于 B 药或 B 药优于 A 药或两药无差别的某一结论，则需作双向设计。当研究者难以获得较大数量的受试对象，或实验重复一定次数之后仍无法得出结论时，应选择闭锁型设计。反之，当受试对象无限制时，可采用开放型设计。

3. 实验进行前，应规定相应的实验标准和 α、β 的大小，并据此确定边界方程。

4. 实验进行时，要随时进行检验，一旦得出结论，即可终止实验。

5. 受试对象的选择及配对应遵循动物实验或临床实验的相应原则，确保样本的代表性和可比性，否则无法得出科学的结论。

（刘国礼）

第九章 定性研究

随着疾病谱的改变和现代医学模式从生物医学模式向生物-心理-社会医学模式的转变，医学研究的范围也相应扩大。特别是20世纪80年代以后，一些与人们行为相关的疾病如心脑血管疾病、艾滋病、伤害等逐渐成为影响健康的重要疾病，使得人们更加关注与疾病发生、发展和传播有关的社会因素和行为。而这些社会因素和行为又受到不同种族、不同文化、不同环境和风俗等多种因素的影响。要想获得有关人们心理、行为和情感方面的真实可信的资料，仅靠传统的定量研究方法很难解决这些问题（具有难以逾越的局限性）。近年来，国内外许多学者在医学科学研究中借鉴和使用社会学研究领域中定性研究方法来探讨有关疾病与健康的问题，取得很好的效果。本章将重点介绍在医学研究领域中常用的一些社会学定性研究方法。

第一节 定性研究概述

一、定性研究的含义、特点及用途

（一）定性研究的含义

定性研究（qualitative research）是一种形成性研究。它提供一种特殊的技术以获得人们想法、感受等方面的较深层反映的信息。它主要用于了解目标人群有关态度、信念、动机和行为等的问题。定性研究是一个发现问题的过程，研究者在自然情境下，采用多种方法收集资料，对研究现象进行深入整体研究，探讨事件“为什么”会发生，对其行为获得解释性理解。

（二）定性研究的特点

1. 自然性　定性研究是在对研究情境不进行操纵或干预的情况下，考察实际所发生的事情。在定性研究中，研究者即为研究工具，他们必须深入研究对象的现场，亲自看一看发生了什么事情，亲自了解那里的人们在做什么、想什么，注重事件发生的过程而不是结果。

2.描述性　定性研究不是以数字来表示研究的某种观点或结果的，而是用文字或图片来描述的。在定性研究中，研究者以现场的观察记录、关键人物的访谈实录、文件、图片、实物等为主要的资料来源。

3.归纳性　定性研究的资料分析是归纳性的而非演绎推理性的。进行定性研究并不一定要论证什么，而是从事件中发现什么，通过对实际过程的考查，了解事物的变化和事物之间的联系。

4.解释性　定性研究以了解研究对象本身的观点为目的，以解释为己任，而不是用于证实某种假设。

5.整体性　定性研究是对研究对象整体的认识，关注人们对一些问题的想法与做法，有利于观察研究对象的全貌，从不同角度了解研究对象的特征与变化，用不同的方法认识研究对象的特点。

(三)定性研究的用途

1.定性研究是产生新想法的工具　通过定性研究，研究者了解自己不知道或不了解的有关目标人群的语言和行为范围，通过对目标人群的观察和倾听获得第一手资料，给研究者提供产生新想法的信息。

2.定性研究是定量研究的先前步骤　通过定性研究探讨人们行为、情感、思想领域里的一系列问题，为定量研究设计的问卷提供必要信息。

3.定性研究可以帮助理解和解释定量研究的结果　定性研究能够补充定量研究的结果，使研究者对所研究的问题有较为客观、全面的解释，例如，可以帮助了解影响态度变化的因素。

4.定性研究也是收集原始资料的一种方法　以开放式的问题或访谈提纲的形式来收集资料，所收集到的资料经过适当处理可以客观、准确地反应被研究者的情感、思想、行为等方面的问题。这是一种较好的、有时也是唯一可以应用的收集资料的方法。

二、定性研究的优缺点

定性研究的优点是可以获得定量研究得不到的信息；所需经费少，花费的时间相对较短；研究方法灵活，研究设计可以随着研究的进展不断加以修改，所需的技术设备较简单。其最突出的优点是对人的尊重，关注的是研究对象自己的看法，从研究对象的角度去诠释其行为的内部意义。同时，定性研究也具有两个显著的缺点：其一是易产生观察者或研究者偏倚；其二是代表性差，由于定性研究多采取的是目的抽样，样本不具备广泛的代表性。另外，不恰当地使用定性研究可能导致误差，有些定性研究所得的资料用定量研究的分析方法来处理，也容易给结果的解释带来误差。

三、定性研究方法在医学领域中的应用

定性研究过去主要用于人文学、社会学等领域。医学领域中的定性研究于近十几年在国内外兴起,它使我们对各种现象具有更多的敏感性。在一定程度上,定性研究比定量研究更多体现人文关怀,越来越引起医学工作者的重视。近年来,卫生保健、健康教育、卫生服务等领域开展了大量的定性研究。

(一)社区卫生保健与卫生服务

在社区卫生保健飞速发展的今天,满足社区群众的卫生保健需求已成为建立卫生保健服务项目的重要宗旨。为满足社区群众对卫生保健的需求,建立综合性卫生保健项目,在社区卫生领域开展定性研究不仅具有可行性,而且具有必然性。如通过访谈或观察法调查社区居民对卫生状况的认识及对当地应优先解决的卫生问题的意见或看法,调查新的卫生项目的可行性和群众的接受程度,制定适宜的教育、交流活动的策略。例如,中央或地方政府召开小组座谈会讨论公共卫生决策的制定与实施;通过小组座谈了解乳腺癌和艾滋病患者的心理状态等。

(二)中医临床科研

目前,中医学领域的研究评估体系是参照经典的西医学研究模式建立的,定量研究方法的引入确实对中医现代化的进程起到巨大的推动作用,把中医可以量化的部分以现代科研方式开发出来。但是中医学的整体观和辨证论治包含了丰富的哲学、文化理念,纯粹用定量方法不能把中医的优势领域表现出来,相当部分的中医学内容更适于采用定性研究的方法。现在国内许多研究者在中医临床科研中探索应用定性研究的方法对中医诊断标准、治疗结果进行研究,并将定量研究与定性研究相结合,制定具有中医特色的疗效评估体系。

(三)护理学研究

在整体护理为主的护理模式下,定性研究在护理学研究中具有不可忽视的重要地位。近年来,护理人员运用定性研究做出了很好的研究成果。例如,调查护理领域中服务对象对护理的需求及认识;调查护理领域中服务对象对护理问题的意见和看法;调查潜在的、新的护理项目的可行性和服务对象对该项目的接受程度等。随着护理研究的不断深入,越来越多的人将认识到定性研究的应用价值,为护理专业的发展带来新的观点。

(四)医学心理学研究

众所周知,量化是医学心理学研究科学化的重要标志。然而定量研究方法并不能解决人类心理行为的所有问题,研究者逐渐认识到定性研究在心理学研究中的重要作用。定性研究要求研究者深入研究现场,与被研究者一起生活工作,全

面描述现场情境。突出表现对人的尊重，尊重并关注研究对象对自己行为的解释，从研究对象的角度去诠释其行为的内在意义。只有将定量研究与定性研究有机结合，才能使医学心理学在理论研究和实践探索中取得重大突破。

随着先进高效的硬件设备和定性数据分析软件的出现，加上大量的培训项目，定性研究必将高速发展。

四、定性研究与定量研究的区别与联系

（一）定性研究与定量研究的区别

定量研究和定性研究是社会学研究方法的基本划分，代表着不同方法体系的基本技术特征。定量研究首先建立假设，通过调查法或实验法收集量化的数据资料，然后通过统计分析来验证假设，并将结果从样本推广到所研究的总体。定性研究主要采用非概率抽样方法，根据某一研究目的，寻找具有某种特征的小样本人群进行调查。常常用于制定假设或确定研究中应包括的变量，对潜在的理由和动机求得一个定性的理解。定性研究可以指明事物发展的方向及其趋势，但却不能表明事物发展的广度和深度；可以得到有关新事物的概念，但却无法得到事物的规模的量的认识。定量研究恰好弥补了定性分析这一缺陷，它可以深入细致地研究事物内部的构成比例，研究事物的规模大小以及水平的高低。二者的区别见表 9-1。

表 9-1　定性研究与定量研究的区别

	定性研究	定量研究
研究目的	对潜在的理由和动机求得一个定性的理解；解释事件“为什么会发生”；帮助建立假设	提供信息验证假设；将结果从样本推广到所研究的总体
样本	小样本；目的抽样；代表性差	大样本；随机抽样；代表性好
资料收集方式	观察法、访谈法	统计调查法、实验法
资料表现形式	文字、图片、录音及录像	量化的数据、模型、图形
资料分析	不适合做统计学分析	可做统计学分析
结论	归纳性	演绎推理

（二）定性研究与定量研究的联系

定性研究与定量研究尽管各有自己的方法、研究步骤等，但是它们之间不是对立的，而是互相联系和互为补充的。二者都属于社会学研究方法，是对事物或现象的质和量两方面的探讨。一般认为，定性研究是定量研究的基本前提，定量研究是定性研究的进一步深化。进行一项新的研究项目时，定量研究之前常常都要以适当的定性研究开路。有时候定性研究也用数据来佐证或用来解释由定量分析所得的结果。没有正确的定性分析，就不可能作出科学合理的描述，更不能建立起正确的理论假设，定量研究也就因此失去了理论指导。在实际的研究中，需要结合这两种研究方式的优点和长处，相互补充和借鉴，帮助我们从不同侧面

和角度来研究同一个问题,从而得出更为全面、准确的研究结论。未来医学研究必然是定性研究与定量研究相结合的发展趋势。

第二节 常用的定性研究方法

一、观察法

(一)观察法的含义及分类

观察法(observation)是指带有明确的研究目的,研究者用感官和辅助工具有针对性地、直接地了解正在发生、发展和变化的现象。观察法要求观察者的活动具有目的性、计划性和系统性,要求观察者对观察到的事实作出实质性和规律性的解释。其特点是:

1. 客观性 观察对象应该是处于自然状态下的客观现象,且观察者对所收集的资料需坚持实事求是的原则如实反映。

2. 规划性 在观察时,观察者要按研究实施总体方案确定的目的与计划实施,即在观察之前对为什么观察、观察什么、怎样观察都是很明确的。

3. 敏锐性 观察者必须具备敏锐的洞察力,通过对研究对象的行为、语言和表情等进行细致观察,结合深入交谈等方法逐步了解其内心思想活动。

4. 目的性 观察活动中,观察者关注的是研究假设所涉及的重要特征,即观察者在观察中要做有意的选择。

由观察法的特点可见,观察法有别于日常生活中的一般观察,而是具有特定的研究目的、假设和观察标准,事先有严密、系统的设计和记录。观察法所用的时间较长,对研究人员有严格的条件要求,需有良好的素质、丰富的调查经验等。因此,开展观察法研究往往是比较困难的。

不同的学者对观察法的分类有不同的界定。一般而言,按照研究者在观察法中所处的位置或扮演的角色可以将观察法分为参与观察和非参与观察;按照观察方式的结构程度可以分为结构观察和无结构观察;按照观察的内容分为行为观察和绘制地图等。在一项研究中,上述几种类型可能会同时使用,也可能交替使用。

(二)参与观察与非参与观察

1. 参与观察(participant observation) 参与观察又称实地观察,是指研究者参与到研究对象的生活中,即生活在研究对象的社区文化氛围之中,观察、收集和记录研究对象在社区中日常生活的信息。早期人类学家研究某些落后的民族和部落的风土人情、衣食住行、宗教信仰等主要借助于参与观察法。参与观察由多种方法组合而成，包括深入访谈、行为观察、网络分析和非正式访谈等。研究者从社会系统的角度揭示所要进行研究的专题的影响因素，观察记录这些因素与其他因素的相互关系及意义。简而言之，参与观察就是将每天的谈话和每天的观察记录下来，整理成现场工作笔记，以便分析使用。

研究内容主要包括：研究现场发生了什么？人们在说什么？做什么？他们的行为怎样？怎么交流？有什么样的肢体语言？等等。有些行为常常包含一些人们难以觉察的习惯性动作，在这种情况下，观察能比其他资料收集方法获得更多的可靠信息，而且观察具体行为时也记录了一定的场景，并能直接与研究客体接触，从各方面加以观察，更有助于验证、校正和表述假设。

参与观察法对于研究一些特殊的越轨亚文化群体、犯罪群体和药物滥用群体的活动方式、行为规律、吸毒原因等具有重要作用。对于这些群体，许多问题采用通常的问卷法和访谈法调查很难奏效。著名社会学家 Chein 及其同事曾深入纽约市药物滥用高发的贫民和少数民族聚居区进行数年调查，掌握了大量第一手材料。他们认为海洛因成瘾者的社区和家庭背景、经济、社区环境在药物滥用中具有重要的影响，提出成瘾过程的 4 个阶段的理论，即实验（尝试）使用阶段、偶尔使用（每周一次至数次）阶段、习惯性使用（几乎每天一次）阶段和强迫性使用阶段。Chein 根据大量观察认为，在各种违禁毒品使用中，海洛因滥用最后都会发展到第四阶段，而大麻、“快克”可能停留在第二、第三阶段。

在参与观察中，观察者需要与观察对象建立良好关系，一般有 3 种策略：一是表现出谦虚、谨慎的态度，使观察对象认为观察者不会危害他们的生活和利益；二是借助上级机关和领导的支持，显示自己的重要地位；三是取得当地关键人物的支持，使他们意识到研究与他们的利益相一致。

参与观察的优点在于研究者以被观察对象一员的身份加入观察对象团体中，不暴露其真实身份，可以获得比较真实、客观的信息，而这些信息是采用其他方法所难以得到的。研究者在没有“先入为主”的前提下进入现场探讨问题，不将自己的看法或观点强加于所研究的现象或问题。而其他的研究方法如问卷调查就要求研究者在调查前对所研究的现象或问题进行猜想、判断，设计出研究者认为问题的可能备选答案。这样调查的结果不可能超出研究者事先的想象，调查结果也不一定是真实情况的反映。参与观察的缺点是所得资料往往缺乏可靠性，受研究者本人的背景、文化等主观因素的影响较大。同时，作为一种研究方法，它的研究程序并不十分明确，所得结果难以用数量表达。

2. 非参与观察（non-participant observation） 非参与观察又称局外观察，是指研究者处于所观察的对象或现象之外，完全不进入研究对象的日常生活，作为旁观者了解事物的发展动态。如大学生利用节假日到工厂、农村参观，就是非参与观察。这种研究方法特别适合于在一项研究开始阶段了解项目最基本情况时使用,它可以帮助研究者确定研究重点或形成研究假设。

非参与观察的优势是研究者与研究对象可以保持一定的距离,比较客观地观察研究对象的所作所为,操作起来也比较方便。但是非参与观察也有明显的不足。首先,很多情况下研究对象知道自己被观察,使得研究结果受到"研究效应"或"社会期望"的影响。其次,研究者对观察到的问题或现象也较难进行深入的了解,不可能像参与观察那样向研究对象及时提问,以求得对问题的深入理解。最后,非参与观察可能会受到环境、条件的限制,如观察距离远,不能对现场发生的问题都了如指掌,所以对研究结果可能有影响。

(三)结构观察与无结构观察

1. 结构观察(constructed observation)　结构观察是指按照一定的程序、采用明确的观察提纲或观察记录表格对所要研究的现象进行观察。结构观察多采用非参与观察的方式进行。其观察的内容是事先确定的,对观察的内容和记录方式逐一规定。因此,常集中到若干明确、具体的对象或特征上,用观察记录表(类似于问卷)按照统一的要求对每个研究对象进行统一的观察和记录,其结果可以进行定量分析。

表9-2是村卫生室儿保/儿科卫生服务情况观察表。调查者在5岁以下儿童待诊者中选择有发烧、腹泻、呕吐、咳嗽、呼吸困难、呼吸急促、肺炎、耳炎、麻疹、营养或喂养问题任一特征者作为入选者,跟随其整个就医过程,在诊室观察并记录医生所说、所做,但不能在诊治过程中打扰或干涉医生的行为。

表9-2　村卫生室儿保/儿科卫生服务情况观察表

1. 时间:________年______月______日　　　　调查员:________
2. 医疗机构:______省______市______县________乡(镇)________村卫生室
3. 孩子年龄:____岁　　出生日期:____年____月　　性别:男(　)女(　)
4. 到达诊所的时间:______时____分　　开始诊治的时间:______时____分
5. 医生是否询问孩子有无发烧:是(　)否(　),是否测体温:是(　)否(　)
6. 测体温是用体温计(　)还是用手背感觉(　)
7. 医生是否询问孩子的进食饮水情况:是(　)否(　)
8. 医生是否询问孩子有无呕吐:是(　)否(　)
9. 医生是否询问孩子有无抽搐:是(　)否(　)
10. 医生是否询问孩子有无咳嗽或呼吸困难:是(　)否(　)
11. 医生是否询问孩子有无腹泻:是(　)否(　)
12. 医生是否检查孩子的体重或营养状况:是(　)否(　)
13. 其他询问检查内容及结果________________________________
14. 医生的诊断:____
15. 医生的处方:____
16. 医生是否建议转诊:是(　)否(　),家长是否同意转诊:是(　)否(　)
17. 医生是否叮嘱如何服药:是(　)否(　)
18. 医生是否建议继续进食和饮水:是(　)否(　)
19. 医生是否解释何时需要复诊:是(　) 否(　)
20. 医生是否叮嘱出现何种危重症状时需要紧急就诊:是(　)否(　)

结构观察的基本特点是常使用一些标准化手段，包括观察项目清单、观察仪器等。标准化手段使得不同的观察者在不同的情境中能够以同样的标准观察和记录人们的行为与社会现象。

在标准化的观察中，观察者感兴趣的行为和现象必须明确制定，并且只有在进一步仔细选择研究的要点时，标准化观察才有用。因为只有观察清单上列出的行为或现象才会在观察中加以注意和记录，而未列入清单的就不能记录。同样，将不能提供所需信息的行为列入清单是浪费时间和精力。鉴于此，在没有进行非标准化的观察和访谈之前，一般不能采用标准化观察法。

2. 无结构观察(non-constructed observation) 无结构观察是指根据研究目的对研究对象进行扩散性观察，没有任何统一的、固定不变的观察内容，也没有统一的观察记录表格，完全依据现象的发生、发展和变化过程所进行的自然观察。由于事先没有严格的计划，不使用专门的观察表格和观察仪器，其结果只能按照定性资料处理和分析，因而常用于探索性调查。

(四)行为观察与绘制地图

1. 行为观察(behavior observation) 行为观察是指根据事先设计好的行为分类标准，通过观察、记录来收集行为资料。这种方式通常在乡村、社区及医院诊所中使用。其主要特点是要区分行为和活动，与其他的定量和定性研究方法相比，行为观察能得到更深入的信息和对行为有较深入的理解。例如，国外有人做过“丢失信件”的实验，在不同地区，将写好地址、贴足邮票的信件丢在大街上，通过计算这些信件被人寄走的比率来估计不同地区人们的道德水平及助人为乐的程度。它事先假定，将信件投递的行为是具有良好道德水平及助人为乐的表现之一。又如，有学者为了了解泰国北部农村卫生服务的情况，对乡村医生的责任心进行考查。研究者深入卫生服务利用不同的两个村级诊所，对乡村医生每天的工作情况进行实地观察和行为观察。结果发现，除了其他的条件相同外，卫生服务高利用诊所的乡村医生在工作态度、投入时间、对患者态度及工作质量方面都比卫生服务低利用诊所的医生表现要好。因此，研究者认为基层卫生人员的素质是影响基层卫生服务利用的重要因素之一。

2. 绘制地图(mapping) 绘制地图是一项重要的收集资料的方法，学者经常使用。研究现场的地图能够显示主要的活动地点、社区分工、重要地点的方向与距离，自然景观如山脉、河流、森林等。当地的行政区域划分地图也是很好的可利用资源。如在艾滋病的行为研究中，地图可以清楚地显示目标人群聚集的地点，如酒吧、按摩院、火车站、歌舞厅或其他交易场所；也可以显示医院、性病诊所、药店和安全套销售点的地理位置。地图为研究者在实施干预前确定干预地点提供有价值的信息。

(五)观察法的用途

观察法特别适用于以下几种情况：

1. 对于少为人知的吸毒、卖淫、同性恋等特殊社会现象进行研究，观察法可以获得相对真实的资料。

2. 观察法可以了解问题或现象的连续的、相关的背景信息。

3. 当研究者发现"事实"与当事人所说的有很大差别时，观察法可以帮助澄清事实，了解事情真相并理解差异所在。

4. 当进行"案例研究"时，观察法可以帮助研究者全面深入地了解研究对象的深层次信息，对事件的发生过程及社区成员间的行为互动有较为全面的了解。

5. 当研究对象不能进行语言或文字交流时，如研究聋哑人、盲人或婴儿的问题或现象，观察法是唯一可用的研究方法。

6. 作为其他研究方法的补充。在访谈和问卷调查之前使用观察法可以了解更详细的信息。

(六)使用观察法应注意的几个问题

1. 选择典型环境中的典型对象作为观察重点。

2. 选择合适的观察时间和场合。

3. 灵活安排实地观察的程序。

4. 与被观察者建立良好的人际关系。

5. 减少观察活动对被观察者的影响。

6. 及时做好观察记录。

二、访谈法

(一)访谈法的含义和分类

访谈法(interview)是指通过调查人员有目的地与被访谈者谈话或向其提出一系列问题，来了解被访谈者的认知、态度和行为等。访谈法和观察法一样，都是收集资料的重要研究方法之一。

访谈有多种形式，根据访谈问题的种类可分为3种：结构式访谈、半结构式访谈和深入访谈。

1. 结构式访谈(structured interview)　结构式访谈也称规范式访谈(formal interview)或系统访谈(systematic interview)，其特点是访谈过程、访谈内容、访谈方式等方面尽可能统一，做到标准化。这种访谈在某种意义上类似于定量研究中的调查问卷，相对来说对访谈者的访谈技巧要求不高。

2. 半结构式访谈(semi-structured interview)　其特点是访谈的题目不固定，只以提纲或粗略的问题来确定访谈的范围。访谈过程中询问问题的顺序也不固定，可根据情况进行调整。半结构式访谈受访谈者的技巧和对访谈问题的熟练程度影响较大。

3.深入访谈(in-depth interview)　深入访谈也称无结构访谈或自由访谈。在事先设计好的访谈主题范围内，访谈员与访谈对象进行自由的交谈。通过深入的交谈，获得访谈对象的丰富的定性资料，并通过研究的观察、分析从中归纳出概括性的结论。其特点是：一般只有1～2个主题，没有明确的、固定的问题；访谈结构虽然简单，但需试探更多的细节，需询问访谈对象更多的问题。这种访谈对访谈者的访谈技巧要求最高。

个人深入访谈(individual in-depth interview)是指一个访谈者与一个被访者面对面进行交谈。其应用范围不是很广泛，但是在一些特殊情况下，使用个人深入访谈将非常合适。如访谈的主题较复杂或敏感，被访者居住地点很分散，存在"伙伴压力"等情况，使用个人深入访谈可以更为全面地了解所需内容。例如，在艾滋病的社会行为研究中，常涉及性行为、性偏好、性心理等敏感问题，进行此项研究时个人深入访谈是最佳选择。

(二)访谈技巧

访谈是否成功受到多种因素的影响，如被访者的态度、对问题感兴趣的程度、访谈者本身对问题的熟练程度和访谈技巧等。其中访谈技巧对访谈是否成功至关重要，它直接影响到被访者的态度和兴趣。掌握访谈技巧需要长时间的探索和实践。总的原则是：①给予被访者充分的自由叙述空间；②既能控制主题，又能获得尽可能多的信息；③访谈者对问题采取中性态度，避免访谈者的态度影响被访者的回答。

具体的技巧如下：

1.选择合适的访谈环境，如家里、办公室或其他被访者熟悉的场所，使被访者感觉放松，不会太紧张。

2.利用开场白获取被访者的理解和信任，包括自我介绍、本次访谈的目的、访谈结果的应用和保密等，打消被访者的顾虑。

3.注意访谈中问题的顺序，一般从简单到复杂。

4.所提的问题要明确具体，让被访者明白。

5.善于引导。对于被访者不太愿意回答的问题，需要访谈者的试探和引导，采取迂回的方式。对于以前没有考虑过的问题，可以给予被访者一定的考虑时间并给予一定的引导。

6.控制话题，掌握插话和提问时机。访谈者应熟练地控制谈话内容，当被访者的回答偏离了主题时，访谈者应使用合适的语言予以婉转打断，并引导他自然转回到访谈话题上来。但某些问题不清楚时，应及时复述或追问。插话不要太多,以免打断被访者的思路。

7. 控制访谈时间。一般来说,回答者开始产生疲劳的时间在访谈开始后的 20～25 min,因此,访谈时间最好控制在半小时内。

8. 注意访谈中的非语言交流。访谈者应采取自然、亲切的态度接近被访者,表现出礼貌、虚心、诚恳、耐心的表情,仔细倾听并给予被访者语言或肢体上的回应。

9. 访谈中避免做太多记录,否则会影响思维的连贯性,最好的方法是对访谈过程录音录像或有专门的记录员。

上面是一些常用的访谈技巧,只有在实践中不断学习,积累经验,才能掌握自如。

(三)访谈法的优缺点

其优点是:访谈法收集资料方便、灵活、经济,适用于较大样本的研究;使用访谈法可以使访谈者从被访者的角度来了解要研究的现象或问题,为全面、客观地了解事件的真相提供较为广阔的视野;在访谈中,对某些不清楚的问题可以及时追问,避免出现理解偏差;利用访谈可以使访谈者与被访者之间建立信任关系,为其他研究方法的实施奠定基础。

其缺点是:所得信息受到访谈双方对问答理解的影响,存在隐藏真实情况和看法的可能,其可靠性和有效性可能较差,而观察法可弥补可靠性的不足;结果的分析解释主观性较强。

三、专题小组讨论

(一)专题小组讨论的含义

专题小组讨论(focus group discussion) 又称焦点小组访谈,是指将一组人聚集在一起,就某一特定的问题进行深入的讨论。专题小组讨论中“群体动力”所提供的互动作用是成功的关键,比单独面谈能提供更多的信息。典型的专题小组讨论由 4～12 人参加,在一个主持人的引导下,1～2小时内,围绕主题和讨论提纲进行充分和自由的讨论,讨论中记录员或观察员进行现场记录和录音。在讨论中不只是研究者对访谈对象进行提问,更鼓励人们相互交流,相互提问。专题小组讨论的访谈对象所发表的意见并不仅仅是他们个人的意见,而是代表了与他们相似的一类人的观点、态度和行为。例如,很多学者在艾滋病的预防干预项目中,多次使用专题小组讨论了解项目地区不同背景下的目标人群对艾滋病性病知识及避孕套的使用等的认识情况,从而了解人们对艾滋病的知识、态度和行为。

(二)专题小组讨论的特点及用途

1. 运用专题小组讨论的方式可以快速有效地收集资料,节省时间和费用。

2. 专题小组讨论以座谈为主,不同文化水平的人们平等交流。

3. 在讨论的气氛中鼓励人们大胆发表自己的观点。

4. 通过讨论，研究者不仅知道人们在想什么，还能了解人们为什么这么想。

基于以上特点，专题小组讨论被广泛应用于：项目开始之前收集基线资料，尤其是研究者对所研究问题不甚了解的情况；项目实施之后评价项目的进程和结果。

(三)主持的技巧

专题小组讨论会主持人的主持艺术直接影响收集资料的过程和资料的质量。在讨论的每一个过程中，不仅要求支持人的提问有一定的技巧，还要求主持人能够自然、恰当地应对被访者在讨论中的各种语言、肢体或情绪上的反应。

1. 主持人的提问技巧　主持人应使用开放、具体和清晰的问题，避免提封闭式或诱导性问题。在讨论过程中始终保持中立的态度，仔细倾听谈话内容，留心观察他们的非语言交流。在恰当的时机使用表情、动作或语言鼓励被访者踊跃发言。控制讨论的主题和节奏，避免前松后紧，造成对某些问题的讨论不够深入。讨论结束时，主持人应对讨论内容做简短但不含判断性的总结陈词，并向被访者真诚致谢。

2. 主持人的应对技巧　讨论的过程不会完全按照研究者设计的那样进行，可能会遇到许多来自被访者的“突发事件”。如果主持者不能很好地应对这些“突发事件”，可能影响讨论的效果，甚至会阻碍讨论继续进行。常见的“突发事件”及应对技巧见表 9-3。

表 9-3　专题小组讨论中常见的“突发事件”及应对技巧

“突发事件”	应对技巧
垄断性发言	减少直接目光接触
一言不发	点名鼓励
讨论离题	转换话题，引导到原主题
被访者向主持人提问	不必做详细回答
被访者要求主持人作评论	巧妙回避，保持中立

(四)专题小组讨论法的优缺点

其优点是：可以将整个过程录制下来事后分析；温馨愉快的环境使参加者具有安全感，能畅所欲言；经验丰富的主持人能启发参加者深入探讨问题；所需经费较少，花费时间较短，研究方法灵活。

其缺点是：与参与性观察相比，收集资料时的环境不是实际的、自然的，而是人为的，易产生观察者偏倚；在讨论中可能会产生因团体压力而带来的被访者回答“趋同”的问题。

四、选题小组讨论

选题小组讨论是一种经过改良的小组讨论方式，是一种程序化的小组讨论。其目的是在一个由不同既得利益、不同思想意识和不同专业水平的人组成的小组中发掘问题，并把所发现的问题按其重要程度排出先后顺序。选题小组讨论提纲实例见表9-4。

(一)操作程序

1. 由6～10名参加者组成一个小组。

2. 主持人给出要讨论的问题。

3. 小组成员间互不交谈，每个人在一张纸上列出自己认为重要的一切问题。

4. 每个小组成员向大家解释自己所写的每一项内容，并互相讨论。

5. 再发一张纸，每个人再各自挑出自己认为最重要的几项内容，并按重要性大小排出先后，并给予分值。分值在1～10之间，最重要的10分，最不重要的1分。

6. 每个成员上交自己的结果，主持人统计结果并按分值排列。排序在前面的则代表小组的共同意见。

(二)选题小组讨论的优缺点

其优点是：每个人都有平等表达意见的机会，都要积极参与，提出自己的看法；受他人的影响小；每个讨论最后有一个肯定的结果。

其缺点是：受文化水平的制约；每个焦点问题的访谈约需1小时，较为费时。

表9-4 选题小组讨论提纲实例

访谈对象：市及各区(县)卫生局主管社区卫生服务工作的有关领导10～12人。

步骤：

(1)请参会者自我介绍。

(2)主持人向参会者介绍专题小组讨论的特点和要点。

(3)主持人提出焦点问题，如本市社区卫生服务的主要特点和经验是什么？

(4)(发纸条)请各位从自身岗位上考虑，写出5条；用最简明的语言写出关于管理和运作方面的特点和经验。主持人强调不互相讨论，写好后不要修改；回收写好的纸条。

(5)对每个人的5条特点或经验进行解释、精练和合并；主持人询问：哪些经验可以合并？对其中的概念有没有不理解的？

(6)(再发第二张纸条)请每位从上述特点或经验中选5个且必须选5个。

(7)累计加分，选出前5位最高得分的特点和经验，并将纸条收回；记录人员现场记录。

(8)第2个焦点问题提问：本市社区卫生服务存在的主要问题和障碍是什么？

(9)重复上述4～7的步骤。

(10)访谈结束。

五、专家咨询法

(一)专家咨询法的含义和分类

专家咨询法(expert consultation activity)是指根据所要预测的问题,选择有关专家,利用专家在专业方面的经验和知识,用征询意见或其他的形式向专家请教而获得预测信息的方法。如专家会诊就是临床常见的专家咨询法,请专家们对某临床现象进行分析,从中找出特征或规律,然后对各专家的意见进行整理归纳,得出病因及临床防治结论。

专家咨询法是一个研究体系,在实践过程中,可总结出许多可行的具体方法,如专家预测法、特尔斐法、头脑风暴法等。

(二)专家预测法

专家预测法是以专家为索取信息的对象,利用专家的知识和经验,考虑预测对象的社会环境,直接分析研究和寻求其特征规律,并推测未来的一种预测方法。在临床研究中,专家是指临床上年资高、具备丰富临床经验的医护人员,请他们运用自己的知识和经验,对预测对象(如疾病)进行综合分析,从中找出规律,并对今后的发展趋势作出判断。然后对专家的意见进行整理归纳,得出预测结论。一般采用两种形式:

1. 专家个人判断　其优点是不受外界干扰,没有心理压力,可以最大限度地发挥个人创造能力。但是结论容易受专家个人知识面、知识深度、所占资料及对所预测问题的兴趣等限制,难免有片面性。

2. 组织专家会议　会议讨论可以集思广益,互相启发,最终从不同的见解中寻求一个共同的看法,达到预测的目的。但是参加会议的代表有限,代表面不够广。专家的心理压力较大,意见易被权威左右,易受劝说性影响。

专题小组讨论可以把专家按不同年龄分组召开会议,这样研究问题能够更深入,有利于问题的最终解决。

(三)特尔斐法

特尔斐(Delphi)是古希腊传说中阿波罗神殿(传说可以预卜未来)所在地。美国兰德公司在20世纪50年代首创特尔斐法,该法已成为全球120多种预测法中使用比例最高的一种。其过程是:利用一系列简明扼要的征询表和对征得意见的有控制的反馈,取得一组专家的最可靠的统一意见。

1. 特尔斐法的操作步骤

(1)设计意见征询表。设计意见征询表时,需要特别注意两个问题:其一,表中所列的重要性等级,如表9-5中所列的“非常重要”“比较重要”“一般”“不重要”等,必须有明确定义,即需要明确说明在何种情况下才能算得上非常重要,在何种情况下才算是比较重要等,以免由于对这些词语的误解而造成误判,从而影响意见征询的科学性。其二,为了使专家容易将上面的重要性等级换算成权重值,事先应对这些重要性等级赋值。

表 9-5 医学院校教师岗位胜任力评估量表(第一轮)

一级指标	重要性评价					排序	删除选项	评价理由及必要说明
	非常重要	比较重要	一般	不太重要	不重要			
专业素养								
科研能力								
教学能力								
工作态度								
个人效能								
人际沟通								
关注学生								
需增加的条目:______								

(2)选择专家并请他们填写问卷表格。选择专家时应注意专家既要有权威性又要有代表性,专家之间互不交流,填写时也不要求署名,只需作出书面回答。

(3)整理和反馈专家意见。把回收到的专家意见进行定量统计分析,求出某一项指标或某些指标的权重值平均数,同时求出每一专家给出的权重值与权重值平均数的偏差。然后将求出的权重值平均数以函件形式反馈给各位专家,接着开始第二轮意见征询,以便确定专家们对这个权重值平均数同意或不同意的程度。经过3～4轮的反馈过程,就可以获得比较集中的意见了。

特尔斐法主要依靠人的经验、知识和综合能力进行预测,实质上是一种专家几轮函询的预测法。它既可避免专家面对面讨论带来的缺陷,又能避免个人一次性通信的局限性。收到专家回信后,将他们的意见整理归纳后,不带任何偏见地将结果反馈给各位专家,进行下一轮分析判断。经过几次反复,意见渐趋接近,最终得到一个好的预测结果。

2. 特尔斐法的特点

(1)匿名性。让任何成员的意见都只按意见本身的价值去评价,而避免受其他发表意见人的声誉、地位的影响。

(2)反馈性。经过几轮调查和反馈,每一轮都把收集到的经统计处理后的意见反馈给专家,经过这种信息反馈,使成员的意见逐步集中。

(3)收敛性。在进行数轮意见反馈之后,通过匿名方式交换意见,使专家的意见相对集中起来,从而形成综合意见。

(4)统计性。对专家的回答进行统计处理，最后得到一个定量的预测结果。

3.特尔斐法在医学领域中的应用

(1)特尔斐法在临床上的应用。如诊断方法中诊断标准的制定及评价；评定疾病治疗方案；评定疾病严重程度和病情预测。

(2)特尔斐法用于护理学研究。近年来，特尔斐法在护理学研究中有很广泛的应用。有调查表明，特尔斐法是某些护理杂志中最为常见的方法之一。

(3)特尔斐法在卫生事业管理方面的应用。特尔斐法不仅用于管理预测，还为制定政策、长远规划而收集意见，为管理决策服务。

(4)特尔斐法用于卫生经济学评价。特尔斐法是进行卫生资源的成本效益和成本效果评价的简单而有效的方法。

(5)特尔斐法用于评价指标体系的建立。若要全面评价，就要使用若干个互相联系的指标组成的指标体系，而特尔斐法是建立、评价指标体系的好方法。它主要用于指标权重的确定和指标的选择，它与系统评价的结合很常见。

4.特尔斐法中的数据统计方法　首先对专家个人特征进行描述性分析，再对专家意见进行统计描述。如果问题可以量化，可计算专家意见的中位数和四分位数、均数和标准差；比重数据处理法适用于独立的方案；简单排序法适用于一组方案进行排序；选择评价适用于列出等级后选择。然后计算专家的积极系数、专家意见的协调程度(变异系数、协调系数及其卡方检验)和专家权威程度系数(判断系数和熟悉程度系数的算术平均值)。

(四)头脑风暴法

头脑风暴原意是指精神病患者神经错乱和胡言乱语。这里指组织各类专家相互交流意见，无拘无束地畅谈自己的想法，敞开思想发表自己的意见，在头脑中进行智力碰撞，产生新的思想火花，使预测观点不断集中和深化，从而提炼出符合实际的预测方案。

1.与普通会议的区别　采用头脑风暴法进行预测，其开会的方法与普通会议的根本区别在于它有四条规则：①不批评别人的意见；②提倡自由奔放地思考；③提出的方案越多越好；④提倡在别人方案的基础上进行改进或与之结合。

2.头脑风暴法的类型

(1)直接头脑风暴法。就是按照头脑风暴法的规则，通过一组专家会议，对所预测的问题进行创造性思维活动，从而得出满意方案的一种方法。

(2)质疑头脑风暴法。这种方法是同时召开由两组专家参加的两个会议进行集体讨论，其中一个专家组会议按直接头脑风暴法提出设想，另一个专家组会议则是对第一个专家组会议的各种设想进行质疑，从而形成一个更科学、更可行的预测方案。

六、文献分析

文献分析是指用文献作为背景资料，进行归纳、比较，从而发现一些新趋向和新概念。文献包括研究报告、摘录、信件、官方发表物、个人日记、备忘录等。一般通过综合文献分析来了解一些前瞻性的指导方向和研究最新动态，快速直接地获取一些有用信息，来修改和完善自己的研究方案设计等。

通过查阅有关的文献或记录了解情况的方法，可在较短时间内尽快地了解有关项目的各种情况，是快速审评的常用技术。文献分析受到可读文献资料及这些资料可靠性的严重制约，因此多用来粗略地了解项目有关的大体情况。

第三节　定性研究资料的整理与分析

一、定性资料的特点

定性资料多为现场工作笔记、访谈录，包括研究者在现场观察到、感受到以及访谈到的各种事件的描述。这些资料与定量资料有着明显的不同，具有以下几个特点：

1. 来源的多样性　定性资料可以来源于研究者的谈话记录、工作笔记和观察记录，也可以来自当地媒体的报告、官方公告等，不像定量资料那样来源单一和准确性高。

2. 形式的无规范性　定性资料的表述形式不像定量资料有统一规范的格式，更多的是一段对话、一个故事和只言片语。表述形式的多样性给定性资料的整理和分析带来了一定的困难。

3. 不同阶段的变异性　由于定性研究所需的时间长，特别在参与观察中，使得研究资料在不同时期具有多样性。定性资料应按照研究时期进行整理。

二、定性资料分析的目的

与定量分析不同，定性资料的分析并不依赖于量化与统计学联系，研究者更关心收集到的资料所产生的概念和解释。在定性研究中，研究者本人就是基本的分析工具，在分析过程中，研究者利用已有的经验和对研究目标的理解，以求达到以下目的。

1. 界定概念　了解人们所处的状态、与他人的关系以及对研究的现象或问题所具有的想法。

2. 分类整理　按照具有共同特征、观点和经验的人或信息进行分类。

3. 寻找联系　寻找与现象或问题有关联的想法和经验。

4. 解释事件　解释事件为什么会发生。

5. 研究结论　阐述研究的作用和意义。

三、定性资料的整理

(一)整理笔记,建立档案

整理工作笔记是定性资料分析开始的第一步。传统的方法是将资料写在卡片上,分别标以不同的代码,然后按照不同类别归类放置。现在可以将现场资料输入计算机中,并留有备份。这些资料就可以随时调用、任意处理了。

在整理过程中,研究者要着手建立各种资料档案,包括背景档案、传记档案、参考文献档案和分析档案,后者是最重要的档案。

(二)编码

定性资料中的编码是指研究者将原始资料组织成概念类别,提出主题或概念,然后用这些主题或概念来分析资料。编码分为三个级别。

1. 一级编码　又称开放式编码。研究者先设置一些主题,将最初的代码或标签分配到资料中,以便将大量、零星的资料转变成不同类别。

2. 二级编码　又称关联式或轴心编码。从一组初步的主题或概念开始,发现和建立资料类别之间的各种联系。这些联系可能是因果联系、时间先后联系、相似关系、差异关系等。

3. 三级编码　又称选择性编码或核心编码。有选择地查找那些能说明主题的案例,并对资料进行比较和对照。选择性编码是在主题中找到可以统领其他一些相关主题的核心主题,将所有的研究结果纳入在这一核心主题范围内。

(三)形成概念

研究者往往通过对资料提出评论性的问题来进行概念化或者形成概念。概念的形成为定性资料分析提供了很好的基础和框架。研究者根据某种主题、概念或特征将资料分类整理,从中发展出新的概念,并考查概念之间的关系,最终使概念互相联系,组成理论。

(四)撰写分析型备忘录

分析型备忘录是实地研究者对于编码过程的想法和观点的一种备忘录或讨论记录。一些研究者的经验显示,撰写分析型备忘录是一种很好的整理资料的方式。撰写分析型备忘录的经验如下:

1. 随时随地准备撰写备忘录,以免转眼即逝的思想火花消失掉。

2. 反复比较备忘录,以求准确。

3. 为每个概念或主题都做一份备忘录,将所有与之相关的资料、方法、问题、案例及研究者的想法、感受等都记录下来,以便分析使用。

4. 在写某个概念或主题的备忘录时,要注意思考它与其他概念或主题之间的相似性、差异性以及因果关系。

(五)写日记、总结和内容摘要

写日记不仅可以随时记下自己的感受和想法,而且可以利用写日记的机会有意识地反省自己当天的活动。写总结和内容摘要的目的是对资料内容进行简化,以浓缩的方式呈现资料的精髓。

四、定性资料的分析

(一)分析过程

定性资料分析的方法主要是归纳法,即从具体的、个别的案例中概括、抽象出概念和理论。分析过程主要有以下三个阶段:

1. 初步浏览阶段　这个阶段主要是对所有资料的了解和熟悉的过程。

2. 阅读编码阶段　在初步浏览阶段的基础上,边阅读边编码,并随时撰写分析型备忘录。

3. 分析抽象阶段　这个阶段的工作最困难,研究者要比较各主题或概念之间的联系和差别,从具体的案例中归纳抽象出能够解释说明现象的主要变量、关系和模式。

(二)几种定性资料分析方法

定性研究分析方法必须具备3个关键:①方法必须是严格的和系统的。原始的定性资料类型多样,必须有一个整理和归纳过程。②分析的重点应该放在原始资料上,这样可以更全面地了解和分析资料。③分析是一个动态过程。结论不能提前作出,只能在分析后得出。

定性资料分析的方法就是寻找相似性和差异性,从不同的个案中找出共同的行为模式或差异性。常见的方法有:

1. 连续接近法　通过不断地反复和循环的步骤,使研究者从开始时一个比较含糊的观念以及杂乱、具体的资料细节,得到一个具有概括性的、综合分析的结果。

2. 举例说明法　用经验证据来说明某种理论。

3. 比较分析法　将注意力集中于各个案例中所具有的共同特征或差异上。

4. 流程图法　以历史和现时发展过程为标准,对资料进行描述。

也有学者建议从频率、程度、结构、过程、原因和后果等六个方面寻找资料的模式。无论使用什么分析方法,定性资料强调在原始资料的基础上发展理论,如果前人的理论与本研究的结果不符，研究者应该相信或尊重自己的发现，真实地展现研究对象看问题的方式和观点。

当研究者的分析走进“死胡同”的时候，与善解人意、善于倾听的朋友交流，有可能为自己提供一些意想不到的灵感和启迪。此外，研究者还可以阅读有关文献，从中了解本领域内前人的分析方法，借鉴其研究经验和教训。

定性资料的分析还可以依靠软件完成，目前国外较为常用的软件有 ATLAS. ti、Ethnograph、NVivo、CDC EZ-Text 等。不过，以上所列有关软件均非中文版本，读者在选用时，应充分考虑相关软件应用于中文资料处理中可能存在的问题。

【案例】　　头脑风暴法在提高临床护理质量中的应用

随着医疗模式的不断转变以及社会文化的不断进步，住院患者对临床护理服务模式及方法提出了越来越高的要求。因此，某医院在全院病区实施头脑风暴法，查找护理工作中存在的问题并进行原因分析，针对性提出改进措施，对护理质量的持续提高起到良好作用。

1. 建立组织　根据护理部—科护士长—护士长三级护理管理体系的组织结构特点，成立 3 个护理质量改进小组：①病区管理组，负责基础护理、病区管理和健康教育；②护理安全组，负责护理安全、急救管理和消毒隔离；③护理文书组，负责护理文书和护士素质。

2. 确定议题　以各科室在实施优质护理服务活动中存在的共性问题和热点问题等作为会议商讨议题，就现存的和潜在的护理风险因素查找相关因素，对问题形成的原因进行分析及对策探讨。

3. 信息反馈　建立定期讨论制度，每个科室每个月组织一次，由护士长主持会议，全体护理人员参加，由专人记录会议内容，并充分利用多媒体设备。坚持每月一次全院护理质量通报反馈。

4. 分级讨论研究

(1)利用晨会时间，让每位护士对存在的问题充分发表自己的见解，找出发生问题的原因及解决问题的方法，由护士长记录备案，时间控制在 30 分钟内。

(2)护士长将备案的会议记录反馈到科护士长处，由科护士长召开片区会议，从各科护士长反馈的原因及解决问题的方法中再次筛选出共性问题，同时找出分析合理、可行性强的解决办法，应用头脑风暴法进行讨论研究。

(3)科护士长将各片区讨论研究的结果在每周进行的护理部碰头会上进行反馈，由护理部根据医院相关规章制度，立足于各项护理工作的原则性，讨论研究各种方法的可操作性和有效性，最终将结果反馈到科护士长处或通过全院护士长例会进行反馈，同时给出相关建议和意见，由各科室根据护理部的建议和意见，结合自身实际情况，进行全面整改。

5. 评价方法　依据《医院管理评价指南》及相关要求,自制护理质量量化评分标准进行考核,以此评价实施头脑风暴法后的实际效果。

6. 结果及结论　实施头脑风暴法后,护理人员及患者的满意度较实施前明显提高,差异有统计学意义。运用头脑风暴法能充分发挥人的聪明才智和发掘人的潜能,考虑问题更详细,解决问题更具体、明确、有效,从根本上提高了护理人员的工作积极性。由于能够畅所欲言,提高护理人员的主人翁意识,增强了对科室管理的参与意识,对改善护理人员压力,缓解工作中的紧张情绪也有很好的作用。

（袁　慧）

第十章　医学文献阅读与评价

医学临床及科研工作者在日常工作中总会遇到各种各样的问题。解决这些问题的方法，除了请教有经验的同事、上级医生、专家和查找有关资料或专著外，还可以带着这些问题有目的地查阅发表在各种期刊杂志上的医学文献，以求最广泛地获得他人有关这一问题的经验或解决方法，从而用于自己的临床实践或科学研究。此外，通过阅读文献还可以了解所从事研究领域中的热点或跟踪最新的研究动态，阅读文献无疑是一种迅速获取知识的重要途径。

然而，面对浩如烟海的文献，如何能够全面地、在最短的时间内获得临床实践和学术研究所需要的文献数据呢？本章将围绕这个问题来展开讨论。

第一节　医学文献的阅读

医学临床及科研工作者在工作中需要阅读大量的医学文献，通过阅读文献可以了解所从事的研究领域的历史、现状、发展趋势和存在问题，以及研究中的热点和最新的研究动态，可以根据自己的需要或实际情况进行有针对性的阅读。

一般文献主要包括标题、摘要、方法、结果和讨论等。文献标题简洁、准确地突出了研究的内容，可以使你了解什么是研究热点和别人的研究方向；摘要是文章所有信息的总结，可以使你了解别人都做了些什么；方法部分准确、详实地记录了研究所用的方法，当你在研究中需要用到该方法时，可以仔细阅读，甚至是精读；结果部分是整个论文的核心，可以使你了解别人研究的产出，以及是怎样对研究结果进行总结和归纳的；讨论部分是对研究结果的总结与分析，可以使你了解研究具有的理论意义和可能的实用价值，以及该研究未解决的问题和今后的研究方向。当一篇文献的研究内容和你的研究内容密切相关或该文献研究的内容也是你将要开展的研究内容时，就有必要阅读全文。有目的、有选择的阅读会极大地提高文献阅读效率。阅读医学文献的基本方法可以分为浏览性阅读、选择性阅读和精读。

一、浏览性阅读

对于初涉新领域的研究者,必须阅读大量的文献,才能了解本领域的研究现状,把握本领域的研究动态和方向。而对于一个长期从事科研的医学工作者,也需要广泛阅读文献,才能把握最新的研究热点和动态,找到自己研究的延续点。如今,计算机和互联网的普及,使得我们可以方便地在各种在线数据库中查阅最新文献,比如 PubMed 几乎每天都会更新。当然,我们并不需要仔细阅读每篇文献,大部分文献可以进行浏览性阅读。浏览性阅读适合利用零散的时间在 PubMed、ScienceDirect 等医学文献数据库使用,去图书馆浏览或翻阅最新出版的期刊,这些多属于粗读形式。如果养成一种浏览性阅读的习惯,像看新闻报道一样去密切关注某个研究方向的最新动态,不但费时不多,而且获益匪浅。此法不一定带着问题去阅读,而是在网上浏览或到图书馆信手拿到一本近期刊物,先粗读,若遇到适合自己工作需要的论文,可进一步阅读。浏览性阅读的一般程序如下。

(一)看标题

在搜索到相关文献后,首先浏览文章标题,看该文章与自己的专业是否有关或者对自己的课题研究是否具有参考价值,以此来决定是否需要仔细阅读文章。摘要是一篇论文的概括,而标题则是摘要的概括,是全文主要内容的高度凝练。对于绝大部分文章,仅仅阅读其标题就足够了。首先,通过标题阅读,你会知道该文章的内容是否与自己的课题研究相关或者自己是否感兴趣,若不相关或不感兴趣,就没有必要阅读全文。其次,如果该文章与自己的课题研究相关,通过阅读标题,可以了解目前在自己的研究领域什么是热点、别人都在做什么、进展如何,对自己将要开展的工作的可行性进行正确评估。此外,通过阅读标题可以了解自己感兴趣领域的最新研究成果,扩大自己的知识面,对以后的研究进行必要的知识储备。标题阅读也是对文献进行大范围筛选的过程,虽然阅读量也很大,但由于标题阅读相对简单易行,可以节省大量的时间和精力。

(二)看摘要

在浏览过文章标题后,如觉得有必要对文章进一步了解,可以仔细阅读论文摘要。论文摘要可提供较多的信息,如研究背景、研究目的、研究方法、研究对象、统计方法、设计类型、研究结果和结论等。需要进一步阅读文献摘要部分的主要有如下几种情况:通过标题阅读,觉得该文献是目前研究方面的一个热点;该文献与自己的研究课题有关,想进一步了解别人是如何开展这项研究的以及结果如何等。现在有很多期刊的主页和文献数据库提供免费的论文摘要。通过选择性地阅读摘要部分,可以迅速了解一篇文献研究的主要内容。

二、选择性阅读

由于工作的需要，医学科研人员和临床工作者常常需要带着有关问题，有目的、有针对性地选择相关文献进行阅读。通过各种索引查到文献后，需要了解该文献是否满足自己实际工作的要求，是否值得从头到尾阅读，如何阅读等。这时就可选择性阅读论文中的一部分。

（一）读引言

读引言可了解作者撰写该论文的目的及想要解决的问题；引言是一篇文章的关键部分之一，引言的主要作用在于阐明研究的背景以及研究的意义和前景。通过引言我们可以了解作者的研究思路、相关领域内前人所做的工作和研究的概况，说明本研究与该领域之前工作的关系，当前的研究热点、存在的问题及作者的工作意义，为读者引出本文的主题。引言能够回答以下问题：为什么要进行这项研究？立题的理论或实践依据是什么？创新点是什么？理论与（或）实践意义是什么？首先要适当介绍历史背景和理论根据，前人或他人对本课题的研究进展和取得的成果及在学术上是否存在不同的学术观点。其次，明确地告诉读者为什么要进行这项研究。如果研究内容或项目是别人从未开展过的，这时创新性是显而易见的。但多数情况下，研究内容或项目是前人开展过的，这时一定要说明此研究与彼研究的不同之处和本质上的区别，而不是单纯地重复前人的工作，并要说明研究的创新点。

（二）读方法

对于多数文献，方法这一部分内容是可以略过不需要阅读的。但是，当文献所采用的方法正好是你的研究将要用到的方法时，就需要仔细阅读方法这部分内容，重点去看别人用了哪些研究方法、技术、试剂和器材，实验步骤是什么，研究对象的纳入和排除标准是什么，采用了哪些统计分析方法，以及其他注意事项等。另外，如果发现某些文献的研究结果可能存在问题，这时也可以返回认真阅读方法这部分内容，寻找其所采用的研究设计、实验方法和统计学方法等是否有错误或有不完善的地方，从而找出导致其结果不可信的原因。

（三）读结果

通过阅读结果可以了解作者是怎样对其所做的研究工作结果进行总结和归纳的，从而根据自己掌握的信息决定取舍。结果是研究发现的集中体现。理想的结果内容构成可以回答：研究发现了什么？其机制如何？所发现的机制与实验结果之间是否存在因果关系？通过结果可以证实或推翻研究的科学假说。

（四）读讨论

讨论是对一篇论文研究结果的总结与分析，讨论的主要作用是回答引言中提出的问题,是从具体到一般的过程。通过讨论可以了解该项研究是否已经达到了预期的目标,是否已对引言中提出的问题作出了合理的解答,与以往相关研究相比有哪些异同点及可能的原因;可以了解该研究中每个发现的意义,了解研究的创新点及整个研究的意义和重要性,探讨本研究的不足之处及改进方法。

三、精读

精读是对文献内容进一步深入的认识,同时也是酝酿科学思维的抽象过程。精读的方法有通读全文,阅读重点的论述、数据及结论等。在精读时应同时做题录或摘记。当一篇文献的研究内容和自己目前正在从事的研究比较相关,或者文献的研究内容正好是自己将来有兴趣研究的领域时,才需要阅读全文。如果发现目前自己所从事的研究内容和别人已经发表文章的内容完全相同,那么再研究下去的意义也就不大了。全文阅读的量一般不需太大。在全文阅读时,将有疑问的地方标示出来,以便提醒自己;对文章的重要部分做下划线或标注,如文章的一些新的观点、重要的实验步骤和结论等,以便于自己以后随时查阅。

四、阅读笔记

做笔记可以有效加深对文献的理解和记忆。阅读任何文献或专著,一定要记录清楚文献题目、出处、作者、发表年代、期卷、页码等信息,这些信息在引用该文献时是必需的。阅读文献时,可以用 Endnote、NoteExpress 等文献管理软件对文献进行批注,记录下对自己有用的信息;当然也可以用一个专门的记录本进行记录。总之,不论采用什么方式,都应确保在需要的时候可以找到它。阅读笔记本可按不同的内容进行分类摘录,如进展、研究方法、实验方法、研究结果等。此外,在广泛阅读的基础上,要善于总结和整合。如果能将类似、相近的一些重要文献(如 10～20 篇)进行整合和归纳,整理出最新的几个专题的进展,这无疑会加深对所阅读文献的理解。对于笔记要定期总结,总结过去已经做过什么,现在进展到什么程度,从中发现别人的优点和不足;还可预测将来的热点和发展方向,准确出击,找到自己的方向和目标。另外,有时候想到的思路、闪过的想法,通过做笔记记下来,随时查一查,可能时间久了自然就有新的看法。文献阅读是需要积累的,要坚持不懈。

第二节　医学文献的评价

科学文献的价值首先取决于立论的依据是否充足,观察的结果是否准确可靠。不可靠的结果和不真实的论据不但不能提供新的科学证据，反而会制造混乱，甚至会造成较大损失。刊物上发表的医学文献并非都是正确的，可能会出现各种各样的错误。这些错误有些是明显的，但多数都是较为隐蔽的，需要从专业知识、统计方法等角度才能发现。因此，阅读有关文献时，应采取科学的、批判的态度。

一、研究目的和假说

这属于选题和立题的范围。每一项医学研究的开展都必须有一个合理的科学假说作为前提。提出了假说，才能形成一个明确的研究方向和研究方案。选题的来源可以是临床观察所遇到的问题，也可以是受文献资料启发后获得的思路；立题一定要具体、明确，要以问题为基础，并对解决此问题提出假设；整个科研过程就是论证所提出的假设，包括：①研究的目的或要解答的问题是什么？是要解决临床上的问题，还是解决某病的发病机制？②所提出的假说有哪些科学依据？③研究者将研究结论用于什么范围？任何科学假说的提出都应能回答这三个方面的问题。

例如，笔者曾在《Frontiers in Microbiology》发表了一篇题为"Drug-resistant tuberculosis can be predicted by Mycobacterial interspersed repetitive unit locus"的论文，其主要思路就是来源于临床的实际问题和对文献的积累、总结和归纳。该论文的主要内容是：结核分枝杆菌散在分布重复单元(MIRU)的本质是可变数目串联重复序列(VNTR)，其核心区的拷贝数目呈高度多态性。目前研究已经初步发现VNTR位点可能存在某种生物学功能，如有文献发现，VNTR位点mtub39的拷贝数为4时，其下游基因*lpdA*的表达是拷贝数为1时的12倍；另有一篇文献也有相似的结论，VNTR位点mtub39的拷贝数为4和为3时，两者间有1.56倍的差异。然而也有文献报道，VNTR位点miru10的拷贝数为4和2时，下游基因的表达无差异；更有意思的是，有文献发现，VNTR位点miru10的拷贝数小于4时，可以增加标记基因的表达，但拷贝数为4～7时表现为阻遏。此外，不同的串联重复序列可能影响DNA的折叠，进而影响同转录因子的吸引、结合及相互作用。通过总结、整理现有文献结果发现，似乎MIRU位点可能对附近的基因表达发挥调节作用。目前MIRU-VNTR已被广泛用来对结核菌株进行基因分型，且有研究发现结核菌株基因型与结核耐药有关，故根据这些研究结论，我们提出了"结核耐药是否与VNTR位点有关，是否可以通过VNTR位点对结核耐药进行预测"这一问题。然后，我们利用国际开源数据库中的109个菌株，对24个VNTR位点的重复拷贝数与异烟肼、利福平、链霉素和乙胺丁醇耐药进行关联性分析，发现MTUB 04与异烟肼、利福平、链霉素和乙胺丁醇耐药有关，MIRU40 与异烟肼耐药有关，MTUB21 与异烟肼、链霉素耐药有关，MIRU26 与链霉素耐药有关，MIRU39 与乙胺丁醇耐药有关。此后，我们在安徽省马鞍山地区收集了北京型结核菌株，同样进行 VNTR 与异烟肼、利福平、链霉素和乙胺丁醇耐药的关联性研究，结果发现多个位点与前一篇论文报道的结果是一致的，其中 MTUB21 位点重复次数的上升增加了结核分枝杆菌耐 INH 的风险(Mycobacterial interspersed repetitive unit can predict drug resistance of Mycobacterium tuberculosis in China)，该文章同样发表在《Frontiers in Microbiology》。

可以看出，上述假说回答了三个方面的问题：①研究的目的是为了解答结核耐药是否与 VNTR 位点有关的问题，是要解决结核耐药机制方面的问题；②提出的假说具有较为充分的科学依据；③研究结论可用于结核耐药机制及防治措施的研究。

二、研究设计

对于研究设计，要根据不同性质的临床研究课题及各种科研设计方案的科学性和可行性来评价相应的设计方案。设计好比是一项工程的蓝图，没有优良的工程蓝图，绝不可能建成质量良好的工程。不言而喻，没有良好的科研设计，也不可能完成质量良好的科学研究。有人说："制定好一份质量优良的设计方案，科研工作就已完成了一半。"这句话并非言过其实。有关科研设计的基本要点如下。

(一)根据研究目的选择恰当的研究对象

如果研究的对象是人，那么纳入研究的受试者诊断标准必须确定，且要具有代表性。病例的选择首先要力求符合公认的诊断标准(也称"金标准")，保证病例的诊断准确无误，有时甚至要求疾病的病理分型也要相同。有些疾病的诊断标准很容易确定，少有争议，如国际通用或国内统一的诊断标准；有些疾病则需制定具体而明确的诊断标准，尤其是只适用于本次研究的标准。对诊断有疑问的患者不应纳入病例组中，病例来源可以是社区居民中的某病患者，也可以是在医院就诊的患者。在选取病例时，尽可能选取病因学上同源的一组个体。病例一般可分为三种类型，即新发病例、现患病例和死亡病例。如在病例对照研究中，首选的应是新发病例，因为新发病例有现患病例和死亡病例所不具备的优点：①新发病例刚刚发病，发病时间最接近病因暴露时间，对疾病危险因素和暴露史的回忆可能比较清楚，并且容易得到最近的病历资料、职业暴露或其他记录，提供的信息较为准确可靠，有较大把握辨别暴露与疾病的时间关系。②新发病例能自己回答问题，比死亡病例靠家属或他人回答要准确得多。③新发病例刚被确诊就接受调查，尚未受到各种决定生存因素的影响，而现患病例是以往确诊的大批新发病例中的残存者，如果某种因素对生存有影响的话，则可能导致错误的结论。④如果新发病例收集完全的话，我们可以得到某种疾病的发病率。应用现患病例也有明显的优点，就是他们的资料现成可得。死亡病例因较难获得准确可靠的资料，现在已很少被使用。在选择病例时，所选病例对目标人群应有较好的代表性，所选病例应包括轻重各型病例。

如果研究的对象是实验动物，则要根据不同实验研究的目的和要求选择不同种类的实验动物。因为不同种类实验动物也具有各自的生物学特点和解剖生理特征，随意选择动物用于某项实验，可能会得出不可靠的实验结果，甚至导致整个实验徒劳无功，直接关系到科学研究的成败和质量。为保证动物实验研究中使用最适宜的实验动物，选择实验动物应遵循以下原则：

1. 相似性原则　相似性原则是指利用动物与人类某些功能、代谢、结构及疾病特点的相似性选择实验动物。在实际可能的条件下，尽量选择那些机能、代谢、结构和人类相似的实验动物做实验。一般来说，实验动物越高等，进化越高，其机能、代谢、结构越复杂，反应就越接近人类。猴、狒狒、猩猩、长臂猿等灵长类动物是最近似于人类的理想动物，用这些动物实验的结果来说明人则很有说服力。但由于这类动物价格昂贵、难以获得，又需要特殊动物房和饲养条件，因此，在选择时不能盲目追求，可根据条件选择其他动物。例如，家犬具有发达的血液循环和神经系统以及基本上和人类相似的消化过程，在毒理方面的反应和人比较接近，适于做实验外科学、营养学、药理学、毒理学、生理学和行为学等研究。猪的皮肤组织结构与人相似，上皮再生性、皮下脂肪层及烧伤后内分泌与代谢等也与人相似，因此，小猪是做烧伤实验研究较理想的实验动物。

2. 适用性原则　不同种系的实验动物具有某些特殊的解剖生理特点，用解剖生理特点符合实验目的和要求的实验动物做实验，是保证实验成功的关键问题。例如，犬的甲状旁腺位于甲状腺的表面，位置固定，多在两个甲状腺相对应的两端上，故选用其做甲状旁腺摘除实验很合适。家犬是红绿色盲，不能以红、绿为刺激条件进行条件反射实验；其汗腺不发达，不宜选其做发汗实验；其胰腺小，适宜做胰腺摘除术；其胃小，易做胃导管，便于进行胃肠道生理的研究。

3. 特异性原则　不同种系的实验动物对同一因素的反应往往是相似的，即有共同性的一面，但往往也会有特殊性的一面。实验研究中常选用那些对实验因素最敏感的动物作为实验对象，因此，不同实验动物存在的某些特殊反应性对选择实验动物更为重要。例如，家兔对体温变化十分灵敏，易产生发热反应，且反应典型、恒定，适于做发热、解热和检查致热源等实验研究；小鼠和大鼠的体温调节不稳定，就不宜选用。大鼠无胆囊，不会呕吐，不能做胆功能观察或催吐实验；狗、猫、猴等动物的呕吐反应敏感，则宜选用。

4.标准化原则　标准化原则是指动物实验中选择和使用与研究内容相匹配的标准化的实验动物,即遗传背景明确,具有已知菌丛和模型性状显著且稳定的动物。要使动物实验的结果可靠、有规律,得出正确的结论,就应选用经遗传学、微生物学、营养学、环境卫生学的控制而培育的标准化实验动物,才能排除因实验动物带细菌、带病毒、带寄生虫和患潜在疾病而对实验结果造成影响,也才能排除因实验动物杂交而造成遗传上不均一、个体差异和反应不一致,才能便于把获得的实验研究成果在国际间进行学术交流。

(二)设计合理的对照,有比较才能鉴别

临床研究大部分通过对比研究来进行,选定能说明问题的对照组十分重要。对照组的选择是决定研究成败的关键环节。对照组选择的正确与否,直接关系到结果的真实性。对照组原则上应与病例组来源相同,即来自同一地区、同一社区中未患所研究疾病的居民(人群对照),或同一医院中未患所研究疾病的其他患者或健康体检者(医院对照),未患该病的状态也需经过相同诊断标准的确认。当病例来源于某个人群基础的系列时,选取一般人群对照可以保证与病例系列的高度可比性,使研究结果有较高的普遍性。但这种人群对照所花费的人力、物力较大,所选中的个体常常不予合作或不易找到,应答情况比其他类型的对照差。选取医院患者作对照时,通常较为可靠,因为他们有充裕的空闲时间并且能够合作。选择医院对照时,对照除了应具有和病例一致的某些特征外,还应注意对照不患有与所研究的疾病有共同已知病因的疾病。例如,在研究吸烟与肺癌的关系时,不能以慢性支气管炎患者作为对照,因为吸烟同时是这两种疾病的可能病因。医院对照的一个严重缺陷就是,对照可能因为某个与病因学特征有关的条件而有选择性地入院,并且这种选择性倾向和病例是不同的。这时,就会使结果产生偏差。医院对照还可能因病种不同,对照和病例回忆时的思维内容也不一定相同。例如,肺癌患者可能更注重于回忆其吸烟史等,而胃癌患者可能更注重回忆其饮食方面的变化。对于某项具体的病例对照研究,是选择人群对照,还是选择医院对照,不能一概而论,要根据研究的具体情况,如病例的来源、性质、选择个体的方法等来确定。

另外,在动物实验中对照问题也是非常重要的问题,常有忽视或错误地应用对照的情况,从而造成实验失败。设立对照应遵循均衡性原则。均衡是指在设立对照时除给予的处理因素不同外,对照组和实验组的其他重要的、可控制的非处理因素应保持一致。对照的形式有多种,可根据研究目的和内容来选择。常用的有以下几种:

1.安慰剂对照　安慰剂通常用乳糖、淀粉、生理盐水等成分制成,不加任何有效成分,但剂型、大小、颜色及气味等与实验药物或制剂极为相近。使用安慰剂应慎重，以不损害患者健康为前提。安慰剂适用于所研究的疾病尚无有效药物治疗的情况，或使用安慰剂后对研究对象的病情无影响，一般与盲法结合使用。

2.空白对照 即对照组不接受任何处理，常用于评价测量方法的准确度，评价实验是否处于正常状态等。空白对照可用于以下两种情况：一是由于处理手段非常特殊，安慰剂盲法实验无法进行或进行起来非常困难，如放射治疗或手术治疗等；二是实验药物的不良反应非常特殊，以至于无法使研究者处于盲态，此时使用安慰剂对照意义不大，不如采用空白对照。这时可以给对照组做假手术，即给实验动物开刀但不做任何处理。

3.实验对照 对照组不施加处理因素，但施加某种与处理因素有关的实验因素。如给药实验中的溶媒、手术、注射以及观察、抚摸等都可以对动物发生影响。有人报道针刺狗人中穴对休克、心脏血流动力学有改变，但采用空白对照（不针刺）是不够的，应该设有针刺其他部位或穴部的实验对照。

4.标准对照 用现有标准方法或常规方法作为对照。标准对照在临床实验中用的较多，因为在很多情况下不给患者任何治疗是不道德的。另外，对一种新药的疗效可用一种已知的有效药或能引起标准反应的药物做对照，这样既可考核实验方法的可靠性，又可通过比较了解新药的疗效和特点。

5.自身对照 对照与实验在同一受试对象身上进行，如身体对称部位或实验前后两阶段分别接受不同的实验因素，一个为对照，一个为实验，比较其差异。自身对照简单易行，使用广泛。但如果实验前后某些环境因素或自身因素发生了改变，并且可能影响实验结果，这种对照就难以说明任何问题。因此，在实验中常常需另外设立一个平行对照组，用实验组与对照组处理前后效应的差值来进行比较。

6.组间对照 组间对照是指将实验对象分成两组或几组并比较其差异。这种对照的个体差异和抽样误差比较大。组间对照可用交叉对照方法来减少误差。如观察某药物的疗效，可用两组狗先分别做一次实验和对照，再互相交换，将原实验组作为对照组，原对照组作为实验组，重复第一次实验并观察疗效或影响，而且检查的指标和条件要等同。

7.历史对照与正常值对照 使用这种对照要十分慎重，必须条件、背景、指标、技术方法相同才可进行对比，否则将会得出不恰当的甚至错误的结论。

（三）分组与抽样应尽可能采用随机化的方法，以保证其均衡性和代表性

如在临床试验中只有运用随机化分组，才能避免分组时产生的选择性偏差（selection bias），才能平衡实验组和对照组已知和未知的混杂因素，提高两组间的可比性，使研究结论更加可靠。随机化的方法很多，应根据抽样样本的大小、总体的同质性或内部构成差异的大小等因素来决定随机化方法。

(四)试验因素要明确且标准化、量化,并尽可能简单化,以避免发生污染和干扰

如果研究的因素不明确,没有标准化和量化,得出的研究结论会是模糊的,很难得到认可和推广。如临床药物试验中,药物的种类、剂型、剂量、服药时间等应该明确且标准化,否则结果很难得到认可。

(五)选定适当的设计方案

原则是既要力求具有较高的论证强度,又要切实可行,要结合具体情况而定。前面提到的各种研究设计方案的论证强度具有一定差异,根据论证强度从大到小排列,依次为随机对照试验、前瞻性队列研究、回顾性队列研究、病例对照研究、横断面调查和描述性研究。各种设计方案都有其优缺点,要根据课题需要选择合适的设计方案。

(六)评定指标与标准要求客观、可靠、量化

一般尽可能用不受主观因素影响的客观指标,并制定措施,保证不管任何人执行,从始至终均统一不变。

(七)科学估计合适的样本量

样本量是在一定的检验水准和检验效能的前提下确定的最少观察单位数。样本量过小,观察指标稳定性差,用以推断总体的精密度和准确度差,并且会导致检验效能偏低,易出现假阴性结果;样本量过大,会增加实际工作的困难,浪费人力、物力和时间,可能引入更多的混杂因素,从而影响数据的质量。

(八)选择正确的收集、整理与分析数据的方法,制作必要的统计表格

原始资料若不经过及时整理,则只是一大堆杂乱无章、不能说明任何问题的材料。因此,资料的整理工作是临床科研中不可或缺的一个重要环节。整理资料的目的就是为了便于研究,使原始资料围绕研究主题有一个系统的说明问题的线索。需要注意的是,要对研究对象的所有资料都进行整理,与研究目的相关联的正反两方面资料都应当选取,不能只选用与预期结果相符合的所谓“有用资料”,而舍弃与预期结果不符的资料。此外,为了把握研究对象的本质和规律,在对研究资料进行初步整理后,有必要对调研资料进行较为深入的分析与研究。临床科研结果选择用何种统计方法进行描述和分析并不是一件简单的事情。正确应用统计方法不仅可以得到正确的结论,而且可以提高研究效率。而误用统计方法则会导致错误的结论。

(九)注意预防与控制机遇、偏倚、混杂与交互作用所造成的误差

避免因机遇、偏倚、混杂与交互作用所造成的误差,对这些误差的产生应有充分的预判,并积极采取前面所述的优化设计、设置合适的对照、随机化、限制等方法,采用盲法和提高受试者的依从性也是非常重要的。

三、观察和测量

(一)观察

观察是人们有目的、有计划地感知和描述客观事物的一种科学认识方法。在项目研究过程中,观察时既要善于抓住最主要的指标或现象,又要注意捕捉那些意外的偶然现象,跟踪追查,从偶然中发现必然规律。许多重大发现往往是通过仔细、准确的观察,结合科学实验,并通过认真、严密的论证后,才能总结出来。在实施观察时应该注意:①所用术语,包括诊断指标、测量标志是否明确;②观察方法是否可靠,重复性如何,有无观察偏倚等。

(二)测量

测量是指用定量的方法来衡量医学科研中所发生的各种问题和现象。主要包括:①疾病发生频数与分布的测量,即各种率和比;②症状与体征、分布规律及其变化;③疾病对躯体、精神、经济及社会带来的影响;④疾病带来的费用消耗及如何提高临床工作的经济效能(efficacy)、效果(effectiveness)和效率(efficiency)等问题。

测量的主要问题是指标的选择,即选择适当的指标,以科学准确地反映出其研究结果的问题。除上述设计中所涉及的问题外,还要注意:

1. 指标的关联性　选用的指标必须与研究的目的有本质的联系,并能确切反映出研究因素的效应。如对于一名肝脏病患者,反映其肝细胞损害的情况应选用ALT(UPT),反映肝细胞合成蛋白的功能应选蛋白电泳或白蛋白/球蛋白,反映肝脏的解毒分泌功能则以 BSP 和 ICU 为宜,可根据专业知识确定。指标的高、新、尖固然重要(因为能将效应表达得更深刻和精密),但也要考虑根据研究目的选择实用、经济、安全的指标。

2. 指标的客观性　客观性是指所选指标能客观地记录,不易受主观因素指标的影响。临床数据有硬数据和软数据两种。描述人群中疾病的发生与分布的指标,如死亡率、病死率、患病率及标准化死亡比等,数据比较明确,属于硬数据;其他如体温、各种皮疹、实验室检查的数据以及因疾病引起的费用消耗数据等,也较明确,属于硬数据。但有些问题,如疼痛、乏力等症状及肿瘤、烧伤病人治疗后的生存质量等,不容易用明确的数字来测量,属于软数据。

3. 指标的真实性　真实性又称准确性,是指观察值与真实值的接近程度,其大小受系统误差的影响。它由敏感度和特异度来衡量。敏感度(sensitivity)又称真阳性率,即患者被诊断为阳性的概率,计算公式是:真阳性/(真阳性＋假阴性)×100%,此值越大,说明诊断试验越灵敏。特异度(specificity)又称真阴性率,即实际上未患病的人被诊断为阴性的概率,计算公式是:真阴性/(真阴性＋假阳性)

×100%,此值越大,说明诊断试验越精确。

4.指标的可靠性 可靠性又称精确性或可重复性,是指在相同条件下用某测量工具重复测量同一受试对象时获得相同结果的稳定程度。准确性与精确性并不一定成正相关,可以准确性好但精确性差,反之亦然。所选指标应兼顾这两个方面。

四、资料收集、处理及结果的表达

医学研究的对象如果是病人,那么在收集资料时可能会遇到意想不到的问题。为保证研究结果的正确性,研究资料的收集必须客观,切忌主观;为了保证资料收集的客观性,应尽可能实行盲法,即收集资料者不知道研究对象的分组情况和应回答什么科研问题。数据的处理必须符合医学统计学的原理和方法,例如,结果表达是否清晰、客观、详细;结果是否内部一致,如数字相加是否正确,不同图表是否有矛盾等。

五、分析

考虑数字是否有统计分析价值,统计分析方法及结果解释是否正确。对统计分析是否充分,考虑到其差异的显著性可能是由于组间的可比性较差引起的,如性别、年龄、临床特点或其他变量的差异较大。

六、建设性建议

根据以上内容对文献进行逐项评价,这样就会对所评价的文献作出一个较为全面和综合的结论。如果换一个角度,让你来设计这项研究,解答所提出的问题。如何对其不明确之处给予改进,提出切实可行的研究设计、观察指标、分析方法,以提供可靠的信息,解答所要解决的问题。这会对你的研究项目各个方面的完善提供良好的借鉴,提升项目的科学性和可行性。

(文育锋)

第十一章 医学科研质量控制

医学科研时开展行之有效的医学科研质量控制，以获取真实可靠的研究结果，即保证其具有较强的真实性，是其能够真正反映与揭示医学客观规律的保障。但是个体生物学变异或测量变异等的存在，必然或可能形成、产生各种误差，从而导致医学科学研究结果与真实情况难以完全相同或一致，总是出现一些偏差，甚至导致不能获得真实可靠的研究结果。因此，在医学科研设计、实施及分析的各个过程中，了解、识判变异和误差及其种类，控制可控误差，校正及减小误差的影响，应是医学科研质量控制的主要内容。可以说，掌握识别误差的能力和尽可能避免误差，对误差产生来源——变异进行充分认识与处理，是从事医学科学研究必备的基本功。

本章将从医学科学研究的真实性、变异与误差、偏倚及其控制等方面予以介绍。

第一节 医学科学研究的真实性

确保真实性(效度)是医学科学研究的根本性要求。真实性(validity)，又称效度，是指一种测量方法或研究能够反映获得正确结论的程度，即研究结果与客观实际的符合程度。它包括内部真实性与外部真实性。

一、内部真实性

内容真实性(internal validity)是指研究结果能准确反映目标人群真实状况的程度，也即能够提供限定研究人群中真实作用的估计。内部真实性被研究本身所限定，如果研究人群中的研究结果是非真实的，那么就有理由怀疑这些结果推论于另外的人群。因此，如果研究提供一个真实效应的估计，即使研究人群有一定的局限，但它是有内部真实性的。使内部真实性得到有效提高的方法有限制研究对象及研究实施的环境，这些会减少无关联因素的影响。

二、外部真实性

外部真实性(external validity)是指研究结论能够应用到其他人群的外延性,说明研究结果与推论对象真实情况的符合程度,也即一项具有内部真实性的研究结果应用于目标人群以外的其他人群的程度,又被称为普遍性(generalizability)。即使是在严格控制环境条件下获得的结果,仍难以更多地应用于一般的情况。确定一项研究结论是否能够进行一般化推论,需要判断该研究中涉及的研究对象或人群对总体是否具有代表性。当然,增加研究对象的异质性,扩大研究对象的代表性范围,无疑可以提高研究的外部真实性。

理想的研究应同时具备内部真实性和外部真实性;一项无内部真实性的结果不可能具有外部真实性,但是即使具有内部真实性,也不一定就具备外部真实性。例如,以中年男性汉族人作为研究对象,研究低脂饮食控制心血管疾病的效果,结果显示进行低脂饮食加药物治疗能够降低心血管疾病的死亡率。在实际应用中,应考虑该结果是否适用于女性及不同年龄和民族的人群。

第二节　变异与误差

差异及其形成或产生的误差,是影响医学科学研究真实性的根源。下面我们就医学科学研究中的变异和误差做一些简要介绍。

一、变异

变异包括生物学变异,即生物体个体年龄、膳食或运动,甚至所处的环境因素(季节、温度等)导致其个体状态的变异或差异;也包括测量变异等。

变异可以分为以下几个层面:①个体变异。人们一般首先关注的是每个个体的真实值,如临床医生对患者个体一段时间内生物学指标(每分钟心率、每日体温、生长过程的身高或体重)变化的观察与测量。当个体变异很大时,毫无疑问,一次简单的测量不可能充分反映该个体的真实状况。反复多次测量可以较好地获得更合理的真实值及其变异,同时,也能给临床医生提供关于变异或误差的信息。②测量变异。测量变异是指测量方法不同、仪器标度差、精密度差、仪器读数或记录错误而引起测量值在个体水平的变异。③群体(总体)变异。群体变异是指群体间的不同,实际上可视作个体间差异的累积。因为每个个体具有不同的遗传背景、受不同的环境影响,显然,群体变异比个体间的变异更明显。因此,要根据群体变异定义“正常”值或“异常”值。④研究过程中的变异。研究者通常很难研究群体中所有的个体，而往往选择其中的一部分(即样本)进行研究。这就产生了另外一种重要的变异——抽样变异，这在医学研究中是非常重要的。代表总体的一个样本的研究对象是相似的，从同一总体中多次抽取样本将会有不同的估计值。

变异具有一些固有属性，如果绝对值和方向交错变化，呈正态分布，那么这种变异就是随机的；若绝对值和方向保持恒定，则是系统变异。

二、误差及种类

由于多种原因，如不同的研究者、不同的研究方案、不同的观察或测量方法及仪器等，也即前面所述的变异，造成实际测量结果(测量值)与真实值之间存在差别，称为误差(error)。误差既能影响内部真实性，也可影响外部真实性，导致研究结果与客观实际不完全符合。因此，明确误差产生的原因和性质，对于获得真实客观的研究结果至关重要。

误差可以是定量的，能够用误差向量(error vector)来描述，即不但要度量误差的大小，也要注意误差的方向；误差也可以是定性的，指性质判断错误，既可以直接分类判错，也可以在定量误差的基础上归类判错。

按照误差的来源和性质，将误差分为随机误差和系统误差两种。

1. 随机误差　随机误差(random error)亦称偶然误差或不定误差，也有人称之为机会(chance)。在同一条件下，对同一指标进行多次测量时，即使没有系统误差，测量结果仍会出现一些无规律的起伏，这种偶然的、不确定的偏离，即随机误差。凡是由未被发现和无法控制的因素产生的误差，均可视为随机误差。

随机误差是由微小随机波动的一系列的非研究因素，如生物体的自然变异、人的感官灵敏程度和仪器精密程度有限以及实验中难以确定的因素等的影响，而造成的一类不恒定的、随机变化的误差，是不能完全避免而应该尽量减少的误差。它既可能由测量方法本身的随机变异产生，也可能由被测定生物个体或现象的随机变异而引起；既有可能由时间的随机变异引起，也可能由选择的随机变异造成。

在数值大小和方向上，随机误差均具有随机性和方向不定性的特点。随机误差呈正态分布，样本观察值都在平均值上下分布，从许多无偏倚样本中得到的观察值均数，假如数量较大，总是趋向于接近总体均值；随机误差的范围可以用可信区间估计，当保持随机方法加大样本时，样本均值逐渐向总体均值接近。绝对值相同的正负随机误差在多次测量结果中出现的概率大体相当，可以互相抵消，因此，可以通过增加平行测定的次数取其平均值的办法减小随机误差。

根据变异产生的来源划分，随机误差主要包括抽样误差和随机测量误差。抽样误差是指由于个体差异而导致研究样本(均数或平均率)与总体之间的差异，及各个样本之间的差异，是最为重要的随机误差。这种误差无一定方向，可以相互抵消,可以通过改进抽样技术(如严格遵守随机化原则、分层抽样,增加样本含量、重复试验以及提高抽样对象的受检率,减少失访率等)加以控制,但不可能完全避免,抽样误差是有一定规律的。因此,在资料分析阶段,研究和运用抽样误差的规律,用统计学方法计算抽样误差的大小,是根据样本估计总体时所必须领会的基本概念之一,也是医学统计学的重要内容之一。

在实验过程中,虽然在同一条件下对同一对象反复进行测量,在极力消除或控制明显的系统误差后,每次测量结果仍会出现一些随机性变化,称为随机测量误差。随机测量误差来源于实验者很难严格控制随机因素以及实验因素的微小波动,因而无法根本消除,但是增加实验次数或样本量可以减小随机测量误差。实际工作中,由于随机测量误差影响实验结果的可靠性和可重复性,无法避免,故可以通过多次测量予以减小。

2. 系统误差　系统误差(systematic error)又称偏倚(bias),是由研究设计或调查方法(如对象的选择、调查资料的质量、检验方法的灵敏度和特异度等)以及工作人员的技术水平和责任心引起每个个体的测量结果都大于真值或都小于真值,带有一定的系统性和方向性,具有一定的规律变化,最后导致研究结果偏离总体真值。

这种误差广泛存在于科学研究的各个阶段。系统误差不能相互抵消,也不能通过重复抽样或加大样本含量加以控制。系统误差并非抽样误差,必须努力加以防止和控制。只有科学制定研究设计,合理选择研究对象,正确应用调查或研究方法,准确收集信息,才能减少或控制系统误差。

对个体某一特征做一次性定量测量时,误差微量可以充分描述误差。若是对群体某一特征做一次测量或者对一个个体的某一特征做多次度量,对均值的真实性也会产生误差,误差的程度取决于各个测量值误差微量之和。当误差向量的方向一致或基本一致时,这种误差称为系统误差。

第三节　偏　倚

偏倚(bias)是歪曲研究结果的系统误差。它对真实性有重要的影响,任何研究均可能发生。观察性研究由于更欠缺随机化,从而使研究人群在某些重要特征方面存在很大的不同,故偏倚更为多见。

在医学科学研究的各个环节,包括设计、测量、分析及结果推断的各个阶段中所出现的系统误差以及结果解释、推论的片面性也称为偏倚,可使得研究结果与真实值之间出现倾向性差异。与基础研究相比,临床科研更容易产生偏倚,因为临床研究的对象是人,不可能像动物研究那样严格控制实验条件,人群的个体差异和研究条件往往难以控制。另外，人具有复杂的心理活动和多种行为习惯，并受到社会、家庭等环境因素的影响，从而影响其在研究中的依从性。因此，偏倚在临床研究中是普遍存在的，不可能完全杜绝。研究者应尽量减少各种偏倚的产生，在设计和实施阶段设法控制。有的偏倚一旦形成，需要在资料分析阶段运用统计学手段加以纠正，有的偏倚则无法纠正。

如果对偏倚的来源和产生原因能够有深刻认识，就有可能最大限度减少偏倚的发生，取得有价值的研究结果。

1976 年 Miettinen 对偏倚进行了详尽阐述，并给出分类框架，将其分为选择偏倚、信息偏倚和混杂偏倚。现在仍然沿袭着这种分类方法。下面就这些偏倚展开介绍。

一、选择偏倚

选择偏倚(selection bias)是研究中一种常见的系统误差，来源于研究对象的选择过程以及影响研究对象参与的因素。当暴露和疾病之间的联系在参加者和不参加者之间存在差异时，可能产生选择偏倚。由于在不参加者中暴露和疾病之间的关联常常是未知的，因此，是否存在选择偏倚通常必须通过推断，而不是观察来发现。

通常，一个研究中不可能包括某一疾病或暴露所有的个体，而多是从中选取样本进行研究。研究对象的选择取决于以下因素：设计、研究背景、研究的疾病和暴露。在条件允许的情况下，研究者通过有效的对比选择研究对象，这将有益于获得正确的研究结果。但事实上，对象的选择往往通过研究者最为方便的途径获得，这就有可能升高或降低暴露和疾病的关系。研究对象进入研究的过程如图 11-1所示。

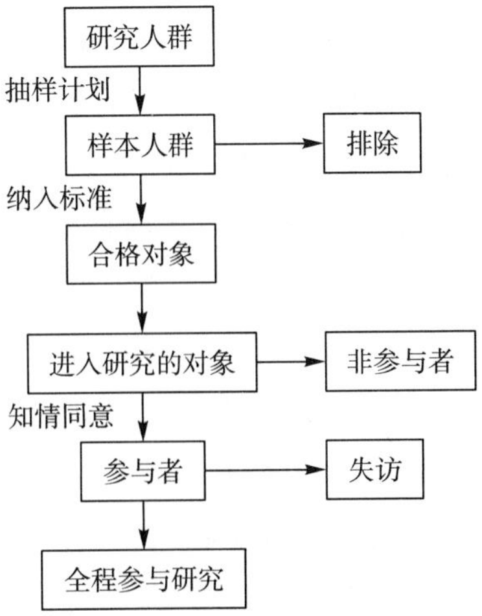

图 11-1　研究对象进入研究的过程

人们习惯将选择性偏倚归结为以下几类:

1. 入院率偏倚(admission rate bias) 1946 年,入院率偏倚由 J. Berkson 首次提出并予以说明,故又被称为伯克森偏倚(Berkson's bias)。当利用医院就诊或住院病人作为病例和对照时,由于各种疾病的入院率或就诊机会不同(亦有人称之为就诊机会偏倚),而导致病例组与对照组某些特征上的系统差异,从而导致的一类系统误差,称为入院率偏倚。这种偏倚常见于以医院为基础的病例对照研究、临床防治试验、预后判断等。

【案例】 研究呼吸道疾病与骨及运动器官疾病的关系,结果见表 11-1。一般人群中的 *OR* 值为 1.06,但对曾住院 6 个月以上者进行分析,*OR* 值为 4.06。显然,*OR* 值因某种因素虚假地升高了。分析可见,对于曾住院 6 个月以上者,呼吸道疾病伴有骨及运动器官疾病的入院机会较高,从而出现了这种结果。

表 11-1 呼吸道疾病与骨及运动器官疾病的关系

呼吸道疾病	骨及运动器官疾病(一般人群)		合计	骨及运动器官疾病(曾住院 6 个月以上者)		合计
	有	无		有	无	
有	17	207	224	5	15	20
无	184	2376	2560	18	219	237
合计	201	2583	2784	23	234	257
OR	1.06			4.06		

不同疾病在不同医院就诊或入院率的不同是由多种原因造成的,如群众对某种疾病危害的认识水平、所患疾病的严重程度、患者的经济状况、就诊方便与否、距离医院远、无钱住院、不同的年龄或性别、不同医院的诊疗水平及技术专长等,均可影响入院率。以医院病人作为病例和对照,对照是医院的部分病人,并不是目标人群中的一个随机样本;病例组的病例也不是全体病人人群中的一个随机样本,病人对医院及医院对病人都有选择性。因此,研究结果的可靠性和代表性可能都受到影响,从而产生偏倚,歪曲暴露因素与所研究疾病之间真实的关联。

控制入院率偏倚最好的方法是从一般人群中获取样本,或至少对照来自于一般人群,但实施起来有相当的难度。若仍以医院的病例为研究对象,最好从多家医院选取,这从一定程度上可减少入院率偏倚的影响。

2. 现患病例-新发病例偏倚(prevalence-incidence bias) 又称奈曼偏倚(Neyman's bias)。通常病例对照研究的病例组和现况研究中的调查对象多选自现患病例,该病的死亡病例及轻型病例或不典型病例不是难以调查就是不易发现。然而在队列研究中却可以观察到各种临床型的新发病例,这样病例对照研究和现况研究中所采用的病例与队列研究中的病例就会有所不同。因而前两种研究所获得的某种因素与某病的关系,和后一种研究所得到的会有差异。这就是现患病例-新发病例偏倚。

因现患病例与新发病例的构成不同，只调查典型病例或者现患病例暴露状态的改变，致使调查结果出现系统误差。在病例对照研究或现况研究中，用于研究的病例一般是现患病例或存活病例，现患病例样本与单纯由新发病例构成的样本的暴露特点等不同，致使调查结果出现系统误差。

在病例对照和现况研究中，用于研究的病例一般是研究时的存活者——现患病例(其暴露特点和死亡病例不同)。某些病人在患病后，可能会改变其原来某些因素的暴露状况。而队列研究基本上是客观观察和记录了暴露于危险因素的频率和强度以及发病情况。这些情况就导致所研究的危险因素与疾病关联上出现差异。

【案例】 美国 Framingham 地区男性居民胆固醇水平与冠心病(coronary heart disease，CHD)关联研究：Friedman 等人以胆固醇值的 P_{75}(75 百分位数)为界，将研究对象分成高、低两种水平。病例对照研究和队列研究的结果见表 11-2。

表 11-2　Framingham 地区男性居民胆固醇水平与冠心病的关联

胆固醇水平	队列研究冠心病			病例对照研究		
	新发 CHD	无	合计	现患 CHD	无	合计
高	85	462	547	38	34	72
低	116	1511	1627	113	117	230
合计	201	1973	2174	151	151	302
	RR=2.397(95%CI:1.778～3.230)			*OR*=1.157(95%CI:0.681～1.966)		

队列研究表明，高胆固醇水平者患冠心病的危险是低胆固醇者的 2.4 倍[*RR*=2.397(95%CI:1.778～3.230)]，但病例对照研究却显示胆固醇水平并非是冠心病的影响因素[*OR*=1.157(95%CI:0.681～1.966)]。显然，这两种研究结果的结论是完全不同的，这就是现患病例-新发病例偏倚。队列研究中，CHD 是新发患者，而病例对照研究中，因冠心病死亡的病例显然不可能作为研究对象。当然，那些已经被发现为冠心病的患者，也可能改变生活习惯，调整饮食结构等，降低胆固醇水平。

3. 检出征候偏倚(detection signal bias)　人们常常因疾病和暴露之外的一种临床症状或体征去就诊，但这种症状或体征并非疾病的危险因素，这就会提高早期病例的检出率，致使过高地估计暴露程度，因而发生了系统误差，最终可能得出该征候因素与该疾病有联系的错误结论。

【案例】 1975 年，Ziel 等采用病例对照研究发现复方雌激素与妇女子宫内膜癌之间存在高度相关。但 1978 年，Horwitz 和 Feistien 指出，该项研究存在检出征候偏倚，他们认为 Ziel 所用病例相当一部分是早期子宫内膜癌病人，这类病人在无明显临床症状时，很少去就诊。但服用雌激素可以刺激子宫内膜生长，导致阴道出血,因而就医次数增多,这就使她们被发现有子宫内膜癌的机会增多。这就意味着这些早期病例其实就是暴露者。而未服用雌激素者,由于很少有子宫出血症状,则减少了就诊机会,使该病不易及早被发现。也就是说,Ziel等研究的病例组的暴露比例增加,从而夸大了二者之间的联系强度。随后对同一所医院进行了重新调查,早期病人占服用雌激素的子宫内膜癌病人的79%,而仅占非服用雌激素的子宫内膜癌病人的55%。

4. 无应答偏倚(non-respondent bias)和志愿者偏倚(volunteer bias) 无应答者是指因为各种原因,不能或不愿回答研究者提出问题的研究对象。在某些重要特征或暴露上,无应答者可能与应答者具有不同,由此产生的偏倚称为无应答偏倚,常见于现况研究和队列研究。无应答可能是因为这些研究对象对调查内容不感兴趣,或是由于涉及被调查者的隐私或敏感问题等。队列研究中的失访是无应答的另一种表现形式,也可称为失访偏倚(loss of follow-up bias),是队列研究和临床试验中选择偏倚的主要来源之一。一般来说,如果无应答率在15%以上,可认为研究结果不可靠,应查明原因。无应答和失访都会影响研究对象的代表性,若用缺失值来统计处理,将同时涉及选择偏倚和信息偏倚。

【案例】 美国曾开展调查西北铁路职工冠心病的分布情况,开始参加的职员有73.6%,扳道工只有58%;职员冠心病现患率为43%,扳道工为24%,两者差别有统计学意义。6年后,研究者检查了这些人的健康资料,获得了当时参加和未参加这项研究的职工的健康资料,发现有一些患冠心病的扳道工6年前因怕被解雇并没有参加,所以,6年前的研究结果也就存在着无应答偏倚。

志愿者偏倚也叫自身选择偏倚,是与无应答偏倚相对的情况。

【案例】 美国疾病控制中心调查参加过内华达州原子核武器实验部队人员继发白血病的发病情况,追踪随访了76%的人,其中82%是调查员追踪到的,还有18%是由于宣传的影响而主动与调查员接触的。18%主动报告的研究对象中有4例白血病,而82%调查员随访的对象中也只有4例患者。

5. 时间效应偏倚(time effect bias) 对于某些从暴露于内、外环境的危险因子到出现病变往往经历较长时间的疾病,如某些慢性病(冠心病、肿瘤等);某些病变产生于持续暴露后的基因突变,有些为持续暴露后的病因的积累作用,病变发生发展至可检测阶段,再到出现临床症状阶段,均需要时间。调查中尽量使用敏感的疾病早期检查技术,或开展观察期充分长的纵向调查,则可以尽可能地控制时间效应偏倚。

许多慢性疾病(如冠心病、肿瘤等)患者自接触有效暴露(内、外环境的危险因素)之日起到发病,出现临床症状,其间经历一个漫长的潜隐过程。因此,在研究中可能会把暴露后即将发病或已经发生早期病变但未能检出的个体当作健康个体，归入对照组，使结果发生过低估计的偏倚，称为时间效应偏倚。例如，由于吸烟暴露至发生肺癌的时间很长，若开展吸烟与肺癌关系的病例对照研究，会把部分长期暴露即将发病或已发生早期病变未能确诊的个体纳入对照组，使结果发生偏倚。类似的情况在遗传病中也有，如未到外显年龄的观察对象常被分到健康对照组，故在遗传病研究中特别注意外显年龄，将不到外显年龄的对象排除在研究之外。

此外，选择偏倚还包括健康工人效应偏倚、排除偏倚、诊断偏倚、存活偏倚及检测偏倚等。

选择偏倚的控制：选择偏倚一旦发生，消除或校正起来就比较困难，因此，应尽可能避免或减少选择偏倚的发生，主要措施包括：①研究者需要充分了解研究中各种可能的选择偏倚来源，严格掌握研究对象的纳入和排除标准，在设计阶段就尽量避免选择偏倚。②为避免拒绝参加研究而引起选择偏倚，应尽可能降低拒绝参加人员的比例。③为避免存活因素的影响，病例组选择新诊断的病人，对照组不应由慢性病人组成。④队列研究随访全部研究对象，获得尽可能高的应答率，降低失访率。

二、信息偏倚

信息偏倚（information bias），又有人称之为测量偏倚（measurement bias）或观察性偏倚（observation bias），是指研究者在资料收集、记录、编码、分析过程中，使用的方法不同或有缺陷，获得了错误的信息，使得研究结果与实际情况产生的系统误差。主要来源有：测量偏倚；调查员的偏向；调查工具（如调查表）的缺陷；调查对象的偏向（如回忆偏倚、应答偏倚等）；分类错误（例如把有病的误分为无病或相反）；不同组别间收集资料的方法不一致（不同的调查员、检验员，诊断标准不同，使用的仪器、技术不一致等）；原始记录资料不完整等。信息偏倚既可来自被调查者，如不应答偏倚、回忆偏倚和故意谎答偏倚，也可来自调查者本身，如诊断怀疑偏倚、暴露怀疑偏倚和错分偏倚。

常见的信息偏倚有以下几种。

1. 回忆偏倚（recalling bias）　回忆偏倚是指研究对象在回忆既往发生的事件或经历时，由于记忆失真或不完整而导致的系统误差。病例对照研究中常见该偏倚，现况调查和历史队列研究（回顾性定群研究）也有发生。

其产生的原因有：①调查的事件或因素发生的频率很低，未给研究对象留下深刻印象而被遗忘。如 Stolley 等研究发现，仅有 9%的自费购药病人错误记忆了使用过的最新药品名称，而享受福利或公费医疗者有 23%发生记忆错误。②研究对象很难对很久以前发生的事件记忆清楚；或是对调查的内容或事件关心程度不同，故回忆的认真程度也不同。与病例相比，健康对照对暴露经历更易遗忘或不关心。

【案例】 研究类风湿性关节炎(简称"类风关")的家族史,发现类风关的病人比健康对照更有可能提供阳性家族史。然而在病例家中未患类风关的同胞兄弟姊妹中调查,则阳性家族史和对照相比,这种联系就不存在了(表11-3)。

表11-3 类风湿性关节炎的家族史调查

关节炎	类风湿性关节炎的家族史		
	对照(%)	类风关患者(%)	类风关患者的同胞兄弟姊妹(%)
双亲均无	65	27	50
双亲之一有	27	58	42
双亲均有	8	15	8

2. 诊断怀疑偏倚(diagnostic suspicion bias) 由于事先了解研究对象的暴露情况,怀疑患有某病或主观上希望出现某种阳性结果,研究者在疾病诊断时带有一定"先入为主"的主观倾向性,从而以一种主观偏见或愿望来左右诊断,由此造成的偏倚称为诊断怀疑偏倚,多见于临床试验和队列研究。

【案例】 对较长时间服用氯霉素的患者,医生反复查血象,甚至进行骨髓象检查,可较早较多地发现粒细胞减少症、再生障碍性贫血等疾病。而服用其他药物的病例则是粗略检查,不能做到认真细致,上述疾病不能被及时发现。结果是夸大了服用氯霉素与粒细胞减少症、再生障碍性贫血等疾病的关联。

3. 暴露怀疑偏倚(exposure suspicion bias) 该偏倚多见于病例对照研究。研究者已知研究对象的患病情况或某种结局,就会认真调查和询问病例的暴露史,而漫不经心地调查对照,从而导致错误结论,即为暴露怀疑偏倚。如采用病史记录作为分析资料,询问病史的医师知道某些因素与某病的发生有关,因此在询问时特别仔细,常有阳性记录。而被选为对照的病史,由于医师知道该因素与对照无关,询问马虎,阴性结果多,从而产生偏倚。

【案例】 Nishiyama等(1962)调查儿童甲状腺癌患者以往的放射性物质暴露史,在36例和22例两组患儿中,以常规和查阅医疗记录方法调查有暴露史者分别为28%和0%;而经过深入调查和询问,有暴露史的分别达到47%和50%。

4. 报告偏倚(report bias) 报告偏倚也被称作说谎偏倚(lie bias),这是一种不同于回忆偏倚的系统误差,系由研究者有意作假——有意夸大或缩小某些信息而引起,常见于敏感问题的调查。如性乱史和中、小学生吸烟情况调查,被调查者刻意隐瞒实际情况;征兵体检时,愿意入伍者有意隐瞒病史,不愿意入伍者则故意夸大病史甚至无中生有。

5. 测量偏倚(detection bias) 测量偏倚是指对研究所需的指标或数据进行观察和测量时所产生的系统误差。临床试验过程受到多种客观因素的影响,如采用的仪器未校正、试剂质量不符合要求、测量条件不一致等,均可使测量结果不准确，偏离真实值，产生测量偏倚。

6. 诱导偏倚(inducement bias)　诱导偏倚多见于病例对照研究和临床试验。主要是病例组或试验组做诱导，诱使他们作某一倾向性回答，而对照组不做诱导，这种由于调查者不正确的询问技术导致研究结果偏离真实情况，致使虚假结论产生，就是诱导偏倚。

选择合适的调查研究人员，进行系统完善的调查技术培训，并认真、详尽地复查调查结果，将可以避免或减少诱导偏倚的发生。

7. 错误分类偏倚(misclassification bias)　错误分类偏倚又称归类错误偏倚，是指对疾病状态和暴露状态判断时发生的系统误差。我们知道，疾病的诊断、暴露的测量都具有一定的灵敏度和特异度，并不可能 100%准确，会有假阳性和假阴性的存在，也就是将病人错分为对照，将对照错分为病例，又或者将暴露者误归为非暴露，而无暴露者错归为暴露。这种错误分类导致的偏倚即为错误分类偏倚。

可根据比较组的敏感度和特异度是否相同，将错误分类偏倚分为无差异错分偏倚(bias due to non-differential misclassification)和有差异错分偏倚(bias due to differential misclassification)两种。这两种偏倚都常发生于队列研究和病例对照研究，既可以因对病例误诊所致，也可能由对暴露的错误认定引起。

无差异错分偏倚的实质是错误的分类方法以同样概率分别施于要比较的两组人群，由于这两组同类项构成(如有病/无病)不同，导致划分结果出现系统误差，偏倚值多趋向于 1，低估暴露因素与疾病间的关联，模糊了研究组的差异。由表 11-4 可见，原来的真实 RR 值为 1.25，暴露组有 50%错分到非暴露组，则暴露组病例仅剩 50 人，而非暴露组病例增加到 130 人，$\widehat{RR}$ 值下降为 1.15。若非暴露组也有 50%错分到暴露组中去，则非暴露组病例由原来的 130 人减至 90 人，而暴露组病例增至 90 人(50+40)，$\widehat{RR}$ 值为 1.0。

表 11-4　暴露组、非暴露组中病例和对照分布情况(无差异错分偏倚)

	真实分布			50%暴露者错分到非暴露组			50%非暴露者错分到暴露组		
	病例	非病例	合计	病例	非病例	合计	病例	非病例	合计
暴露	100	400	500	50	200	250	90	410	500
未暴露	80	420	500	130	620	750	90	410	500
	$RR=\frac{100/500}{80/500}=1.25$			$\widehat{RR}=\frac{50/250}{130/750}=1.15$			$\widehat{RR}=\frac{90/500}{90/500}=1.0$		

有差异错分偏倚的实质是，错误的分类方法以不同的概率分别施于要比较的两组人群，无论这两组同类项的构成是否相同，将导致划分结果出现系统误差，偏倚可能趋向于 1、远离于 1 或颠倒。由表 11-5 可见，假定病例组的灵敏度=0.9，特异度=0.7；对照组的灵敏度=0.6，特异度=0.9。原本真实的 OR 值为 3.5，错误分类后，$\widehat{OR}$ 为 5.8，发生正偏倚。

表 11-5 有差异错误分类所致的偏倚

错误分类	实际的暴露情况					
	病例组			对照组		
	暴露	未暴露	合计	暴露	未暴露	合计
暴露	54	12	66(a)	18	7	25(b)
未暴露	6	28	34(c)	12	63	75(d)
合计	60(A)	40(C)	100	30(B)	70(D)	100

真实的 $OR=\dfrac{60/40}{30/70}=3.5$，有差异错分偏倚 $\hat{OR}=\dfrac{66/34}{25/75}\approx 5.8$。

在一定条件下，错分可以不产生错分偏倚。如在队列研究中，若病例的确定在暴露组和非暴露组都以相同比例减少或增加，其 RR 值仍然不变，虽然有错分发生，但无错分偏倚。

尽量采用接近于金标准的判别方法，对比较的两组用同一标准对待，才最有把握减少错误分类偏倚的发生。

虽然完全避免信息偏倚是不可能的，但鉴于研究者关心的是获得的资料在详细程度和准确性等方面在各比较组间是否相同，因此，控制信息偏倚还是可以从以下方面予以着手：①盲法。收集和处理资料过程中，对研究者和研究对象掩盖暴露或疾病的信息，或掩盖研究的目的。如队列研究，当决定研究人群的疾病状态时，研究者不知道暴露状态；在病例对照研究中，当确定被研究者的暴露状态时，研究者不知道被研究者是病例还是对照；在临床试验或干预研究中，研究者在评价效果时，不知道受试者的处理。②尽量收集客观指标资料，采用实验方法获得客观指标，减少主观因素影响，尽量使用封闭式答案进行调查。③收集资料可以适当广泛些，这样可以分散调查人员和研究对象对某项因素的注意力，减少主观偏见带来的偏倚。如研究维生素 A 与肺癌的关系中，调查时可加入其他维生素的服用情况等。④严格进行调查设计，坚持正确的科学态度，尽可能减少信息偏倚。

三、混杂偏倚

在研究设计或资料分析阶段，未考虑混杂因子的控制或调整，将会产生混杂效应，从而导致研究结果与真实结果不一致。如对某病的病因学研究中，当研究所关心的某种暴露因素(E)与疾病(D)之间的关系时，由于其他因子(既与所研究的疾病有联系，又与所研究的因素有联系)的影响，致使 E 和 D 之间联系的真实性被歪曲，联系强度被掩盖或夸大，这种歪曲联系真实性的作用被称为混杂作用(confounding effect)，这种作用导致的歪曲效应即是混杂偏倚(confounding bias)。简言之，混杂偏倚即暴露因素与疾病发生的相关(关联)程度受到其他因素的歪曲或干扰。混杂的本来含义是“混合掺杂”(mixing together)，这里是指暴露因素将疾病的独立效应与混杂因素的效应混在一起，造成对暴露因素效应的估计偏差。

在设计阶段对混杂因素进行控制或在资料分析时进行正确校正，可以避免和控制混杂偏倚。

单病因疾病仅由一种因素引起，而不存在其他因素的“致病”效应，显然，混杂偏倚不会发生于单病因疾病的研究，但混杂偏倚常见于多病因疾病的研究。

起到混杂作用的因子称为混杂因素(confounder 或 confounding factor，简称 F)，混杂因素必须同时具备以下三个条件：一是必须是同疾病有关联的危险因素(或是作为病因，或是代表病因，但不是疾病的结果)；二是必须同所研究的暴露有统计学关联；三是必须不是暴露因素与疾病因果关系链上的一个环节或中间变量，即不是暴露因素的效应。

常见的混杂因素有：一是与人口统计学有关的因子，如年龄、性别、种族、职业、经济收入、文化水平等。例如，研究妇女使用月经棉与中毒性休克综合征(TSS)的关系，年轻者月经量比较丰富，更喜欢使用高吸收度的月经棉(行为选择)，而使用高吸收月经棉比使用一般月经棉更容易发生中毒性休克综合征。因此，年龄与月经棉暴露和中毒性休克综合征这种疾病均存在统计学关联，在这里，年龄就是一种人口统计学相关的混杂因子。二是暴露之外的其他病因或危险因子。在研究中，这些混杂因子广泛存在，表现形式复杂多样，例如饮酒与口腔癌的研究，吸烟与饮酒、口腔癌均有统计学关联，但吸烟却不是暴露因素与疾病因果关系链上的中间变量，显然，它起到了混杂作用(图 11-2)。当混杂因素在比较的不同组间(如病例对照研究的病例组和对照组，队列研究中的暴露组与非暴露组，实验研究的处理组和对照组)分布不同时，就会发生混杂偏倚。

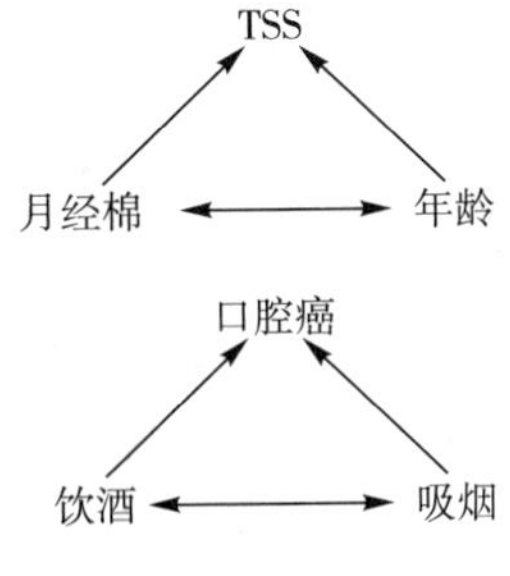

图 11-2　混杂因素示例

混杂偏倚可引起：①假关联，也有人称之为继发关联(secondary association)，是一种纯粹由混杂偏倚产生的关联。即怀疑的病因(暴露)E 与疾病 D 并不存在因果关系，而是由于两者(E，D)有共同的原因 C，E、D 同 C 存在关联，从而继发产生 E 与 D 的关联。②直接因果关联的歪曲。可疑的病因(暴露)E 与疾病 D 既存在直接关联,又存在间接关联或与其他危险(保护)因素F存在相关,E与D的总关联等于E-D直接关联同E-F-D间接关联之和,如果直接关联与间接关联混在一起,而将其作为直接关联的估计,就会出现混杂偏倚。判定原则:比较混杂因素调控前后的暴露因素效应估计值,如果存在专业上有意义的差异(注意不是统计学的显著性差异),就认为产生了混杂偏倚。

混杂偏倚与选择偏倚、信息偏倚的相同点:都是系统误差,不能通过增大样本量来进行控制。但也有一些不同点:①后两种偏倚主要限于样本内,人群中并无此误差。混杂偏倚则不只是样本的问题,而是第三因子在目标人群中同所研究的结果变量存在固有的联系。②选择偏倚、信息偏倚可视为一种错误,所造成的误差应尽量避免。混杂偏倚则告诫我们下结论不但要特别谨慎,而且要认识到它在整个病因网的过程中起了一定的作用。因为混杂因子往往正是某个结果变量的危险因子,应尽量去发现。③有时受科学知识的限制,在设计和分析阶段未对其作适当的处理,结论仍会有第三因子、第四因子的混杂。

混杂偏倚的控制:理论上讲,混杂因子应该都可以得到控制。控制混杂可以在设计阶段采取预防措施,防止混杂因子发挥作用。控制混杂应该优先考虑在设计阶段采取措施,但能否做到,取决于研究者的专业知识和经验,也受到研究条件的影响,如病例和对照选择的难易,即是与事先计划的样本来源和大小有关。也可以在调查时详细收集潜在混杂因子的资料,在分析阶段通过各种技术处理进行控制,但若样本例数过小,在分析阶段控制混杂将变得困难。

在设计阶段,采用随机化(randomization)、限制(restriction)进入或匹配(matching)等方法。

(1)随机化适用于实验研究,是将研究对象随机分配到各个实验组中,产生两个或多个特征分布类似的研究人群,同时,暴露也随机分配给了研究对象。那些混杂因素在各组的分布是均衡的,因而也就不会起到混杂作用。随机化不仅可能抑制混杂因素的作用,还可能避免未知因素的混杂作用。

(2)限制,也叫排除(exclusion)或规范化(specification),是指选择研究对象在可能的混杂因素上有相同或相近的观察值,这个因素在研究中不再变化,可视为一个常量,那么它与任何因素均无关,包括与暴露因素无关,而混杂因素是必须同暴露有关的,因而,这些可能的混杂就失去了存在的基础。限制可用于实验研究或其他类型的研究。例如,饮酒和咽癌关系的研究中,如果怀疑吸烟是一个混杂因素,研究可以只要不吸烟者,这样,吸烟就不能成为混杂因素。这种策略虽然避免了混杂,但是它阻碍了吸烟者的纳入,因此,其功效(power)不能外推到吸烟者。当然,限制也不能控制未知的混杂因素。

(3)控制混杂的另一种方法是匹配,按照病例组人群混杂因素的分布情况选择对照组人群，使得混杂因素在两组间分布均衡，从而消除混杂因素对研究结果的影响，常见于病例对照研究或实验研究。如某病例对照研究，吸烟被认为是一个混杂因素，病例和对照可以按吸烟情况匹配。匹配可分为个体匹配和频数匹配（亦称成组匹配），如为每个吸烟的病例找一个吸烟的对照（个体匹配）。研究者虽然常常使用这种方法，但是它有两个缺点：其一是对几个可能的混杂因素匹配，选择研究对象的过程可能麻烦；其二是不能分析匹配变量的效应以及与其他研究因素的关系，易丢失信息。所以，要防止匹配过度（overmatching），匹配以主要的、明显的混杂因素为宜。

在分析阶段，采用分层分析（stratification analysis）、标准化（standardization）分析、多变量分析等方法。

（1）混杂偏倚的分层分析。研究完成后，研究者仍然可以控制混杂，如采用分层的方法。分层可以是限制之后的一种方式，是在分析期间而不是在研究期间完成的。分层就是把暴露与未暴露人群或病例与对照放在匀质或较为匀质的范围内进行比较。由于每层之间混杂因素的作用变化很小，使该因素与暴露在各层中无联系，因此，每层均提供了未被混杂的暴露与疾病联系的结果。M-H（Mantel-Haenszel）分层分析方法就是对可能的混杂因素进行分层，判定层间 *RR* 或 *OR* 是否相等或相近，得到控制混杂后的调整 *RR* 或 *OR*，再将调整 *RR* 或 *OR* 与分层前的粗 *RR* 或粗 *OR*（c*RR* 或 c*OR*）进行比较。

【案例】 有人采用病例对照研究分析饮酒与肺癌之间的关系，见表 11-6。

表 11-6　饮酒与肺癌的病例对照研究

	饮酒	不饮酒	合计
病例	24	10	34
对照	26	40	66
合计	50	50	100

结果显示，饮酒者患肺癌的危险是非饮酒者的 3.69 倍[*OR*＝3.69，95%CI（1.52，8.97）]。但饮酒者往往同时是吸烟者，显然，吸烟可能是本次研究的混杂因子。研究者又按照是否吸烟进行了分层分析，结果见表 11-7。分层分析去除吸烟这个混杂因素，饮酒与肺癌无关联。

表 11-7　按吸烟与否进行分层分析结果

	吸烟			不吸烟		
	饮酒	不饮酒	合计	饮酒	不饮酒	合计
病例	21	6	27	3	4	7
对照	9	4	13	17	36	53
合计	30	10	40	20	40	60
OR（95%CI）	1.556（0.352，6.880）			1.588（0.319，7.900）		
OR_{MH}（95%CI）＝1.570（0.528，4.672）						

(2)标准化(standardization)。标准化可以看作分层分析的补充手段,是统计上常用的分析手段,当混杂因素在不同暴露水平组间分布不均时,可以一种标准构成进行调整,消除内部混杂因素构成不同对研究结果的影响。标准化分为直接标准化和间接标准化两种方式。

(3)多变量分析。数学模型检查了当同时控制许多其他因素的效应后,某一个因素的可能的效应。这些方法的一个主要优点是它们能比分层控制更多的因素。例如,研究者可能使用多变量 logistic 回归研究口服避孕药对卵巢癌的危险。此时,他们可以同时控制年龄、种族、家族史、经产情况等。对一些研究者来说,多变量分析方法的缺点包括较难理解获得的结果,并且丢失了亲自处理数据的感觉。

例如,多数研究表明,血清三酰甘油含量与冠心病危险性有关,即三酰甘油含量越高,冠心病危险性越大。有的医生以此筛选危险人群,认为三酰甘油是冠心病的独立病因,降低三酰甘油含量将有助于预防冠心病。研究表明,冠心病还与其他因素有关,特别是血清中高含量胆固醇和低含量高密度脂蛋白,它们常与冠心病同时发生。经统计学方法平衡了其他因素的作用时,三酰甘油与冠心病之间的联系就不存在了。因此认为三酰甘油作为冠心病的唯一病因是不妥的,这是由于其他的影响因素具有混杂干扰作用。对于混杂偏倚,可在研究设计和分析阶段予以控制和处理,常用限制(将研究对象限制在一定范围,以使结果能直接用于分析)、配对和分层分析等措施进行综合控制。

(王　斌)

第十二章　医学科研数据录入与管理

高性能微型计算机应用的普及，为广大医学科研工作者高效率地处理大量医学科研数据创造了有利的条件。计算机不仅使疾病调查数据和实验观察数据能得以长期保存和高效的数据管理，而且更为重要的是，它使这些被保存的原始数据能在将来根据研究需要，不断地被重新分类、检索和更新利用。与任何其他医学领域中的研究方法一样，利用计算机进行科研数据的管理和处理也是当今医学科研工作者必须了解和掌握的一种技能，这种技能将有助于医学科研工作者更好地利用现有计算机资源来处理科研数据，并且尽量减少或避免数据管理和处理过程中的盲目性，以便达到事半功倍的效果。数据管理可定义为，将在科研中产生的大量数据及时填写、准确录入，利用计算机辅助人工审核校对，校正疑问问答，在数据盲态下审核与锁定等全过程。数据管理的目的就是以及时、有效的方式为支持科研提供与预期结果一致、精确、正确的研究数据，以便对此数据按预先制定的统计分析计划书进行统计分析。本章将叙述和讨论涉及疾病调查数据和实验研究数据计算机处理的有关问题及其解决方法。

通常，我们遇到的科研数据可分为频数数据和个案记录(individual record)两种类型。频数数据经常来源于已用手工整理过的各种统计报表或某次调查的计算机分析中间结果。所谓“个案记录”，即为调查表，它记载了调查对象与研究有关的全部信息，任何类型调查都应该用个案记录方式将调查数据保存在计算机数据文件里。这些被保存的个案记录可在将来进一步用计算机软件来进行分组或选择。下面所要讨论的数据管理相关内容主要针对个案记录。

第一节　科研数据的计算机处理过程和方法

应用计算机进行数据管理的主要内容涉及：数据录入前的工作，即录入前的核对(有无漏项、填写错误等)；数据录入时录入软件的选择、录入过程的质量控制等；数据录入后的逻辑核对、数据编码与转换、建立新变量、变量类型转换等。有些调查投入大量的人力和物力来调查收集疾病和实验数据，但却不太注意数据计算机处理过程中的各个环节，以至于工作效率低下，或者输入计算机数据文件中的数据错误百出。基于上述数据管理的主要内容，对于个案记录，科研数据的计算机处理过程可分为三个阶段，即数据录入准备阶段、数据录入阶段以及数据预处理阶段(数据预处理将在本章第三部分内容介绍)。经历了这三个阶段以后，可采用专门的统计分析软件对疾病调查和实验数据进行统计分析。

一、数据录入准备

在正式用计算机录入数据之前，应先进行各项准备工作，例如，编写数据编码说明、设计数据文件结构以及培训数据录入员等。充分的准备工作将有助于避免或减少录入数据错误，并且有利于提高数据录入速度。

(一)数据编码

在应用计算机处理科研数据过程中，各原始数据都应转换成计算机能够识别的代码。在科研设计阶段最好就已考虑到数据的编码方案。如果调查表项目很多，还应编写编码说明或手册。编码说明或手册将记录每一变量的名称以及代码数据的实际意义。它类似于电报密码手册，研究者要根据它将调查数据转换成代码数据，录入计算机进行处理和分析，然后再根据它将计算机结果变换成符合常规写法的数字或文字内容。

代码数据应尽可能保留原始调查数据的形态及包含的信息。一般情况下，定量数据可不经转换直接写成代码数据，例如年龄、血压、药物剂量、吸烟支数等。如果人为地将定量数据转变为等级(分组)代码，如先对年龄进行分组，即1～19＝1，20～39＝2，…，＞80＝5，然后将这些分组的年龄代码数据1，2，3，4，5录入计算机数据文件，会造成原有数据信息的丢失，严重时还会导致研究失败。定性数据如性别、职业、婚姻状况、疾病类型等必须设立具有一定实际意义的代码。尽管调查者设置的代码可以是任意的，但仍应提倡采用规范方法来进行设置。比如当项目涉及“有、无，正、负，阳性、阴性”时，可用“2”代表“有、正或阳性”；用“1”代表“无、负、阴性”。对阳性事物设立高次代码有助于研究者在分析时获得正的参数估计值。编码方案一旦确立，研究者必须严格遵守。在同一批调查和实验数据里，调查者不应对某些定性数据的阳性事物设立高次代码，而对另外一些定性数据的阳性事物又改为设立低次代码，这有可能造成代码数据意义的混乱。有序的等级资料数据的代码也应根据原有次序和高低保持有序，例如疾病严重程度分为轻度、中度和重度，其相应的代码可设为1，2和3。

对于在实际调查和实验过程中出现的缺失数据，应根据缺失数据的不同类型——失访数据(又称漏失数据)和空白数据，确定编码方法。虽然这两种类型的缺失数据在客观上都造成了调查表项目的空白，但它们的性质及其在分析时的处理方法完全不同。漏失数据是指应该调查而未被调查到的数据，例如，调查对象回答不准确、调查员记录不清楚、项目遗漏或随访过程中调查对象失访等，都会导致漏失数据的产生。空白数据是在调查对象不具有某些项目的情况时产生的，它属于不必调查的数据，例如，未生育者的首次生育年龄或授乳年龄的调查项目一定呈空白状态。有些研究者将漏失数据和空白数据都视作同一代码如"9"或"0"进行处理，这对统计分析特别是多元分析极为不利。如果某项目的漏失数据较少，仍可用适当方法加以处理并使其参与分析，但真正的空白数据则完全没有必要也不应该这样来做。一般来说，可用适当位数的"9"或"×"代码来表示漏失数据；用"0"或"－"代码表示空白数据。如果调查者在编码方案中已考虑用"0"代码表示空白数据，那么最好不要再将其用作表示调查项目的数据代码。

（二）数据文件结构的设计

一个标准的数据文件是由原始数据代码和文件结构两部分组成的。数据文件结构的设计是否合理将直接影响数据的储存量、录入速度和误码率，以及在分析数据时的可行性。数据文件结构主要由三部分组成，即变量（调查项目）的名称、类型和宽度。一般来说，一个理想的变量名称应在屏幕显示时能反映代码数据的实际意义，而在分析时又能做到简明扼要。变量名称太短，会使数据录入员在录入数据时无法正确理解变量内容，以至于使误码录入增加。然而过长的变量名又会降低数据分析速度，这是因为调查者需每次输入一大串变量名。

原则上，变量类型应与原始代码数据相一致，例如，可将姓名设计为字符型变量，将年龄设计为数值型变量，以及将发病日期设计为日期型变量等。一般来说，诸如年龄、血压之类的定量数据应保留其数据的原形，但对于某些定性数据，如性别、是否吸烟等，既可将它们设计成字符型变量（男性＝M；女性＝F），也可将它们设计成数字型变量（男性＝1；女性＝2）。另外，假如某些调查项目发生重叠现象，那么可考虑将它们设计成字符型变量，以便能减少变量数，使数据文件结构精简。比如说在疾病症状调查项目中罗列了 4 个症状，即头痛＝1、发热＝2、咳嗽＝3、腹泻＝4。某病人可能会同时具有 4 个症状，也可能仅具有其中的 2 个或 3 个症状。按理说这种类型的调查项目应被设计成 4 个变量。对于此类项目，也可只用一个字符型变量来表示。例如，同时具有 4 个症状可在此变量中输入 1234；如仅具有头痛和咳嗽，可输入 1030。这种特殊类型的字符型变量可在以后数据处理期间再根据分析需要用子字符串函数来进行判别。

在设计数据文件结构时，变量宽度应等于原始数据代码的长度。

二、数据录入

（一）录入方式

调查数据是经一定方法（如手工作业、光电扫描或声音输入方法）录入计算机数据文件的。数据录入方式及其熟练程度将直接影响数据的录入速度和质量。迄今为止,主要采用的还是手工方法进行数据录入。这一数据录入过程大致有两种方法:一种方法是将调查表上的数据按照编码规则先过录到专门的代码表中,然后再将过录表中的代码数据录入计算机。另一种方法是直接将调查表数据读成代码并录入计算机。虽然后一种方法不仅能提高录入速度,而且能避免"重抄"数据增加产生错误的概率,但应用这一方法需要一定的先决条件,即调查表中各数据的表示形式必须能适合于读成代码数据。如果调查表项目既多又复杂,此方法会使数据录入员读错代码的可能性增加。调查表最好设计成在每个项目旁都注上相应的代码(即设计成编码形式的调查表),例如,性别:女=1,男=2;文化程度:文盲=1,小学=2,初中=3,高中=4,大学=5,等等。与此同时,表中再设计一组与调查项目相呼应的代码栏。调查员在现场调查时,可直接在代码栏中记录调查内容(代码),而以后的数据录入员则可依照代码栏将其中的代码数据逐一输入计算机。然而也必须指出,如果调查表的内容较为复杂,仍应在项目中先画圈,然后在调查结束时再由专人在代码栏中填写代码,此过程还可以同时起到审核原始调查表的作用。

(二)错误代码数据的来源及其检测方法

疾病调查数据往往取自询问或自填的调查表。如果调查员记录或调查对象填写不准确,就有可能使调查表中的原始数据产生错误。虽然这类调查过程中产生的错误数据不能在分析阶段被消除,但它们可在设计或收集资料阶段经过严格的设计或质量监控得到控制或降低。与调查过程一样,数据录入过程的各个环节也会导致产生错误数据。由于目前大多数数据录入过程都是通过手工作业方法进行,因而难以避免人为失误的发生。这种随机发生的错误数据可应用人工静态检查或计算机程序来进行检测和控制。

在数据录入过程中,常见的错误数据来源有以下几种:①过录错误:将调查表数据重新过录到统一编码表时产生的错误。②键入错误:数据录入员打错键盘造成的错误。③重复录入记录:同一记录被重复输入数据文件中。④漏输记录:某些记录没有被录入数据文件。⑤代码理解错误:同一批调查数据交给许多录入员进行录入,但不同录入员对代码意义的理解不同。⑥其他意外原因:突然断电、磁盘损坏、病毒感染等意外原因导致数据文件信息被破坏。

虽然重复或漏输记录的现象常常发生,但很多人对这类错误往往缺乏足够的重视。为了避免这种现象发生,建议在数据录入之前先对每一记录设立记录顺序号,并使其在数据文件中保持唯一性。另外,当同一批调查数据交由多个数据录入员输入时,如果事先未进行严格的培训,就有可能使这些录入员对代码产生不同的理解,并最终造成录入错误。突然断电、磁盘损坏等各种意外原因均有可能使数据文件中的数据遭到破坏。此外，计算机病毒对数据的破坏作用也应注意。因此，最好是计算机拥有不间断电源（如 UPS 稳压电源），随时对数据文件制作副本，以尽量避免不必要的损失。

第二节　数据录入过程的质量控制

科研工作者在完成实验和调查工作，获得准确的基础数据后，原始数据的录入便是整个计算机处理数据工作的根本基础，录入的原始数据中差错的多少将直接影响整个计算机数据处理结果的正确性和可用性，直接关系到整个计算机数据处理工作的成败。对于录入差错太多的原始数据，不论其先前所收集的资料多么准确，其后续的数据处理工作如何精确，其结果都是错误的、不可信的，也是毫无意义的，甚至是十分有害的，整个计算机数据处理工作也就是失败的。因此，在数据录入过程中，必须采取一些必要的质量控制措施来保证数据录入工作的质量，对一般科研人员，以下方法有助于其提高数据录入的质量。

一、人工静态检验

人工静态检验是最简单、直接的一种人工校对方法，即把已经录入的原始数据由计算机按预定的格式在打印机上打印出来（或显示在显示器屏幕上），与原始调查表进行直接的人工校对。这种检验方法简单省事，适用于任何录入方式录入的数据，但这种方法也是最耗费人力的、最笨的方法，且可靠性差，尤其当录入的数据量较大时，则难以保证有好的检验质量。所以一般来说，本法只适用于录入数据量很小，并且要求不高的情况。

采用人工静态检验时，应注意如下两点：①计算机输出的原始数据格式应尽量与原始表格一致，这样校对起来比较方便，容易发现错误。②对同一批原始数据应该由不同的人进行多次的校对，这样可以防止人为的疏忽和习惯性误差，比同一人校对多次的效果要好。

二、复录比较检验

复录比较检验或称复录检验，是经常被采用的、最直接有效、检验质量最高的一种保证数据录入正确性的方法。即对已经录入的一批原始资料数据重新录入一遍，并把两次录入的数据用程序进行逐个字符的比较，同时把所有两次录入不一致的字符按预定的格式显示或打印出来，然后通过与原始数据核对，来判定这些不一致的字符中哪一个是错误的，并对已录入的数据进行校正。

本校验方法的原理是基于人工击键录入数据时出现的击键差错是“随机的”，所以只要是两次录入不一致的字符(数据)，必然至少有一个是错的，甚至两个都是错的，而两次录入相同的数据，则可以认为是正确的。当然，从理论上讲，如果两次录入时在同一字符出现完全相同的击键错误，则采用此法是查不出来的。但在实际工作中，录入过程中的击键差错率本来就很小，所以两次录入时在同一字符上出现完全相同击键差错的概率是非常小的。因此，本方法是非常有效的保证数据录入质量的方法，但双重录入数据使得工作量增加了一倍。复录比较方式有以下两种。

(一)即时复录比较方式

即在进行复录数据录入时，每输入一个字符或一份调查表(一个记录)，程序立即将它与第一遍已经录入了的原始数据中对应的字符进行比较。若两个字符相同或两次录入的调查表完全相同，则继续往下输入下一项数据或第二份调查表；若两个字符不同或两遍录入的调查表有不同之处，则程序不允许往下继续录入数据，而是立即在“出错”的字符下方显示出第一遍已经录入了的原始数据中的对应字符，并且让光标锁定在“出错”的项目位置上，同时报警提示录入员注意。这时录入员应查对原始表格并立即改正出错的字符。即时复录比较减少了调查资料的反复搬运工作，简化了录入管理工作。但它的缺点是复录程序的设计比较困难，改错速度慢。

(二)成批复录比较方式

即在复录数据录入时，并不立即将每个录入的字符与第一遍已经录入的原始数据进行比较，而是待这批调查表全部复录完毕形成一个复录数据文件之后，再用程序将它与第一遍录入的数据文件进行逐个调查表逐个字符的比较，并将所有存在不同字符的数据记录及不同的字符用直观、明了的格式打印出来(输出复录比较报告单)，然后将报告单与原始数据进行核对，改正出错的字符，即对原始数据文件进行成批的查错改错操作。成批复录比较对于组织大型的数据录入工作的录入质量控制和管理工作非常有利，并且成批复录比较方式可以对任何录入方法(键盘输入或光电输入)录入的数据进行检验。

复录比较检验应注意如下几个问题：

第一，为了避免某些录入员可能出现的习惯性击键差错以及其他人为出错因素(包括作弊)的影响，对同一批调查资料的初次录入和复录工作应由两个不同的录入员来分别完成。

第二，究竟是采用即时复录比较方式还是采用成批复录比较方式，应根据实际工作的需要来选定。一般来说，原始调查资料数据量较少，数据格式比较简单时，程序设计也就比较容易，可以采用即时复录比较方式；而数据量很大时，则宜采用成批复录比较方式。

第三，在采用成批复录比较方式时，可以根据实际工作的需要和条件来确定复录数据的比例。即当原始资料数据量不大时，或者录入数据非常重要，质量要求很高时，应采用100%全面复录比较（并且100%改正差错）的方式来保证录入数据的质量。而当原始数据量太大，或者对数据质量要求不必要太高，允许有一定的误差时，可以通过随机抽取一定比例的原始资料进行部分复录比较，来判定这批录入数据的录入质量情况。此时应注意，抽样必须遵循随机化原则，抽样比例要适当，并明确规定质量标准，规定当差错率超过标准时必须采取的处理办法和具体措施。

三、预编辑检验

前面提及的录入数据检验方法都是在数据录入之后再来检验录入数据是否有差错，属于事后检验法。如果我们能在数据录入期间进行错误检测，并拒绝错误数据的录入，那将会更有效。显然要完全做到这一点是不可能的，但我们完全有部分达到即时检验的可能。预编辑检验法即是一种数据录入期间的"即时检验法"。

预编辑检验法是根据原始数据中数据记录内数据项的允许取值范围和数据项与数据项之间的逻辑关系，以及记录与记录之间的逻辑关系，在编制原始数据录入程序时加进即时检验的功能。当通过键盘击键录入数据时，可以立即通过逻辑检验判断出键入的数据是否出错，并拒绝错误数据的录入，同时报警提示录入员注意改正。这样可以阻止相当大一部分的错误数据录入，大大减少事后查错改错的工作量。但此种方法对于键入的非逻辑错误或键入数据项取值范围内的错误数据，以及对于取值完全是独立的、任意的数据项的键入错误，则无法进行检验。

四、数据录入工作常用质量控制方法的选用

在实际的原始数据录入工作中，要根据工作的特点和质量要求的水平来恰当地选用合适的质量控制方法。一般来说，当原始资料数据量不大、要求也不太高时，可以采用人工静态检验法，特别是对那些临时性的小批量数据录入工作。在大多数情况下，为了确保录入数据的质量，应采用复录比较检验法。从手工录入数据的情况来看，要使数据输入尽可能做到准确无误，可先考虑采用预编辑检验方法防止逻辑性错误数据的录入，然后再结合应用复录比较检验方法。

第三节　数据预处理

在完成数据录入和核对以后，为了能满足正式统计分析的需要，还可能要对

已输入的数据进行若干预处理,例如,对有关变量重新设置新代码,进行复合变量计数以及制作 ASC 数据文件等。

一、设置新代码数据

有两种情况需要考虑对变量重新设置新代码。第一种情况是变量中包含的是连续性定量数据,如调查对象的年龄岁数、血压值等;另一种情况是原先设计的代码数据分布得太分散,例如,假定文化程度变量中具有研究生学历者仅为几个人,此时就需要考虑将他们的代码归类到大学学历。然而必须指出,新代码数据在任何时候都不应将原来变量中的旧代码替换掉。这是因为新设置的代码有时候可能仍然是不合理的,或者由于操作时的一时疏忽而录入了错误代码数据。如果原始代码数据已被替换掉,那么所造成的损失往往难以弥补。所以,合理做法是将新代码数据设置在一个新定义的变量里,或者在设置以前,先对原始数据文件制作备份,然后再取备份数据文件对变量设置新代码。

二、复合变量计数

复合变量计数又称交叉表分析(cross table analysis)。具有复合变量结构的数据不仅是制作常规分类统计表的基础,也是进行多变量统计分析的基础。复合变量数据是在个案记录的基础上计算获得的,它由频数(如疾病数和人年数)和若干指标变量数据组成。个案记录中的连续性定量数据,如年龄,若要被用于进行复合变量计数,必须事先将其设置为新的分组代码数据,例如用“1”表示 20 岁以下年龄组,用“2”表示 20~39 岁年龄组等。若对连续性定量数据直接进行复合变量计数,则会导致产生大量的毫无意义的复合变量数据。

三、异常数据的发现和处理

异常数据在没有明确认定为异常值之前,通常称为离群值。离群值是指在一组测量值中,明显偏离测量值群体的过大值或过小值。离群值可能是测量结果随机波动的极值,也可能是与群体测量值非属同质总体的异常值或错误。当资料中出现离群数值时,首先应反复检查核对,寻找其产生的原因。如系由试验技术失误或仪器状态失常所致,或确属错误,则应作为异常值舍弃或纠正。若一时难以找到确切原因,则不应随意舍弃,此时一般采用相应的统计检验方法进行推断,以判断该离群值是否为异常值。

四、数据库的追加与合并

追加(append)是将两个数据结构完全一样或基本上一样的数据库连接起来。

两个数据库是端对端(end-to-end)的,又称串联。而合并(merge)是将两个结构不同,但是有1～3个相同变量(如ID变量或key变量)的数据库合并起来。例如,一个数据库中录入的是问卷调查结果,而另一个数据库中录入的是同一批患者的临床检查结果。两个数据库都含有一个可以确定患者的ID号。这样两个数据库的合并是边对边(side-to-side)的,又称并联。多个来源的数据整合是非常复杂的工作,一定要注意数据之间的关联关系。

五、数据库相关信息的管理

通过生成某些报表,研究者可以了解数据库及其录入变量的相关信息,并将这些信息存档、打印。与数据库有关的信息包括数据库名称、文件大小、最后修改的日期、变量数、记录数等。与录入变量有关的信息包括变量名、变量标签、变量类型、变量长度等。

六、备份与共享数据文件的制作

在完成了上述数据预处理工作后,应对已录入的数据库进行备份,这是应用计算机进行科研数据管理与分析时必须注意的一个原则。

无论是EpiData、Epi Info、FoxPro,还是其他任何具有特定格式的数据文件,都应先进行数据转换,然后才能送往统计软件进行分析。传统上一般须先转换成标准的ASC数据文件,ASC数据文件亦称DOS文本文件,它可以被DOS中的TYPE命令进行打印显示。ASC数据文件所包含的代码数据是标准的字符,这些字符不具有特定格式的数据文件结构。

ASC数据文件中的数据排列格式有两种,即固定格式和自由格式。在具有固定格式的数据文件中,各变量数据之间互相粘连,没有分隔符,但每个记录的总长度以及每个变量的宽度是固定的。统计软件将根据固定的变量宽度逐一对它们进行识别。然而,当变量数很多时,这一识别过程往往较为复杂。在自由格式数据文件中,各变量数据之间是以空格或逗号等互相间隔的,每个记录的长度或每个变量的宽度可以任意变化。对于这种类型的数据格式,统计软件的变量识别过程非常简单,因而它是应用最多的ASC数据文件格式。

随着计算机技术的飞速发展,特别是硬件水平的快速提升,许多软件在编制时已不再考虑硬件的条件限制,因此,越来越多的软件均可调用多种其他格式数据文件,而无须再制作ASC数据文件。现在已有商品化的专门的数据格式转换软件,如StatTransfer等。

(孙业桓)

第十三章　医学科研论文撰写

第一节　医学科研论文撰写概述

一、医学科研论文的定义

科研论文(research paper)是将原始的研究结果进行归纳、整理、分析后，并以一定方式发表的书面报告。撰写论文是科研程序中的重要一环，也是最后一道工序。1968年，国际生物学编辑委员会(Council of Biology Editors, CBE)对科研论文下了一个较为详细的定义，即一篇公认的原始科研论文，必须是首次公布的，它提供足够的资料，让同行们能够：①评价观察到的结果；②重复实验；③评价推理过程。而且原始科研论文必须能为人们所接受，基本上可供科学界永久地、不受限制地使用；它还可以提供一种或几种公认的二次文献进行定期审查时使用。医学科研论文属于科研论文的一个分支，也应适用这个定义。

医学科研论文是以医学科学及与之有关的现代科学知识为理论指导，经过科研设计、实验与临床观察或现场调查后，将所得的第一手的感性资料经过归纳性分析、统计处理等一系列的思维活动后写成的具有一定先进性的文章；或者在第一手资料的基础上，运用第二手资料(他人的论文、资料或著作)综合而成的文章。

医学科研论文分为论著、综述、述评、短篇报告(个案报告、技术革新、新方法或经验介绍)等类型。如果仅仅是感性材料的叙述，缺乏理性分析，不能作为论文。科普性的文章也不能称为医学科研论文。

随着经济全球化的发展，科学研究也日益全球化，SCI论文评价体系被广泛用于学术评价的各个领域。SCI论文是进行国际学术交流的重要方式之一，也是使国际同行了解我们的主要渠道。了解和掌握SCI论文的撰写知识具有重要意义。因此，本章不仅介绍中文论文的写作，同时也涉及SCI论文撰写与投稿的内容。

二、医学科研论文的分类

(一)按论文资料来源分类

根据医学科研论文使用资料的来源，通常将医学科研论文分为原著论文和编著论文两大类。

1. 原著论文　原著论文又称原始论文，即著作的原本，是作者的第一手资料（即直接资料），包括论著、著述、短篇报道（如病例病告、技术革新成果、经验介绍）等。其内容是实验研究、临床观察、调查报告、病例报告、病例讨论或医学理论上的新见解、新科技成果，或是某种新理论、新技术应用于实际取得新进展的科学总结。

原著论文应有作者自己的见解及新观点、新理论和新方法，以推动医学科学向前发展。原著论文是医学期刊论文的主要部分。

2. 编著论文　编著论文的内容主要来自已经发表的资料，即以间接资料为主，属于第三次文献。结合作者个人的部分研究资料和经验，把来自多种渠道的、分散的、无系统的、重复甚至矛盾的资料，按照个人的观点和体系编排起来，使读者能在较短时间内就能了解某一学科领域或某一专题的发展水平和进展情况。在医学图书中编著所占的比例较大（如教科书、参考书、专著等），而医学期刊中的综述、讲座、专题笔谈、专题讨论等多属于编著之列，其中以综述为代表。

编著论文虽不完全是作者亲身所做的研究，但它充满着新观点、新见解、新设想和新资料。它为原著论文提供大量最新信息，使医学某一领域或某一专题更加系统化、条理化、完整化和理论化，是医学科研论文的重要组成部分之一。

(二)按论文写作目的分类

1. 学术论文　学术论文是论述创新研究成果、理论性突破、科学实验或技术开发中取得新成就的文字总结，作为信息进行交流。

2. 学位论文　学位论文是用来申请授予相应的学位或某学术职称资格而写的论文；作为考核及评审的文件，用以表明作者从事科研取得的成果和独立从事科研工作的能力；可以是单篇论文，也可以是系列论文的综合。学位论文主要反映作者具有的科研能力及学识水平。学位论文包括毕业论文、学士论文、硕士论文和博士论文。

(三)按医学学科及课题的性质分类

1. 基础医学论文　属于基础理论研究范围者较多，包括实验室研究和现场调查研究等，少数属于技术交流范围，即介绍实验技术，有关仪器的设计、制造及使用等。

2. 临床医学论文　多为应用研究范围，可分为诊断、医疗、护理等类别。有理论研究和新技术报告,但属回顾性总结分析的论文较多。

3.预防医学论文　多为应用研究范围,可分为卫生保健、防疫、流行病学调查等类别。

(四)按论文的研究内容及资料内容分类

1.调查研究(观察性研究)资料　调查研究是指研究者通过客观地观察、描述调查对象来搜集资料,未施加任何干预措施。例如,调查了解某地学龄前儿童的乙肝表面抗原的阳性率、某地新生儿出生缺陷的发生率等。

2.实验研究(干预性研究)资料　实验研究是指研究者根据研究假设主动地对研究对象施加干预措施,并观察总结其结果,回答研究假设所提出的问题。例如临床试验、现场试验和社区干预实验。

(五)按论文的论述体裁分类

1.论著　论著多为科研论文。基础医学多系通过科学实验直接观察、发现和收集新的材料,并有新的创见。科学上许多突破性成果就是通过这类研究取得的。临床医学多系专题研究总结,包括调查研究论文和实验研究论文,按设计项目做记录,对结果进行归纳和总结。

2.经验交流　经验交流的内容包括科研方法、科研经验、临床病例分析、病例报告(个案报告)以及临床病例(病理)讨论等。经验交流可为深入研究某些问题提供资料。如疾病的首次发现、首次报道,虽然例数不多,但只要资料翔实,便可进行交流。至于对某种疾病的诊疗所做的回顾性总结,经过分析找出其规律性,并从理论上加以阐述,从而进一步指导临床实践,无论经验或教训均可交流。

(1)病例报告(个案报告)。报告几个或个别病例。多为少见病例或某些病例在诊治中的特殊情况或经验教训。

(2)病例分析。对一组(几例、百例或千例)相同疾病的临床观察资料进行分析和讨论。其中可为疾病发病机制、诊断或治疗方法的研究,药物或手术方法的疗效观察等。

(3)临床病例(病理)讨论。对疑难病例的发病机制、诊断、治疗等进行讨论后整理成文,包括病例摘要、临床讨论、病理报告和病理讨论四部分。一般按发言先后如实反映各人的发言内容和分析问题的实质,也可将全部发言内容归纳成几个问题来阐述。

3.技术方法和技术革新　在技术方法上有创造性或重大改进,如新技术的应用及操作规程步骤。

4.文献综述　文献综述是作者从一个学术侧面,围绕某个问题收集一定历史时期(近期)的有关文献资料,以自己的实践经验为基础,进行消化整理、综合归纳、分析提炼而成的概述性、评述性专题学术论文。

随着人们对情报需求的增加，综述性文章的重要作用日益凸显。对综述性文献引用频率的研究结果表明，综述性文献就其重要性而言，并不亚于该领域内最有价值的专著论文。文献综述是医学科研论文的一种特殊体裁，是对特定医学主题在特定时间和领域内的情报资料的综合叙述，是作者在阅读了有关问题的大量文献后，经过加工处理而写成的一种学术论文。

三、医学科研论文的作用及特点

(一)医学科研论文的作用

1.记录和保存医学科技成果　通过记载大量不同的医学事实、技术方法和构思、假设、推理等科学研究成果，为医学科研工作者提供学习、借鉴和仿效的依据，使医学科研成果更好地服务于全人类。

2.发现和培养人才　通过医学科研论文，人们可以更好地了解世界、认识世界，能够掌握和理解当前世界科学技术发展的态势，也能从中发现人才。

3.促进学术交流和提高学术水平　每篇文章都有新的学术理论或科学假说、技术方法等，人们在阅读论文后，通过辩论、商榷、讨论、重复和借鉴等方式进行各种不同学术思想的交流，使之去伪存真，促进科技的进步与发展。

4.有利于国际交流　医学科研论文发表后，尤其是SCI论文，可在不同国家和地区进行交流。

5.促进科技成果转化为生产力　医学科研论文中承载的大量的科技理论与技术信息，通过人们的学习和效仿的方法，使之转化为新技术、新工艺、新产品、新成果等，从而达到启发思维、创造财富、促进劳动生产率的目的，使科技转化为巨大的生产力。

6.促进理论与实践的结合　医学认识是科学认识的一部分，因而也经历从感性向理性的飞跃过程。医学观察和实验所得出的数据、推理、假设等，以论文的形式发表后，再通过实践与不断地总结提高，积累经验和数据，使假设或推论成为理论；而通过新的理论再去建立新的假说、推论，反复循环，不断发展。

(二)医学科研论文的特点

医学的发展与其他科学技术的发展一样，都是来源于实践与生活，通过实践观察，逐渐积累上升为理论。由于医学科研论文所论述的对象、目的、内容有别于其他科学技术方面的文章，因此，归纳医学科研论文的特点有如下四个方面：

1.医学专业性　这是医学科研论文有别于其他科技论文的根本区别。首先，医学科研论文所论述的都是围绕维护和保障人类健康的理论、知识与技能。其次，医学科研论文的读者主要是从事医学相关工作的人员，包括各种医学期刊的编辑、各级各类医学院校或医疗机构、卫生防疫机构的工作人员，从事基础、临床、康复和公共卫生的人员及部分非医疗机构人员。因此,医学科研论文所表达的主体内容应是本专业的基础理论、专业知识、专业技能等。最后,医学科研论文表述中所使用的大量专门词汇与术语都是涉及医学的,具有明显的专业性。

2. 创新性与科学性　医学研究的对象是人,因而每项科研课题的前提都是必须有高度的科学性,同时应具有不同于前人或别人的新颖性。科学性是医学的核心与灵魂,而创新性是医学科研论文得以存在与发表的价值基点。因此,医学科研论文必须具有严格的科学性和一定的创新性。

3. 实践性　与其他专业论文一样,医学科研论文的写作也要求作者能够将所学的基础知识、基础理论、基本技能运用于实践中,使理论与实践相结合。要提高医学科研论文的写作水平与能力,必须经过长期的写作练习。

四、SCI 论文概述

(一)SCI 论文及其影响因子

SCI 是科学引文索引(science citation index)的简称,创办于 1963 年,由美国 E. Garfield 博士创立的美国科学信息研究所(Institute for Scientific Information, ISI)编辑出版,是一种国际性、多学科、综合性索引。SCI 涉及数、理、化、农、林、医和生物学等多个学科。SCI 选录刊物的依据是文献分析法,即美国情报学家加菲尔德提出的科学引文分析法。该分析法将期刊论文被引用的频次作为评价指标,被引频次越高,则该期刊影响越大。影响因子(impact factor, IF)是反映一种期刊影响力的一个重要指标之一,一种期刊的影响因子是指该刊前两年发表的文献在当年的平均被引用次数。1963 年,ISI 在其出版的《1961 年度科学引文索引》中正式提出和使用“影响因子”这一术语。影响因子的大小是这样计算出来的:影响因子=某期刊前两年发表的论文在统计当年被引用的次数/前两年发表的论文总篇数。例如,某杂志 2015 年和 2016 年发表的论文在 2017 年共被引用 500 次,该杂志这两年共发表论文 200 篇,那么该杂志 2017 年的影响因子为 500/200=2.5。

我们通常误认为影响因子是衡量科技期刊学术质量的指标,这是不严谨的。因为,科技期刊的质量和科技期刊的影响力并不是同一概念,也没有非常确定的正相关关系。由影响因子的计算公式可知,决定影响因子大小的有两个变量,一是某期刊前两年发表的论文在统计当年被引用的次数,二是该刊前两年发表论文的总篇数。凡是对这两个变量有影响的因素,都会对期刊影响因子产生或大或小的影响。这些因素包括时间因素、统计源期刊库的组成、学科性质、论文类型、论文平均作者数、期刊大小和论文长度、参考文献和引文条目统计差异等。

(二)SCI 论文的重要性

SCI 不仅是一种大型的文献检索系统,而且是引文分析的极为重要的工具之一。随着经济全球化的发展，科学研究也日益全球化，SCI 论文是进行国际学术交流的重要方式之一，也是使国际同行了解我们的主要渠道。发表 SCI 论文，可以向世界显示我国基础和临床研究的实力，提高我国在国际科学界的地位。相反，如果成果不是在国际知名的 SCI 刊物上发表，便很难被国际同行所了解和认可。SCI 论文为我们向世界展示自己的研究成果提供了一个重要平台。

第二节　医学科研论文撰写的基本原则

医学科研论文是科研论文的组成部分，因其种类不同，在写作的目的、内容及表达形式上也各有不同，虽互有差别，但是它们的要求却是共同的。基本要求是要客观、真实地反映事物的本质，反映事物的内部规律性。作者在撰写时必须坚持严肃的态度、严谨的学风和严密的方法，遵循以下几个基本原则。

（一）科学性

科学性是医学科研论文的首要条件，是医学科研论文的属性和立足点。没有科学性，医学科研论文就失去其一切价值。科学性就是要求论文的内容实事求是，既不能主观片面，也不能哗众取宠，更不能主观臆造和弄虚作假。取材必须确凿可靠，客观真实；科研设计严谨、周密、合理；实验数据精确可靠；论点、论据、论证有客观性和充分的说服力；所得数据经得起他人重复和实践验证。

1. 真实性　所谓“真实性”，就是尊重客观事实。医学作为直接服务人类生命与健康的科学，论文必须真实可靠。论文的内容应真实地反映事物的本质和内在规律，正确、恰当地评价自己和他人的工作。实验设计必须合理，方法要正确，并切实可行，不能想当然或无中生有，要能接受时间的考验和别人的挑剔。

2. 准确性　医学科研论文一旦发表，其他读者可能采用和模仿，或应用于实验和临床，论文的准确性会对其他读者的应用产生极大的影响。因此，论文必须准确总结实验或观察的结果，反映研究结果的真实情况。对研究结果既不能夸大，也不能缩小，不能任意捏造或丢弃数据。尤其当实验数据与设计不符甚或背道而驰时，更应尊重事实与数据，使论文的数据准确、用词准确、引文准确、结论准确。

3. 逻辑性　所谓“逻辑性”，也就是论文必须结构严谨、层次清楚、概念明确、判断准确、推理合乎逻辑、论点鲜明、论据充分、结论正确可靠。

（二）创新性

创新性亦称创造性、创见性，是论文的灵魂，是决定论文质量高低的主要标准之一。所谓“创”，即创造、创见，指前人没有发表过或做过，可理解为“有所发现，有所发明，有所创造，有所前进”，达到国际水平或国内首创，如新发现、新研究成果,学说定理的新推导、新解释,新经验的总结,方法技术的改造等。所谓“新”,即新颖、新意,指非众人所知,但是绝不能为追求论文的创新性而违背科学,因为离开真实的实验结果尽管可以吹得天花乱坠,但它却经不起实践的检验。尤其应指出的是,不能为了“创新性”而把前人已有的成果置之度外,或者贬低他人,或者把自己现有的成果与别人多年前的同类结果进行比较。

(三)实用性

医学科研论文的实用性也就是实践性,它是指论文的实用价值,是论文的基础。医学科学是一门实用性较强的学科,医学研究的目的就在于应用。衡量一篇医学科研论文的实用价值主要是看其社会效益和经济效益如何。其理论可否用于指导临床实践,能否推广应用;其方法技术是否为现实所需,能否有助于解决疾病诊断防治中的某个技术问题或是阐明某个疾病的发病机制。一般情况下,临床研究、新药临床应用和经验总结性论文,对临床具有直接的指导意义,实用性较强。基础医学理论的研究一般不能直接解决临床医学的实际问题,实用性相对差一些,但基础性研究通常为临床研究提供理论依据,同样具有重要价值。

(四)可读性

可读性是论文的形貌。论文发表是为了传播交流或储存新的医学科技信息,以便为读者或后人所利用。它不同于科普读物,也不同于文学作品。它要求应用科学的语言、规范的格式、标准化的计量单位,以较小的篇幅,承载较多的科技信息。

(五)规范性

规范性是医学科研论文的外部特征。它要求医学科研论文应遵循国内外标准化组织规定的格式。这有利于国内外学术交流,达到资源共享。规范性主要表现在以下两个方面。

1. 文体结构的格式化　常见的医学科研论文都有比较固定的格式。1978年,由英格兰医学杂志、柳叶刀杂志、JAMA等世界一流的综合性医学期刊编辑在加拿大不列颠哥伦比亚省温哥华市非正式集会,制定了向其期刊投稿的格式要求。该小组便是后来人们所熟知的温哥华小组(Vancouver Group)。温哥华小组制定的投稿要求于1979年首次发表,其中包括由美国国立医学图书馆(National Library of Medicine, NLM)制定的参考文献著录格式。温哥华小组不断扩大,逐渐发展成为国际医学期刊编辑委员会(International Committee of Medical Journal Editors,ICMJE)。该委员会每年召开会议,其所关注的领域不断扩大,已涉及与生物医学期刊出版有关的伦理学问题。多年来,ICMJE制定的“向生物医学期刊投稿的统一要求(Uniform Requirements for Manuscripts Submitted to Biomedical Journals)”几经修订,讨论的议题已远远超出稿件准备的范畴,扩展出几个独立的部分,专门对编辑政策进行讨论。1997年委员会对“统一要求”做了整体修改，1999 年 5 月和 2000 年 5 月先后对部分章节予以更新，2001 年 5 月对与利益冲突有关的内容进行了修改，2003 年再次对全文进行重大修订，将“补充说明（separate statement）”纳入正文。

医学科研论文书写格式分三个主要部分，即前置部分、主题部分和附录部分。前置部分包括题目（title）、作者（authors，单位及/或个人姓名）、内容摘要（abstract）和关键词（key words）。主题部分包括前言（introduction）、材料与方法（materials and methods）、结果（results）、讨论（discussion）、结论（conclusion）、致谢（acknowledgement）、参考文献（references）、完成论文或投稿日期、外文摘要等。附录部分包括图（figure）、表（table）、照片（photo）等。但这些格式并非一成不变，作者应根据文稿的内容、体裁及篇幅的长短撰写，绝不能千篇一律。

一般篇幅较小的论文可将前言、材料与方法两项合并，讨论与结论合并，并省去摘要。有协作关系或得到有关单位及个人支持帮助的，可加一项“致谢”。

2. 语言表达的规范化　即对医学专业名词术语、符号、缩略语、图、表、公式等的使用应统一要求。

此外，还应根据不同的论文类型，在文字表达上各有侧重，使文稿具有鲜明的特点。例如，属于临床观察、总结疗效类型的论文，应侧重写疗效，并注意其可比性；属于现场调查类型的论文，要注意所获数据结果的启示，探讨疾病发生和流行的规律，以服务于预防保健和疾病防治；属于形态观察类型的论文，应着重测量数据与以往文献资料的异同点及其实用价值；属于生物反应类型的论文，应对实验数据、条件要求严格，并要详细交代实验材料、实验条件，以加强结果和结论的可信性。此外，还应注意样本的代表性、组间可比性、观察结果的精确性、观察指标的可靠性、统计处理的准确性和结论推理的正确性。

综上所述，对医学科研论文的要求主要是数据可靠、论点明确、实事求是和文字简练。做到准确地（如实反映客观实际，恰如其分不走样）、鲜明地（清楚明了，干净利落不含糊）、生动地（具体形象有生气，修辞优雅不枯燥）表达具有创造性的医学科研成果。

第三节　医学科研论文的撰写

一、医学科研论文选题前的准备

医学科研论文选题前的准备主要包括医学文献的阅读与评价，这部分内容请参考本书第十章。

二、医学科研论文的选题

1. 选题要有可持续性　具有可持续性的课题对高水平论文的持续产出具有极大作用。研究具有开创性和持续性，突破一点以后就可以向纵深发展，使研究工作自成系列、成面成片。这样，课题沿着一个方向逐步深入，即可能有重要发现，会得到国际同行的广泛认可和关注，发表的论文水平自然也就会逐渐提高。特别是对于新兴研究领域来说，其理论本身有许多尚待研究之处，因此就具有可持续性。反之，有些问题已处于该研究分支的末端，即使在该点上有所突破，也难以持续发展。

2. 选题要和国际接轨　若是准备在国际期刊发表论文，就必须了解国际研究的最新进展和动态，选择本领域中国际前沿的课题。由于多方面因素的影响，我国科学研究选题与国际先进水平还有一定距离。在高校，一些教师治学严谨、基础扎实，但科研成果不突出，其重要原因之一就是不重视相关领域的学术动态，没有去关注本领域的进展，因此，选题也无法与国际接轨，做出的结果也就很难在国际期刊上发表。

3. 选题要有新颖性　国际期刊论文非常重视研究的新颖性(novel)，也就是要有好的科研思维(idea)，能够提出一个新的、有一定科学依据的观点(viewpoint)。爱因斯坦曾经说过："提出一个问题往往比解决一个问题更重要，因为解决问题也许仅是一个数学上或实验上的技能而已。而提出新的问题、新的可能性，从新的角度去看旧的问题，都需要有创造性的想象力，而且标志着科学的真正进步。"从一定程度上来说，你的思维(idea)决定了你的科研水平和档次。从你的科研课题和方向上就能初步判断出你的科研水平。因此，选题的新颖性是至关重要的。优秀的科学家要具备敏锐的科研嗅觉和洞察力，而这种敏锐性是经过长期的思考和实践获得的。通过几天或半个月的苦思冥想得到了一个自以为很好的想法，很可能是别人几年前或十几年前就做过的工作。但新手上路时重复一些经典实验以获得经验也是很有必要的。那么如何获得好的思维呢？主要有以下几个方面：

(1)首先需对自己研究的领域有一个全局性了解，就是要有全景(bird eye)。即比较全面地阅读本领域的文章，总结别人的思维，逐渐形成自己的科研思维。

(2)大量阅读文献，多听学术报告，参加学术会议，多与同行探讨，从中获得启示，不能急于求成。

(3)总结感兴趣领域内尚未探讨但很有意义的课题。

(4)总结争论性很强的问题，反复比较研究方法和结论，从中发现切入点。

(5)善于抓住科研过程中遇到的难以解释的问题，这些问题往往会成为思维的闪光点。

（6）密切关注相关领域的最新动态，借助其方法或思路为自己领域的研究所用。很多领域外的东西可以借鉴，进行学科交叉，从而产生新的思维。

（7）细致地拟订方案，论证可行性。

三、医学科研论文各部分的撰写

（一）标题

医学科研论文担负着传播医学信息、进行学术交流、指导临床实践的重任。论文的标题（title）是信息的集中点，具体就是说本文的内容是关于什么的，最佳标题的标准是用最少的必要术语准确描述论文的内容。一般来说，对于研究型论文，尽可能让读者从标题中就能看出你的研究结论，如××基因多态性与××病的遗传易感性有关。而不是像很多论文的题目那样：××基因多态性与××病遗传易感性的关联性研究，从题目中看不出结论。标准的写作要求是准确（accurate）、简洁（concise）、有效（effective）、吸引人（fascinating）和可检索性（searchability）。

1. 具体准确，表达得当　具体就是不抽象、不笼统；准确就是不含糊、不夸张。标题不具体和不准确是初学者撰写医学科研论文时常见的缺点，例如"心脏病的治疗"可改为"冠心病心律失常的药物治疗"。英文题目中尽量使用结论性语句，避免平铺直叙，例如"Study on the level of serum IL-22 in SLE"可改为"Decreased serum IL-22 levels in patients with SLE"。

2. 简洁精练，高度概括　标题应简明，突出主题，要删除一切可用可不用的字词。一般中文标题字数以 20 个汉字以内为宜，最多不超过 30 个字，英文标题以 10 个实词以内为宜，标题中间不用标点，题末不用句号。标题太长就会显得不鲜明简洁，不能引人注目，可省去标题中多余的词，例如"的研究""的分析""study of"、定冠词"the"等。非长不可时，可考虑用加副标题的办法来解决。副标题常常是将主要研究方案列出附在主标题之后，但必须用圆括号或破折号与正标题分开，以区分于正标题。较大的标题则应分成若干分标题。每个分标题单独写一篇文章，且尽可能不设副标题。

3. 新颖而有特异性　即要求突出论文中特别有独创性、有特色的内容。标题应准确地表达论文的特定内容，实事求是地反映研究的范围和深度。

标题应突出论文的特异性和新颖性，不要套用"××病××例临床分析"，或千篇一律地冠以"研究""探讨""体会"之类的陈词俗套。标题可有多种类型，如以目的命题、以研究对象命题、以研究方法命题、以研究结论命题等。"研究""探讨""观察""分析"等词语不是不能用，而是应在必要时使用。

4. 具有可检索性　标题应适应学术交流和信息传递的需要，用词严谨规范，凡病名、解剖生理学名词、治疗方法、检查方法等,不得用俗称、习惯用语或过时的旧名词,必须使用全国科学技术名词审定委员会公布的名词。

(二)作者及其单位

1. 署名的意义

(1)署名是拥有著作权的声明。论文公开发表或公证,其权利就受到法律的保护。

(2)作者应该得到的荣誉。在论文上署名,表明作者的劳动成果及作者本人得到了社会的承认和尊重。

(3)署名是作者对论文内容负责的承诺。按照文责自负的原则,论文一经发表,署名者应对该作品负有一切责任,包括政治上、学术上和法律上的责任。如果论文中存在剽窃、抄袭等弄虚作假的内容,或有政治上、学术上的错误,署名者应负全部责任。署名是一种严肃、庄重的事情,不得马虎。

2. 署名的条件　作者姓名在标题下按序排列,作者单位名称及邮政编码脚注于首页左下方。作者应是:①参与选题与设计,或参与资料的分析和解释者;②撰写或修改论文中关键性理论或其他主要内容者;③能对编辑部的修改意见进行核修,在学术界进行答辩,并最终同意该文发表者。仅参与获得资金或收集资料,及对科研小组进行一般管理的人员不宜列为作者,对这些人员的贡献应列入致谢部分。

3. 署名的排列　作者署名主要是按作者(或单位名称)在研究中的作用、贡献以及所能承担的责任依次写明姓名和所在单位,而不是论资排辈。例如,学位论文署名有时研究生名字在前,导师名字在后,实际上整个科研设计中导师起了很大作用,而研究生做了大量实际工作,因此列为第一作者。根据上述三条作者条件规定,凡署名的作者,必须保证文章中各主要结论至少有一位作者负责,集体署名的文章必须注明对该文负责的关键人物。来自不同单位的较多研究者可只写研究者姓名,并于各姓名右上角标一小符号,在第一页脚注上注明符号所代表的作者单位名称。

对于多学科综合研究课题的署名,课题组组长的姓名一般排列在前,组员按贡献大小依次排列。当总的研究课题中又有分课题,而分课题单独发表时,分课题的组长可以名列在前或放在最后作为通讯作者,组员按在研究中所起的作用大小排列。

4. 署名的人数　目前尚无统一的规定。国内许多医学期刊规定,以主要参加工作者为限,其余作者可采用注释形式列于论文首页下方,指导者、协作者、审阅者可列入致谢中,应征得被致谢者的同意。另外,署名应署真名、全名,不应署笔名。

5. 署名的格式　国内作者的中文署名写全名，其外文署名一律用汉语拼音，也就是姓前名后，姓和名的首字符大写，其间留空一格。SCI 论文中作者姓名名前姓后，例如“Mei-Mei Han”或“Meimei Han”。

(三)摘要与关键词

摘要(abstract)是论文的一个缩写，一定要简明扼要(一般写一段，不多于 250 个字)，按照论文的顺序介绍主要研究对象(subject)、实验设计(design)、实验步骤(procedures)以及结果(results)。摘要是论文要点的浓缩，应在文章各主要部分完成后再写，这样有利于文章要点的提炼。优秀的摘要能有效抓住读者兴趣。摘要的写作要求为：用含有必要词汇的短的简单句，使摘要清楚而简洁，避免使用缩写词和晦涩难懂的词句；用小标题叙述研究论文的各部分，强调研究的创新和重要方面。

1. 论文摘要的作用

(1)为读者阅读医学文献提供方便。随着医学科学的发展，医学科研论文大量出现，读者不可能阅读所有文章的全文。而摘要简短精练，内容高度概括，通过阅读摘要就可以获得所需的主要信息，并决定是否进一步阅读全文。

(2)为编制二次文献提供方便。为加速一次文献的传播，目前国内外编辑了许多二次文献检索刊物，这些刊物需利用原始论文的摘要进行编辑。

(3)为计算机检索提供方便。论文摘要可直接被录入计算机，有利于国际间的学术交流。

2. 论文摘要的格式　我国国家级医学期刊采用国际医学期刊要求的结构式摘要(structured abstract)。国外期刊大多采用 Haynes RB 等提出的结构式摘要的格式(More informative abstracts revisited. Ann Intern Med. 1990，113：69～76.)，包括目的(objective)、设计(design)、研究场所(setting)、病人或其他研究对象(patients or other participants)、干预措施(interventions)、主要结果的测量方法(main outcome measures)、结果(results)及结论(conclusions)等八项。我国医学期刊将其简化为目的、方法、结果和结论四部分，各部分冠以相应的标题，并采用第三人称撰写，不用“本文”等主语，文字要精练。

为了便于国际交流，联合国教科文组织规定：“全世界公开发表的科技论文，不管用何种文字写成，都必须附有一篇短小精悍的英文摘要。”英文摘要主要包括：

(1)目的(object)。部分期刊允许加一些背景资料，同时指出研究目的。

(2)方法(method)。简明叙述研究所用的材料和方法，或实验、检查、诊断、医疗的对象和过程等。

(3)结果(result)。简明客观地列举出研究所得的主要结果及数据。时态用一般过去时,描述结果时最常遇到的问题是比较的句子。在组织句子时,应力求简练,避免重复、罗列太多的数字或啰唆。

(4)讨论(discussion)。对研究结果进行分析或讨论,并说明从中得到的启示、展望或结论等。针对研究的目的和结果进行叙述,不应扩大范围,慎重使用或不用推测的语句,也不自我评论或褒奖,应就事论事,时态用一般现在时。

摘要要求简短、完整、明确、精练。“简短”是指以精练的词句集中表达出文章的精髓,一般不超过 200 个词(1000 个印刷字符左右)。“完整”是指摘要必须“有头有尾”,自成篇章,信息不能遗漏。“明确”是指结构尽量格式化,语法符合规则,用词选词适当,应使用标准化的专业术语。医学专业术语应采用人民卫生出版社的《英汉医学词汇》和《英汉医学大词典》最新版本中的专业术语。“精练”是指用词力求简化,尽量简明扼要。摘要中不要充斥大量数据,一般不用图表、结构式,不引用脚注和参考文献,不用缩写、简称和特殊符号,必须使用时,要采用国际国内公认的、通用的,并以标准的书写方法书写。

论文应在摘要下面标出关键词(key words)。关键词为论文正确编目,标出关键词的目的主要是便于做主题索引,便于电子计算机检索使用,因此要求尽可能准而全。关键词是专业术语,而不是其他词汇,一般要求列 2～5 个。要求标出文章所研究和讨论的重点内容,仅在研究方法中提及的手段不予标出。英文关键词尽量使用美国国立医学图书馆编辑的最新版《Index Medicus》中医学主题词表(MeSH)内所列的词。如最新版 MeSH 中尚无相应的词,可选用直接相关的几个主题词组配,如无法组配,则可选用最直接的上位主题词,必要时可用适当的习用自由词。英文关键词中尽量避免使用冠词以及 and、of、& 等连接词、介词和符号。

如在论文《某三甲医院 2010—2014 年住院患者医院感染现患率调查分析》(《中华疾病控制杂志》2016 年 1 期)中,摘要与关键词如下:

【摘要】 目的:了解某三甲医院 2010—2014 年住院患者医院感染现患率,为有效预防与控制医院感染提供科学依据。方法:采用横断面调查的方法,分别在 2010—2014 年连续 5 年对该医院住院患者医院感染现患率进行调查与分析。调查均按照安徽省医院感染质控中心要求,在每年 11 月份某日进行。结果:该医院在 2010—2014 年各年度调查当日住院患者医院感染现患率分别为 3.19%、2.32%、3.03%、2.34%和 1.74%。医院感染部位每年均以下呼吸道为主,其次为表浅切口、泌尿道和上呼吸道。连续 5 年调查当日患者抗菌药物使用率依次分别为 48.88%、40.04%、37.59%、36.85%和 36.23%。结论:该医院 2010—2014 年住院患者医院感染率呈下降趋势,抗菌药物使用率均在控制指标范围,医院感染率高的科室为今后管控工作的主要目标。

【关键词】 医院感染;现患率;抗菌药物

【Abstract】 Objective: To investigate the nosocomial infection prevalence rate in a tertiary hospital, so as to provide the scientific basis for the prevention and control of nosocomial infection. Methods: A cross-sectional survey method was used to investigate the nosocomial infection prevalence rate of five consecutive years (2010-2014) in a tertiary hospital. Surveys were conducted on one day each year in November according to the standards made by Anhui Center for Quality Control of nosocomial infection. Results: In 2010-2014, on the annual survey day, the nosocomial infection rate of hospitalized patients was 3. 19%, 2. 32%, 3. 03%, 2. 34% and 1. 74%, respectively. The lower respiratory tract infection site was in the first place of each year, followed by urinary tract, upper respiratory tract infection. For 5 consecutive years, the antibiotic using rate were 48. 88%, 40. 04%, 37. 59%, 36. 85% and 36. 23% respectively. Gram negative bacilli was the dominative pathogenic bacteria for nosocomial infection. Conclusion: Consecutive five-year investigation of the hospital inpatient hospital infection rates show a downward trend, the use of anti-biotics of control rates is in the target range. The department with high incidence of nosocomial infection department should be taken as the target of control management.

【Key words】 nosocomial infection; prevalence rate; antimicrobial agents

(四)前言

前言(introduction)往往是一篇论文中最难写的部分之一(另外一项就是讨论)。中文文章的常见缺陷就是前言没有内涵,过于简单,没有真正体现论文的研究起初和创新要素。前言的字数不宜过多,一般 300 字左右。撰写前言是为了给读者一点预备的知识,并借以引起读者阅读下去的兴趣,因此要特别注意精练,开门见山反而有吸引力。对研究历史回顾应避免烦琐,应扼要介绍与本文密切相关的史料。有一个好的前言相当于文章成功了一半。所以大家应该在前言的撰写上下功夫。想要写好前言,最重要的是保持鲜明的层次感和极强的逻辑性,这两点是紧密联系的,即在符合逻辑性的基础上建立层层递进的关系。

1. 前言的基本内容 ①简要叙述进行这项研究工作的起因和目的(问题的由来)。②与本文有关的论文和著作回顾(有关重要文献简述)。③研究工作的历史背景和推动研究工作开展的缘由,强调本研究的重要性、必要性及现实意义等。④新研究课题的观点和工作过程,如为现场调查,应说明工作场所和协作单位。⑤对于有时间性的工作,应说明工作期限和时间。⑥材料来源和搜集方法(简述研究所用材料和观察记录等)。⑦前人对同类课题研究的情况(做过哪些实验,有何结果,哪些问题已解决,哪些问题未解决)。⑧最近国内外对此问题的认识程度和研究动态。⑨论文中所涉及的有关术语或概念的解释。

以上内容可根据论文特点进行增减或改变顺序。总之,前言就是用简单的文字描述该项研究的背景与动向、研究目的(包括思路)、范围、历史、意义、方法及重要研究结果和结论。

2. 前言的写作要求

(1)阐述自己研究领域的基本内容。要尽量简洁明了,不啰唆;须知看文章者多为该领域的专家,所以一些显而易见的知识要用概括性的而不是叙述性的语言来描述。

(2)文献总结回顾。这是前言的重头戏之一,要特别着重笔墨来描写。一方面,要把该领域内过去和现在的状况全面概括总结出来,不能有丝毫的遗漏,特别是最新的进展和过去经典文献的引用(这是两个最容易出问题的地方,要极力避免;一旦审稿人指出这两个问题,很可能意味着你做得不够深入或全面,负面作用非常明显)。另一方面,文献引用和数据提供一定要准确,切记避免片面摘录部分结果而不反映文献的总体结果;引用的数据也要正确,特别是间接引用的数据(即不是从原文献中查到的,而是从别人的文献中发现的另一篇文献的数据);数据出错会导致审稿人对文章的印象很差。此外,引用文献时应注意防止造成抄袭的印象,即不要原文抄录,要用自己的话进行总结描述。

(3)分析过去研究的局限性并阐明自己研究的创新点。这是整个前言的高潮,因而要慎之又慎。阐述局限性时,需要客观公正地评价别人的工作,不要把抬高自己研究的价值建立在贬低别人的工作之上(这是不少文章易犯的毛病),一定要遵循实事求是的原则来分析。切忌妄下断言:“前人没有研究过”“达到了国内先进水平”“接近世界水平”“填补了一项空白”“for the first time”等。在阐述自己的创新点时,要紧紧围绕过去研究的缺陷来描述,完整而清晰地描述自己的解决思路。需要注意:文章的摊子不要铺得太大,要抓住一点进行深入的阐述。只要能够很好地解决一个问题,就是一篇好文章;创新点描述得越多越大,越容易被审稿人抓住把柄。

(4)总结性描述论文的研究内容。可以分层次进行描述,为前言做最后的收尾工作。写完之后,还要慎之又慎地仔细修改,推敲每一个句子是否表达得恰当准确,这对前言的修改完善至关重要。

例如,论文“Alcohol consumption is not protective for systemic lupus erythematosus”的前言如下:

The aetiology of systemic lupus erythematosus (SLE) involves both genetic predisposition and environmental risk factors yet to be identified.[1] Several epidemiological studies have reported an inverse association between alcohol consumption and SLE, suggesting that alcohol may be protective against the development of SLE.[2-4] However, these findings were constrained by the use of cross-sectional data,[2] prevalent cases[3] and/or the scarcity of exposure.[4] Because there is little biological rationale to support a protective effect of alcohol in the development of SLE, we hypothesized that the associations seen in previous studies may have resulted from some form of protopathic bias, which is an effect of disease on the exposure leading to a false perception of association. The development of intolerance for alcohol in individuals with early SLE is an example of how this might occur. The fact that there are other studies that did not find any significant associations between alcohol consumption and SLE[5,6] supports this hypothesis.

In order to further explore our hypothesis, we analysed the relationship between SLE and alcohol exposure using detailed alcohol exposure data from an Internet-based case-control study of recent-onset SLE. To explore whether the post-diagnosis behaviour change may influence the association between alcohol consumption and SLE, we analysed the association using both current alcohol consumption data and alcohol consumption before lupus diagnosis.

(五)材料与方法

材料与方法(materials and method)部分描述论文的研究过程,这一过程的写作相对较为简单,重要的是体现完整性和科学性。为了使读者阅读这部分后能重复验证,以及便于审稿人复核,需要详细撰写。材料与方法部分可按研究对象、研究方法、研究过程、统计分析方法等来组织行文。

1. 研究对象

(1)研究对象入选的方法。即如何从目标人群选入样本人群,撰写时应使用下列名词或其他相关表述:随机样本(random sample)、选自人群的样本(population-based sample)、转诊样本(referred sample)、连续样本(consecutive sample)、志愿者样本(volunteer sample)及随便抽取的样本(convenience sample)。将研究对象的来源介绍清楚,不仅可用于估计抽样误差,还能帮助读者了解论文结论的适用范围。

(2)诊断标准和纳入/排除标准。尽量使用"金标准",并标明诊断标准的出处,切不可笼统地冠以"全部研究对象符合全国统一诊断标准"。

(3)入选研究对象的样本数。如有拒绝入选者,应注明人数,并说明原因。

(4)研究对象的一般特征,包括年龄、性别、民族及其他重要特征。

(5)研究对象的分组方法,包括是否随机分配,采用何种随机分配方法;简单随机化、区组随机化或分层随机化，切不可简单地写“随机分组”一句话。

(6)国外刊物大多对牵扯到人或动物的实验有一些特定要求，如必须经过医学伦理委员会批准(部分杂志还要求提供医学伦理委员会的项目批文和批准号)、获得研究对象知情同意等，有些是不允许在人或动物身上进行的实验操作，这需要认真阅读投稿刊物中关于实验的详细规定。如果违反这一规定，可能会不予评审或发表。

2. 研究方法

(1)基本设计方案。基本设计方案应写明，下列名词可供撰写使用：如治疗性研究应使用“随机对照试验”“非随机对照试验”“交叉对照试验”“前后对照试验”“双盲”“安慰剂对照”等名词；诊断研究应使用“金标准对照”“盲法”等名词；预后研究应使用“前瞻性队列研究”“回顾性队列研究”“起始队列”等名词；病因研究应使用“随机对照试验”“队列研究”“病例对照研究”“横断面研究”等名词；描述性研究应写明是“病例分析”“普查”“抽样调查”等；临床经济学分析应写明“成本-效果分析”“成本-效用分析”“成本-效益分析”等。

(2)研究场所。要写清楚在“人群或社区”“医学中心”“基层医院”“门诊”或“住院”等。

(3)干预措施。试验的措施及执行方法应详细交代；投于患者的药物应写明化学名、商品名和生产厂名，中药还应注明产地，并详细说明每日剂量、次数、用药途径和疗程；试剂应写明生产厂名。试验方法如是作者新建立的，要详细介绍，老的方法应注明出处，所采用的仪器须注明型号及生产厂名。

(4)盲法。盲法的具体实施情况应交代清楚，包括安慰剂的制作方法，保证盲法成功的措施等。

(5)测量指标及判断结果的标准。如暴露及疗效标准等的确定，都有公认的标准，撰写时都应注明。

(6)质量控制。如控制偏倚发生所采用的措施。

3. 研究过程　即清楚地描述研究的整个操作流程，一般要附以研究流程图进行说明。流程图的画法很多，有文字式的，有文字和示意图结合的，不同类型的研究有不同的做法。一般来说，可能后者多一些(实验性学科尤其如此)，因为这样能使评审人对实验过程一目了然。如果示意图画得漂亮，还可以增加一些印象分。描述时要有鲜明的层次感，对每个步骤之间的顺序和关联要描述清楚，不要造成研究过程混乱不堪的印象，因为评审人最终判断实验是否合理，是从这个过程描述得来的。

4. 统计分析方法　包括资料收集方法的介绍，采用何种统计方法、统计软件的名称及版本号等。

如论文《某三甲医院 2010—2014 年住院患者医院感染现患率调查研究》的材料与方法如下：

1　对象与方法

1.1 调查对象　调查 2010 年 11 月 10 日、2011 年 11 月 10 日、2012 年 11 月 14 日、2013 年 11 月 13 日、2014 年 11 月 12 日 0 点～24 点期间该医院的住院患者，包括调查当天院内转科、死亡或者出院的患者，不包括调查当天新入院患者。

1.2 调查方法　该医院根据《医院感染监测规范》(2009 年)，结合工作特点与医院感染控制工作的方向，修改了医院感染现患率监测方法。调查开始前一周，要求所有临床科室完善本科室患者的病原微生物培养、药敏结果或临床检验等资料。医院感染管理办公室负责培训调查人员、发放床旁调查表与个案调查表，时间为调查日前 1～2 d。调查采取查阅病历和床旁调查两种方法相结合的方法。调查小组人员需要对医院感染病例进行确认，对于难以判断的疑难病例，由小组人员共同讨论确定。调查表填写完成后上报医院感染管理办公室，医院感染专职人员检查床旁调查表与个案调查表的完整性与信息的对应性。

1.3 调查内容　床旁调查与个案调查，收集患者一般情况、住院科室、疾病主要诊断、医院感染诊断、漏报信息、主要经血传播疾病、侵入性操作信息、手术信息、抗菌药物使用情况、病原微生物培养和临床检验相关结果。

调查注意事项：①入院诊断参照国际疾病分类标准(ICD40)编码标准。②对于多次医院感染，注明医院感染时间和部位等相关信息。③对于使用抗菌药物的患者，查阅当日病程记录中抗菌药物使用的依据和目的。④漏报调查，若发现漏报病例，在个案调查表上注明“漏报”，调查小组经讨论后再作最终判断。

1.4 诊断标准　按照国家卫计委《医院感染诊断标准(试行)》对医院感染病例进行诊断。

1.5 统计分析个案调查表调查内容，录入医院感染监控管理系统(VERSION2.0)。各组计数资料使用卡方检验。利用 SPSS 13.0 软件进行统计分析，检验水准 $\alpha=0.05$。

5.针对不同类型论文还应提供的一些资料

(1)临床研究。①病例来源及选择标准：病例是住院病人还是门诊病人，或是普查普治；病例选择标准(引用者要注明出处，自订者要说明根据)，诊断及分型标准，分型分组标准(应考虑随机分配和双盲观察)。②一般资料：如病人例数、性别、年龄、职业、病程、病因、病情、病型，主要症状和体征，实验室及其他检查结果，临床或病理诊断依据，观察方法与指标等。对病例摘要可不写姓名和住院号，内容包括主诉、现病史、重要的有意义的家族史和既往史，体格检查、实验室检查及其他特殊检查结果，住院经过，治疗方法和疗效等。③治疗方法：如药物名称、剂量、剂型、使用方法及疗程、生产厂及出厂日期(批号)等。如为手术治疗，则需写出手术名称、术式、麻醉方法等。④疗效观察项目及疗效标准:如症状体征、实验室检查及现代医学器械检查、病理检查、观察方法与指标、疗效标准(痊愈、显效、好转、无效和死亡)等。

(2)实验研究。①实验条件:包括动物名称、种系、品系、数量、来源、性别、年龄、身长体重、健康状况、分组标准和方法、手术和标本制备过程,实验、观察、记录的手段、方法及注意事项。②实验方法与质量:感染接种方法,仪器种类及其精密度、测定结果,描记图像,试剂种类、规格、来源、成分、纯度、浓度、配制、操作方法及过程,生产单位、出厂日期及批号等。③其他:如季节、室温、湿度以及其他条件等。

(3)现场调查研究。要阐明何时、何地进行本次调查,设计类型是队列研究、病例对照研究还是现况调查,随机抽样的方法,样本量大小的估计。调查对象是普通人群或高危人群,甚至病人。如果调查对象为病例,则必须有一个正确的诊断标准,还需注明病例来自医院还是从普查中获得。由于资料来源能反映调查结论的可信性,因此应实事求是地详尽叙述,使读者可以从中判定该文是否有进一步阅读的价值及结论的可靠性。方法包括实验室检测及其统计方法。实验室检测应介绍使用的方法、步骤、试剂来源、批号及诊断标准,如果应用新的方法,则应介绍具体操作过程。统计方法如果是众所周知的,则无须详述,如果采用新的统计方法,应介绍计算公式、引自文献等,使读者了解应用是否确切。

(六)结果

部分论文把结果(results)和讨论放在一起写,但是大多数论文都是分开撰写的。具体采用哪种方式取决于文章的类型。如果在分析结果的同时进行讨论更加合适,并不适合把结果单独拿出来分析,那么将二者合在一起是合适的;反之就应该分开写。

1.结果的内容　结果的内容包括真实可靠的观察和研究结果、测定的数据、导出的公式、典型病例、取得的图像、效果的差异(有效与无效)、科学研究的理论结论等。对不符合主观设想的数据和结果,应作客观的分析报道。部分医学科研论文可将实验方法与结果连写。临床医学论文中也可将疗效标准、治疗结果和并发症写在结果内。

2.结果的表达方式　结果的表达方式有图、表和文字三种。

(1)图。不同的杂志对图表的要求不完全一致,应根据杂志要求分别对待。图示能将数据的变化趋势灵活地表现出来,更直接和富于感染力。图的标题应置于图的下端,统计图有纵轴和横轴,两轴应有标目,标目应注明单位。临床医学研究的论文结果中往往还会运用插图和照片(如心电图、脑电图、X片、CT片等)来展示研究中的发现,插图的画面要重点突出,照片要注意拍摄的环境及技术条件的一致性。目前,越来越多的作者喜欢提供各种各样的图,但杂志却要求尽量限制图的张数，因为图片会增加排版的困难，版面费和出版社的支出也就会增加。因此，建议大家在提供图时，尽量用最少的图提供最多的信息，最多不超过8张。图片太多会显得啰唆和累赘，主编不会欣赏；必要时可用表格替代一些图。每种杂志的图片格式要求不同，tif或jpg格式用得较多，不推荐用bmp格式。

(2)表。表格能清晰地展示论文获得的第一手结果，便于后人在研究时进行引用和对比。制表必须采用统计学制表原则，用三线表，删去斜线、多余竖线和边线。表格应重点突出、内容简练、栏目清楚、主谓分明、数据正确。表内数据必须与正文一致，同一项目保留小数位应一致，同一栏目计量单位要统一。表内以数据为主，少用文字。表不设备注项，必要时用“＊”“△”加以标注。表应有标题和表序，并列在表的上面。

(3)文字。文字表达和图表表达不要重复，文字是表达结果重要的、不可缺少的手段，要简明扼要，力求用最少的文字、最简洁的语言把结果表达清楚，一般不宜引用参考文献。文字表达应当采用要点式叙述，可分几项撰写，每一项报告一组数据，使读者一目了然。

3.结果的写作要点

(1)结果部分应根据不同情况分段叙述，可以拟好分级标题，排好前后顺序，保证结果叙述鲜明有序。

(2)结果的写作要求是完整、准确、翔实。完整是指数据表达要完整；准确是指结果必须是真实的，不能伪造和篡改；翔实是指提供最全面的分析结果，把一切从实验中得到的结果都提供给读者，不要故意隐瞒或遗漏某些重要结果，如有数据不全，应作解释。从某种意义上来说，结果不够翔实并不会导致论文直接被拒，但当结果的真实性被怀疑时，就肯定会被拒稿。

(3)结果和讨论分开写时，结果部分尽量不要涉及对结果的评论，最多是总结性陈述结果就可以了。否则会造成这两部分的内容重叠，显得累赘，从而对讨论不利。结果的描述也要注意层次安排，要按照条理性要求分别描述，这样会显得逻辑性较强。不要层次不明，否则会降低论文的可读性。

(4)大多数结果要提供统计结果。方差分析的结果形式要根据刊物的格式给出，有的要求详细给出分析值、自由度和概率，有的只要给出分析值和概率就可以。概率可以用 $p=0.02$ 或者 $p<0.01$ 等形式给出，自由度的表达也有特殊要求。这些细节问题虽然关系不大，但是要注意格式统一。统计分析结果过多时，可用表格给出，具体可参照SPSS软件分析之后的结果。如果论文结果部分通篇都是统计分析的数据，会显得凌乱不堪，表格可以避免这种情况。

(5)避免重复。能用文字叙述清楚的内容尽可能不用图或表，能用表说明的问题，就不应再绘图。

总之,结果是论文中的主体,是作者的主要劳动成果,结果必须完整、清晰、准确无误,不允许有丝毫的含混和差错。

(七)讨论

讨论(discussion)和前言是最难写的两部分。讨论之所以难写,是因为这里面最能够显示一个作者研究问题的深度和广度。深度就是论文对于提出问题的研究到了一个什么样的程度,广度是指是否能够从多个角度来分析解释实验结果。讨论的内容应当从实验和观察结果出发,实事求是,切不可主观推测,超越数据所能达到的范围。应先选择要深入讨论的问题,再对选中的问题按一定层次从多个角度进行讨论。

1. 讨论部分应表达的内容

(1)应紧密结合本文研究所获得的重要发现,以及从中引出的结论进行讨论,而不是重复结果部分的内容。特别是要对新的发现、文献尚未报道的内容进行深入讨论,包括可能的机制、临床应用范围以及根据研究结果对总体的推论。必须强调应紧密结合本文发现进行讨论,且所作的推论必须恰当。

(2)应讨论本文发现和文献报道同类研究的结论有何不同,哪些文献支持本文发现,哪些文献报道与本文结论不同,切忌冗长的文献综述式的阐述。

(3)应对本文研究不足之处进行讨论;可能存在哪些偏倚以及偏倚的来源;对本文研究的内部真实性和外部真实性进行讨论;要肯定本文的结论尚需进行哪些项目的研究等。

(4)可得出何种结论或推论。

(5)提出进一步的研究方向、展望、建议和设想。

以上内容并非每篇论文的讨论都必须涉及。应从论文的研究内容出发,突出重点,紧扣题目,围绕一个至几个"小核心"进行。对于新的临床病例报告,还应讲清楚诊断标准和鉴别诊断。如果是有关新药疗效的,还要说明如何肯定疗效,疗效的指标是否合理,今后治疗方法上还需如何改进等。要集中围绕几个观点讲深述透,不必面面俱到。

2. 讨论的写作要点

(1)保持和结果部分的一致性,每个讨论最好有一个小标题,提示讨论的中心内容,按结果栏目中的顺序并结合文献分段撰写,或标出序号。其次序应从时间、因果关系、重要性、复杂性、相似与相反的对比等方面来考虑,使内容有条理、有联系,重点突出。

(2)讨论部分不使用图和表,只需概述结果即可,不必使用大量数据。篇幅亦不宜过长,一般占全文的1/3～1/2即可。文献一般不整段引用,而是摘其观点或结论,用角码标出参考文献。

(3)用科学的理论阐述自己的观点和分析实验结果或临床资料。在论证自己提出的假说的过程中，提倡应用或提出有科学根据的假说，但在陈述中要有一定的把握，切不可用未经实践证明的假说当作已被证明的科学理论。讨论中的逻辑性要强，要有新的或独特的见解。提出新观点、新理论时，不可模棱两可、含糊其词，一定要讲清楚，以便读者参考和接受。

(4)对前人的工作要集中概括，引证要选近代的主要文献资料。防止将他人的工作与自己的研究结果混为一谈。

(5)引用文献一般不成段、成句引用，而是摘其观点和结论或数据，并加脚注。在所引用内容之后的右上角注出阿拉伯数字，外加小方括号“[]”，或是注出著作者的姓名和论文发表的年代，外加圆括号“()”。脚注方法的选用应根据出版杂志的要求来定，但都必须紧随引证的论点、结论、现象之后，不能靠前或靠后，否则引证的意思就会被改变。

(6)与同类研究相比较时，不要夸大自己或贬低别人。

总之，讨论部分要紧密地围绕研究的主题和要解决的主要问题，不宜离题发挥或重复他人之见，切忌大量旁征博引，而对自己研究所得的第一手资料轻描淡写。因此，研究者应将已获得的材料系统化、理论化，形成自己的见解，以便进一步阐述研究的结论。

(八)致谢

致谢(acknowledgement)主要分为两方面：第一是表明研究的基金来源，中国一般都是国家自然科学基金(National Natural Science Foundation of China，NSFC)，美国大多是美国国家卫生研究院(National Institute of Health，NIH)。写基金时一般要标注清楚基金号码(Grant Number)，只有这样才算是该项基金的研究成果，也可以算作实验室的研究成果。第二是对参与人员(没有列在作者中的研究人员)和单位表示感谢，如果通过一审和最终接受发表，还可加上对期刊编辑(editor)和匿名审稿人(anonymous reviewers)的感谢。致谢的具体要求如下：

(1)致谢必须实事求是，并应征得被致谢者的书面同意。

(2)一般在正文后面提出其姓名和工作内容或说明贡献。如“技术指导”“参加实验”“收集数据”“参与现场调查”等。

(3)书写方式常为“致谢：本文曾得到×××的帮助/审阅/指导”或“We thank Prof. * * *, Department of Rheumatology, Anhui Provincial Hospital, Hefei, China, for assistance in ...”。

(4)感谢基金资助来源可表示为“This work was supported by grants from the ...”。

(九)参考文献

参考文献(references)是指列出在研究过程和论文撰写时所参考过的有关文献的目录。医学参考文献是研究人类健康和同疾病作斗争所积累的文字记录的总称,是医学情报的基本来源。列出文献目录不仅是对科学负责,也是向读者提供进一步研究的线索,因此,列出的文献应设计科学、方法可靠、论证水平高、结论正确。

1. 参考文献的格式 按《文后参考文献著录规则》(GB/T 7714—2015)采用顺序码制著录,依照其在文中出现的先后顺序用阿拉伯数字连续编号,加方括号标出,附于正文引文句末右上角方括号内。书写时,两篇相连序号以逗号分开,如[1,2],3篇或3篇以上连续的序号,仅写始末序号,中间用范围号(~)连起,如[1,2,3]应写为[1~3]。文中参考文献序号应与文末的参考文献编号一致。关于参考文献书写的格式,各书刊均有明确的规定,目前国内中华系列期刊通常采用如下格式:

(1)专著(其文献类型标识符为[M]):[序号] 编著者. 专著名称[M]. 版次(第1版可省略). 出版地:出版者,出版年. 起页~止页(起止页也可不写).

[1] 林果为,沈福民. 现代临床流行病学[M]. 上海:复旦大学出版社,2002.

[2] Lilienfeld AM, Lilienfeld DE. *Foundations of Epidemiology* [M]. 2nd ed. New York:Oxford university press, 1980.

(2)期刊论文(其文献类型标识符为[J]):[序号] 作者(前三名用逗号分开,其余作者加“,等”). 题名[J]. 刊名,年,卷(期):起页~止页.

[1] 黄芬,陈文化,郝加虎,等. 怀远县3510名高中生伤害发生的现况调查[J]. 中国校医,2001,15(6):414~416.

[2] Higuchi R, Dollinger G, Walsh PS, *et al*. Simultaneous amplification and detection of specific DNA sequences[J]. Biotechnology (N Y),1992,10(4):413~417.

[3] 李应光,李静,李荣杰. 人巨细胞病毒的流行病学与预防研究进展[J]. 国外医学·流行病学传染病学分册, 1995,22(2):71~73.

文摘一般不应作为参考文献引用,考虑到我国的实际情况,引用国外医学某分册的文章时,刊名写“国外医学×××分册”,在最后一项即“页”后注明“(文摘)”,英文文摘性期刊则加“(Abstract)”。

2. 引用参考文献的要求

(1)参考文献应尽可能引用最新和最主要的,以最近1~3年内的为主,少用旧的、次要的、年限长的或教科书中众知公用的,忌用无关的文献,但个别历史文献除外。

(2)必须是作者亲自阅读过或对本文的科研工作有启示和较大帮助的文献；与论文中的方法、结果和讨论关系密切、必不可少的文献。切忌从他人引用的文献中直接转用而自己不去亲自阅读。

(3)引用参考文献以原著为主，未发表的论文及资料、译文、文摘、转载以及内部资料、非公开发行书刊的文章以及个人通讯等，均不宜作为参考文献。非引用不可者，其作者、文题、刊名、出版年、卷(期)、页等可用圆括号插入正文内。

(4)未经查阅或未找到原文者，应在该资料来源之前加“引自”二字，说明转引自某文献，不能直接写原文献，以明责任。

(5)已公开发表的，已被某刊通知采用者，可引用，但在刊名后用括号注明“待发表”。

(6)引用中医经典著作，可在正文所引段落末加圆括号注明出处，不列入参考文献著录。

(7)引用参考文献的条数根据文章类型和期刊投稿须知而定。尽量避免引用摘要作为参考文献，也不要引用未公开发表的文章及私人提供的个人信息。

在撰写英文论文时，要自始至终都用英文写，千万不要先写中文再译成英文。否则写出来的文章会“中不中、英不英”，而且极大地浪费精力。宁可一开始写得语法差一些，再慢慢修改，也比这种写法好。如果有同专业内英语比较好的人帮助的话，这样写还会更省事。写作时要注意行文时态，中文没有时态问题，而英文有，而且要求还相当严格。一般来说，大多数情况下用过去时态，在前言的文献回顾、方法的整个部分、结果总结、讨论中的大部分，都用过去时态陈述。其他情况下可以用一般时态来描述。时态之间的界限是比较严格的，最好是仔细地通读国外的论文，好好分析一下，或者让有经验的人帮助把关。

第四节　论文的选刊与投稿

一、拟投期刊的搜索

当我们完成了某项研究之后，通常需要选择一个合适的途径发表自己的研究成果，那么怎样找到最适合自己研究领域的期刊发表论文呢？以下推荐两种方法。

1. 通过中国知网查询　打开中国知网，找到特色导航——期刊大全，进入期刊大全页面，输入期刊名并检索。进入检索结果页面，可以查看到复合影响因子和综合影响因子，以及该期刊被数据库收录情况、历年评为中文核心期刊情况、期刊荣誉等详细信息。认真阅读“约稿”和“作者须知”，检索该杂志近期是否发表过相关论文,了解审稿程序,最后记下编辑部联系方式,以便咨询。

2. 利用 ISI 平台　利用 Web of Science 数据库的检索结果分析功能来解决这一问题。

(1)访问 Web of Science 数据库检索论文。访问网站为:www. isiknowledge. com,进入 Web of Science 数据库。

(2)检索结果。通过"Topic"检索我们找到了 132068 篇关于"lupus"(狼疮)的文章。

(3)分析结果。我们可以在分析界面中看到有哪些期刊收录了关于"lupus"的文章,并可以看出哪些期刊收录该方向文章的比例更高。如图 13-1 和图 13-2 所示。

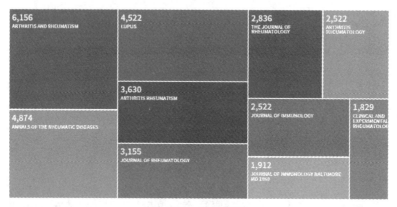

图 13-1　收录期刊

选择	字段:来源出版物名称	记录数	占 132,068 的 %	柱状图
☐	ARTHRITIS AND RHEUMATISM	6,156	4.661 %	
☐	ANNALS OF THE RHEUMATIC DISEASES	4,874	3.691 %	
☐	LUPUS	4,522	3.424 %	
☐	ARTHRITIS RHEUMATISM	3,630	2.749 %	
☐	JOURNAL OF RHEUMATOLOGY	3,155	2.389 %	
☐	THE JOURNAL OF RHEUMATOLOGY	2,836	2.147 %	
☐	ARTHRITIS RHEUMATOLOGY	2,522	1.910 %	
☐	JOURNAL OF IMMUNOLOGY	2,522	1.910 %	
☐	JOURNAL OF IMMUNOLOGY BALTIMORE MD 1950	1,912	1.448 %	
☐	CLINICAL AND EXPERIMENTAL RHEUMATOLOGY	1,829	1.385 %	
☐	RHEUMATOLOGY	1,540	1.166 %	
☐	CLINICAL AND EXPERIMENTAL IMMUNOLOGY	1,376	1.042 %	
☐	RHEUMATOLOGY OXFORD ENGLAND	1,181	0.894 %	
☐	RHEUMATOLOGY OXFORD	1,134	0.859 %	
☐	CLINICAL RHEUMATOLOGY	1,111	0.841 %	
☐	RHEUMATOLOGY INTERNATIONAL	968	0.733 %	

图 13-2　收录期刊的比例

Web of Science 的分析功能可以帮助用户清晰准确地了解检索到的记录的相关信息。可以选择在本研究领域中发表论文最多的期刊，同时通过全记录页面的链接了解期刊的影响因子，在综合考虑之后就可以选择所投的期刊。

二、拟投期刊的选择

期刊种类繁多，选择一种恰当的期刊并非易事，然而这是论文得以发表的一个重要环节。选择期刊应考虑的因素包括：论文主题是否在刊物征稿范围内；论文格式是否符合刊物要求；论文是否符合刊物的一贯风格；期刊的声望问题。科研工作者都希望科研成果发表在有声望的高质量学术期刊上。选择期刊的方法：如果论文主题在一个很窄的分支学科内，那么选择范围只能限制在几种刊物；如果论文信息交叉了几个研究领域，则可有许多种选择。无论是哪种情况，都应先列出一个简单的拟选期刊表，然后逐一进行比较筛选，最后再作出抉择。

三、论文投稿前的准备

首先找到所投杂志的主页（homepage），下载作者须知（Instruction for Authors），按投稿要求逐条审查，如标题页（Title Page）的内容、论文类型、长度、图表、参考文献格式、图表说明（Figure and Table legends）等。投稿信（Cover letter）的内容包括：①文章内容概要；②未一稿多投，以及在稿件未作出决定前不准备投往他刊；③所有列出的作者均对文稿有确切贡献；④文稿内容真实，无造假；⑤所有作者均已阅读文稿，且同意投稿；⑥通信作者的地址、电话、传真和电子邮箱；⑦通信作者签名。

标题页的式样如下：

Decreased serum IL-22 levels in patients with systemic lupus erythematosus

Hai-Feng Pan[1,4], Xue-Fei Zhao[1,4], Hui Yuan[1], Wen-Hui Zhang[1], Xiang-Pei Li[2], Gui-Hong Wang[2], Guo-Cui Wu[3], Dong-Qing Ye[1] *

[1]Department of Epidemiology and Biostatistics, School of Public Health, Anhui Medical University, 81 Meishan Road, Hefei, Anhui, 230032, PR China;

[2]Department of Rheumatology, Anhui Provincial Hospital, 17 Lujiang Road, Hefei, Anhui, 230001, PR China;

[3]Department of Pharmacology, Anhui Medical University, 81 Meishan Road, Hefei, Anhui, 230032, PR China.

[4]These authors contributed equally to this work and should be considered co-first authors.

* Correspondence: Dong-Qing Ye, M. D, Department of Epidemiology and Biostatistics, School of Public Health, Anhui Medical University, 81 Meishan Road, Hefei, Anhui, 230032, PR China, E-mail: ydq@ahmu. edu. cn; Tel. : +86 551 65167726; Fax: +86 551 65161171.

Running Title: Decreased serum IL-22 levels in SLE

投稿信的格式如下:

Dear Editor:

Here within enclosed is our manuscript for consideration to be published on "Clinica Chimica Acta". The concise information about the manuscript is in the following:

Title: Decreased serum IL-22 levels in patients with systemic lupus erythematosus

In this study, we investigated serum IL-22 levels in SLE and relations to disease activity. Our data show that IL-22 was significantly decreased in SLE as compared with normal controls, which indicated that IL-22 may play a protective role in SLE.

The authors claim that the paper has not been published or is under consideration for publication elsewhere.

Thanks for your consideration,

Best regards,

Sincerely yours,

Dong-Qing Ye

Department of Epidemiology and Biostatistics, School of Public Health, Anhui Medical University, Hefei, Anhui, 230032,PR China.

E-mail: ydq@ahmu. edu. cn

Tel: +86 551 65167726.

Fax: +86 551 65161171.

四、论文的投稿

在根据投稿须知准备好所有的材料后就可以开始投稿了。现在绝大部分的期刊都有在线投稿系统,只有少数还是采用电子邮箱投稿。

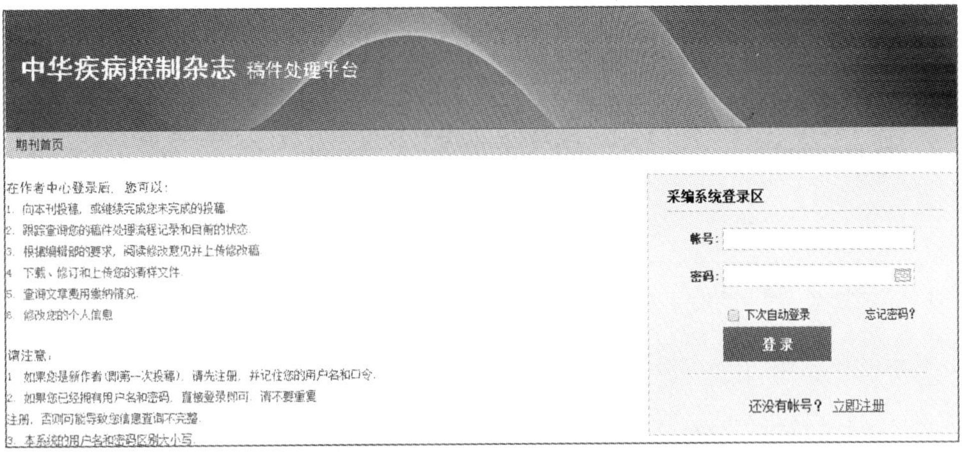

图 13-3　《中华疾病控制杂志》投稿系统的注册界面

首先，在投稿之前需要进行注册(Register)，主要包括文章题目、姓名、联系方式、电子邮箱等。在注册完相应信息后就可以登录相应的投稿系统，然后逐项填写投稿须知中要求的信息，并进行正文、图表和其他相关材料的上传。上传后稿件的所有内容会自动组合成一个 PDF 文档，以供上传文件者校对，核实无误后正式提交稿件。

SCI 收录期刊在线投稿系统一般主要有 Manuscript Central、Editorial Manager、Elsevier Editorial System 和 NPG manuscript submission and tracking system 等。图 13-4 至图 13-7 为几种常用投稿系统的注册界面。

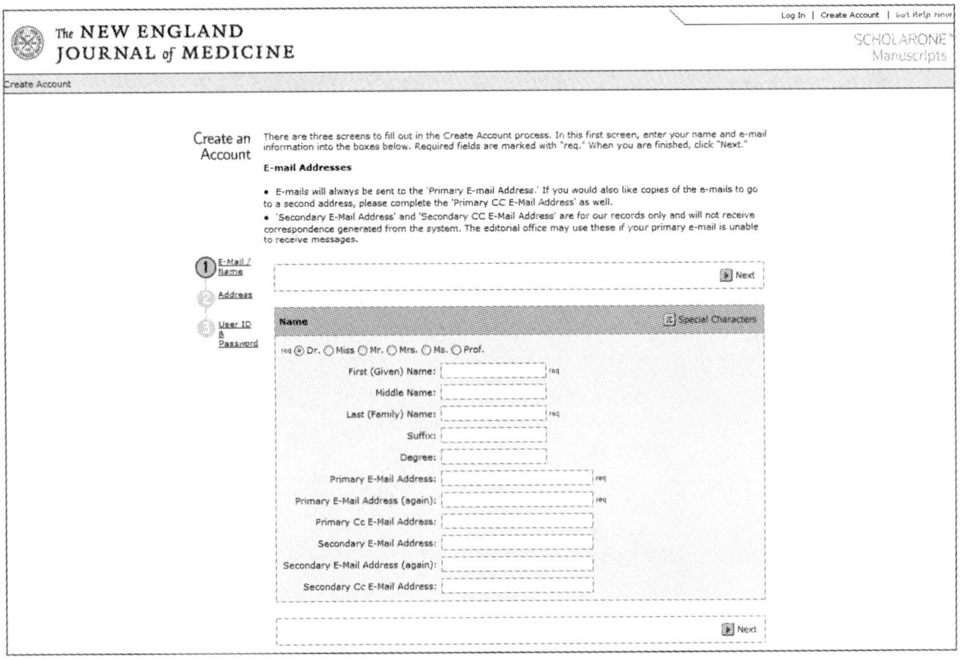

图 13-4　Manuscript Central 投稿系统的注册界面

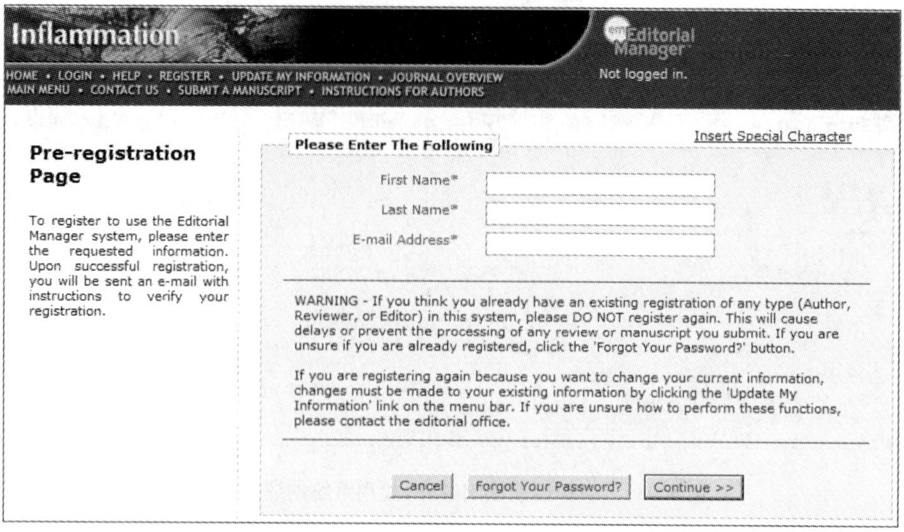

图 13-5 Editorial Manager 投稿系统的注册界面

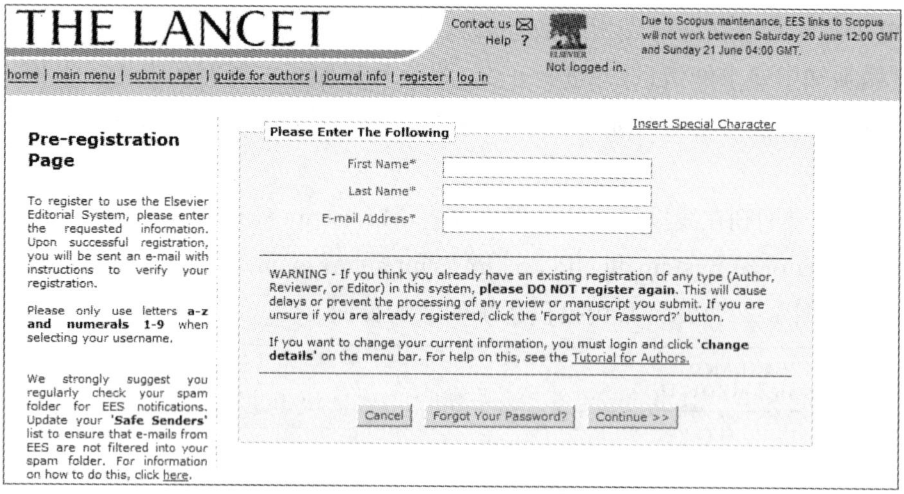

图 13-6 Elsevier Editorial System 投稿系统的注册界面

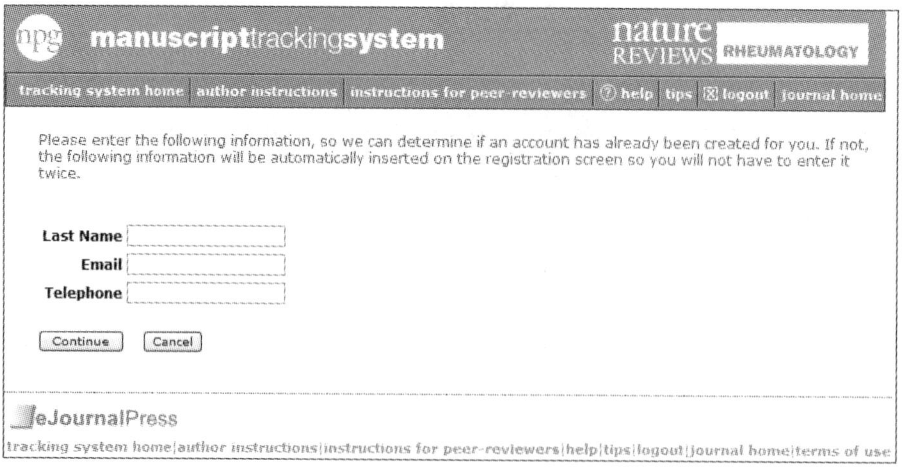

图 13-7 NPG manuscript submission and tracking system 投稿系统的注册界面

五、论文的修回与退稿

1. 正确对待审稿意见和退稿　刊物的审稿人(reviewer)大多是各领域的权威学者。另外,杂志出版社可能经常征询编委意见,选择最佳审稿队伍。国际期刊的编辑多通过论文的关键词来寻找最合适的审稿人。审稿是无报酬的,任何一个在国际期刊发表过论文的人都可能会被邀请审稿,审稿人的工作态度大多极其认真。因此,对审稿意见要十分尊重,对每一条批评和建议都要认真分析,点对点(point to point)回答,并据此修改论文。即便自己认为是错误的意见,也要极其慎重和认真地回答,有理有据地与审稿人探讨。如何对待杂志拒文,是作者犯难的问题。这里必须分析被拒绝的理由。第一类拒绝是完全的拒绝(complete reject),主编通常会表达个人意见,对这类论文永远不愿再看到,再寄送这类文章是没有意义的;第二类是拒绝后重投(reject and resubmit),论文包含某些有用数据和信息,但某些数据或分析有严重缺陷,这类文章可以先放一放,等找到更有力的证据支持或有了更明晰的结论后,再将经过修改后的文章投给同一家杂志,主编通常会考虑重新受理该文。有个别作者在论文被一家杂志拒绝后又原封不动地寄给另外一家杂志,而很可能又送给了同一个审稿人,结果肯定是被拒绝,而且给审稿人留下了很不好的印象。审稿人做了很认真的工作并指出论文的问题,给出了很好的意见和建议,如果作者忽视这些建议,那就是对审稿人时间和努力的亵渎;同时,投一篇质量差的文章,对作者的学术声誉会造成严重的损害,对自己以后的投稿将极为不利。影响因子不同的刊物接受论文的标准和要求差别很大。如果论文被拒不是由于文稿中的错误,而是因为重要性(importance)或创新性(novelty)不够,那么作者在仔细考虑审稿人的意见并认真修改文稿后,可以投到影响因子较低的刊物。

2. 投稿后若干事宜

(1)稿件追踪(manuscript tracking)。对于有投稿系统的,可以登录投稿系统查看论文处理状态(status)。无投稿系统的可以发邮件询问编辑。一般来说,国际期刊稿件的处理周期在 1 个月左右。如果处理时间超过 3 个月,可以发邮件询问编辑。

英文催稿信的式样如下:

Dear Editor:

I'm not sure if it is the right time to contact you to inquire about the status of our submitted manuscript. We submitted our manuscript on Feb 09-Sep-2007, nearly three months has past, but the status is still Awaiting Reviewer Assignment. I am quite anxious for the current status regarding our paper. I am just wondering that how long dose this status last, usually? When can we receive your decision letter?

Looking forward to your reply!

Kind regards,

Yours sincerely,

Dong-Qing Ye

Department of Epidemiology and Biostatistics, School of Public Health, Anhui Medical University, Hefei, Anhui, 230032, PR China.

E-mail: ydq@ahmu. edu. cn

Tel: +86 551 65167726.

Fax: +86 551 65118988.

(2)稿件退修(revised manuscript)。几乎所有的经审查学术水平达到出版要求的自由来稿,在发表前都需要退给作者修改其表述及论文格式,如压缩文章篇幅、重新设计表格、改善插图质量、限制不规则缩写词使用等。然而退给作者修改的稿件并不代表文章已经被接受,文章最终接受与否取决于作者对文章关键性重要内容和表述方式的修改能否达到审稿专家及编辑的要求。通常退给作者修改的材料包括审稿专家意见(reviewers' comments)和一封编辑的决定信(decision letter)。当作者收到退修稿后,首先应该仔细地阅读退修信和审稿意见。然后考虑是否愿意接受审稿专家或编辑的意见并修改稿件。

(3)如何处理稿件修回。根据编辑回信和审稿人的修回意见可估计出文章被录用的可能性。编辑的回信会特别提到文章的科学先进性(scientific priority);审稿人对文章总的评价中会提到对文章是否感兴趣(interesting)等;修回不要仓促,应反复阅读、理解审稿人的问题。对每位审稿人提出的意见要逐条回答;对修回稿中已修改的地方要具体标明,以便审稿人查阅;给编辑回信,感谢给文稿提出的修改意见,并指出按修改建议已作的修改,未作修改的地方要说明理由。

(4)稿件接受后的事宜。在稿件接受后,一般都会被要求填写版权协议(有些杂志在投稿时就要求提交)、单行本订购单等。在这些手续完成后,就可以等待校稿(proof),校稿一般在 1 个月左右以后通过电子邮件发送给通讯作者。在文章接受后,就要密切关注自己的邮件,校稿一般应在两个工作日内发回出版社。

第五节　研究报告和临床病例报告的撰写方法

一、研究报告

研究报告是科研工作者对某一科研活动的全面总结。其目的一是向上级主管部门汇报科研工作的总结情况；二是通过总结发现问题，总结经验，对下一步科研工作起指导作用；三是通过研究报告，在一定的范围起学术交流的作用。

研究报告与一般科技论文不同，它的特点是以科学技术的研究作为表述对象，重在报告事实，阐释研究过程中所达到的技术指标和数据。其保密性强，一般不公开发表。

1. 研究报告的基本内容　研究报告的内容一般包括：任务来源及编号；简要阐述立题背景和依据及所要达到的技术指标、意义和目的；研究的方法和技术方案；研究结果所得到的指标和数据；研究所得到的结论；国内外同类研究状况及相比较的结果；研究所取得的经济效益和社会效益，其应用的前景和范围；研究还存在的问题以及以后有何打算；附件材料。

2. 研究报告撰写的基本要求　研究报告应主题明确，围绕主要研究成果进行总结，不必面面俱到，以免冲散主题；材料取舍应恰当，选择与主题有关的、能支持主题的材料进行论证，不要罗列无关或关系不大的材料；应层次分明、条理清晰、前后呼应。

二、临床病例讨论报告

临床上常碰到一些疑难病例或者临床表现复杂的病例，为了明确疾病的病因，确定疾病的治疗方法，或者对疾病的治疗和转归进行评价，需要各级、各学科临床医生进行集体讨论，集思广益。讨论内容被整理出来就成为一种新的写作文体，即临床病例（理）讨论（clinical-pathological conference，CPC）报告。在许多医学期刊中，临床病例（理）讨论报告均被设置为重要栏目。主要是因为它对于提高医疗诊治水平、培养人才、促进医学发展具有重大意义。医务工作者必须掌握这种写作文体。

1. 临床病例讨论报告的意义

（1）有利于广大医务工作者医疗水平的提高。临床医务工作者的职责是对疾病作出准确的诊断和实施有效的治疗方案，但在实际工作中会发现疾病的表现千差万别，同一种疾病在不同病人身上的表现会完全不同，这就使诊断和治疗工作变得极为复杂,尤其对年轻医生来说,如果对疾病的认识不够全面和深入,很容易造成误诊、误治。要提高对疾病的鉴别诊断能力,必须注意积累临床诊治经验,临床病例(理)讨论就是最好的途径。因为被讨论的病例常常是具有一定疑难度的、不典型或稀有病例,甚至是诊断错误或治疗失败的病人,并且有完整的病理学诊断结果,讨论往往比较深入、全面。通过病例(理)讨论,一方面可以充分认识疾病的发展、转归及在治疗中的经验,另一方面还可以学习老专家、教授思考和整理临床资料并得出结论的思维方法,这对于指导青年医师以后的医疗实践是很有帮助的。

(2)有利于病理工作者专业素质的提高。临床病理学与临床医学之间有密切的内在联系,临床病理学不仅研究疾病的形态学改变,而且研究疾病的形态结构改变与功能变化之间的关系,而后者在临床上表现为疾病的病因学和症状学。因此,病理工作者通过积极参加尸体解剖工作和临床病例(理)讨论,明确死因和死亡相关疾病的诊断,并整理讨论结果,撰写成论文发表,可以全面提高专业素质,更有效地服务于医学事业。

另外,医学上一些复杂和疑难的问题,通过尸体解剖和临床病例(理)讨论得到解决,并且以临床病例(理)讨论报告的文体发表在医学期刊上,丰富了医学文库,有利于促进医学科学的发展。

2. 基本格式　包括文题、作者、单位、病史摘要、临床讨论、病理报告、病理讨论、参考文献等。撰写重点为病史摘要、临床讨论、病理报告和病理讨论。

3. 撰写要领

(1)文题。该类论文的文题有其独特之处,一般选择最有代表性的临床症状和体征或重要实验室检查作为文题,根据病史情况可选3～5个词语。如“持续性腹痛、腹胀、呕吐、发热”。

(2)病历摘要。摘要内容要翔实,包括:①病人的一般情况,如性别、年龄、职业等;②病史(如症状、体征、发病时间等);③诊治经过及转归;④既往史(如疾病、手术、特殊感染史等);⑤实验室检查及特殊检查等。叙述应重点突出,与讨论无关的内容不应列入。

(3)临床讨论。这是临床病例讨论的重点和精华所在,也是临床病例讨论的重点内容之一,是相关临床科室医师根据临床表现和各项检查结果,对病例临床诊断展开的一系列分析和讨论。①一般按发言先后来整理、描述论文中的“发言”,要经过加工、整理和提炼。后发言内容与前发言内容重复的可从略,要充分体现每位发言者分析问题和解决问题的独到见解。②围绕中心进行讨论,一般先介绍病例及其发病特点,根据各项检查指标进行合理推导,得出令人信服的诊断,并指出经验教训。讨论要源于临床,高于临床。讨论的观点要从分散逐步集中,最后达成某种共识。③充分尊重发言者的学术观点,要保留发言中的不同意见。

在加工整理过程中，要防止掺入执笔者的个人观点。

(4)病理报告。这是临床病例讨论的核心内容，也是临床病例讨论的必有内容。病理报告是对临床讨论答案的“揭晓”，是活检或尸检的结果。内容包括大体所见，标本取材部位、大小、色泽和性状，显微镜下组织学表现等。次要或无关的病理变化只做简要的说明。一般要附数张大体和镜下照片，以增强说服力。最后提供明确的病理学诊断报告，在临床病例讨论中，这也是最后的诊断。

(5)病理讨论。病理讨论是报告的核心内容。通过这一部分进一步阐明病理改变与临床之间的内在联系，这是写好临床病例讨论报告必不可少的内容。书写时应从病例简介入手，适当运用文献资料，联系病理材料与临床资料，阐明其相互关系，以及导致临床诊断困难或误诊的原因。

最后，还可列有讨论小结。小结主要是从该病例中吸取的经验教训，以及对该病诊治的意见。

4.临床病例讨论报告的写作要求

(1)开好临床病例讨论会。临床病例讨论会是写好临床病例讨论报告的前提。为开好临床病例讨论会，必须做好以下准备：整理、筛选、印发讨论病例的详细病史摘要，确定举办日期、地点、时间及到会参加讨论的人员，并提前公布或书面通知；通知相关科室或单位准备发言材料，以避免讨论中出现冷场，还可以保证发言的质量和深度；组织好临床部分讨论，首先由主管医师简要介绍病史、诊治情况、死亡情况及初步诊断意见，提出疑难点和着重讨论的问题，其次由各级医师对病例的诊断和鉴别诊断及治疗方案、死亡原因提出自己的见解；由病理科医师介绍病例的死后病理解剖检查资料，特别是重要脏器的组织学病理变化，以及与诊断和鉴别诊断相关的阴性病理结果，提出具有因果联系的病理诊断意见与死因分析根据。

(2)详细记录。掌握丰富的资料是写好临床病例讨论报告的基础，需专人详细记录与会者的发言，确保资料的完整性和真实性。

(3)抓住重点，有的放矢。这是写好临床病例讨论报告的关键。在写作前选择好讨论的主题，围绕主题选择相关的临床资料和讨论内容，将这一部分重点描述，其他与主题无关或关系不大的材料应尽可能舍去。如撰写病史摘要时，应着重介绍此次发病的情况、诊治经过及特殊的症状或体征等。

(4)认真修改。临床病例讨论报告是参加讨论人员的集体劳动成果，为了保证文章内容的真实性和文章质量，论文经整理好后，需送有关专家包括主要发言者本人审阅，听取意见后，进一步修改、定稿。

(潘海峰)

第十四章　医学科研中的伦理道德

医学是一门生命科学，医学科研的目的是研究人类疾病和某种健康状态的发生、发展及其消亡的规律，为防治疾病、增进健康服务。医学科研的研究对象是人，因此，在医学科学研究中，医学科研人员除了要面对许多诸如研究条件、知识和技能等方面的实际问题外，还要面临许多显性和隐性的利益问题。如何处理多方复杂的利益关系，医学和医学科学研究个人的行为怎样才算合适，这些都要靠道德去调节和控制。医学科研道德绝非可有可无，它直接关系到研究对象、家属、社会以及研究者个人等多方面的切身利益，关系到千家万户的悲欢离合、幸福安宁。因此，在医学科研工作中，要求每个医学科研人员既要有真才实学，又要具有高尚的医学研究伦理道德，只有这样才能做好医学科研工作。

第一节　道德与医学科研道德

一、道德与医德

道德是指在人类历史的发展过程中逐步形成的一系列调整人与人之间以及个人与社会之间关系的行为规范。伦理则是指协调人与人之间相互关系的道德准则，是对道德关系的理性认识。道德关系的理论表现即是伦理学。伦理学的基本问题就是道德和利益的关系问题。

道德调整人们的行为，会随着职业的不同而产生服从社会整体道德要求的职业道德。医学工作者的职业道德即医德，是医学工作者在医学实践活动中应遵循的行为规范。

二、医学科研道德

(一)基本概念

医学科研道德是指医学科研中人与人、人与社会以及人与自我之间道德活动、道德关系及道德意识的总和。医学研究的对象是人的生命现象与疾病的演变过程，它几乎包括地球上物质运动的一切形式。因而，医学研究所采用的方法也是多样的，从简单的症状观察到基因测序，从动物实验到社会调查，几乎无所不及。医学科研要达到保障人民健康、保护社会劳动力、提高民族素质的目的，就要求医学科研人员树立高尚的道德观念，运用先进的科学技术与方法探索人体的病理、生理现象以及活动规律。同时，加强医学科研管理工作，提倡医学科研道德。

(二)医学科研的特殊性

由于医学科学的研究对象是人，其研究内容除具备一般科研所具有的整体性、层次性、动态性、复杂性等特点外，还具有自身的特殊性，这主要表现在人的生命、健康、幸福等利害关系的直接性、复杂性和严肃性上，它贯穿于医学科研乃至研究成果推广应用的全过程。因此，医学科学工作者只有充分了解和清楚地认识到医学科研的特殊性，才能真正按照医学科研道德的要求去完成医学科研的神圣使命。

1. 研究对象特殊性　医学研究的对象是人。人作为生命体不仅具有形态学、生理学等生物学属性，还具有语言、思维、人际关系等社会属性，尤其是人作为主宰世界的高等动物，生命只有一次，并且是不可逆的。因此，医学科研的复杂性和艰巨性十分突出。

2. 研究方法特殊性　医学科学研究除了要运用一般的自然科学方法外，还有自己本身所特有的研究方法，如临床观察、动物模拟试验、人体试验、群体调查和心理测验等。

3. 研究过程特殊性　医学科研大多数程序复杂，时间较长。由于人的生命是不可逆的，因此在进行医学科研过程中，许多试验研究要受此种条件的限制，不能在人体上直接进行试验。而要首先采取模拟方法，建立动物模型，当确证对人体无害时，才能用于人体。这样就必然造成程序烦琐，效益不能立即呈现。

4. 研究个体特殊性　由于人在形态、生理、心理等方面存在着个体差异，随着环境及条件的不同，其变异程度也随之不同，这样就很难获取完全一致的样本单位，试验观察结果也必然存在复杂的联系。这就要求研究人员不仅要慎重地对待资料、信息的处理分析，还要具有高度的责任心，采用科学的方法进行总结、归纳，以揭示出人体的奥秘。这种高度的责任心必然来自高尚的医德素养。

(三)医学科研中的矛盾

矛盾是普遍存在的，是事物共性，矛盾又是事物发展的动力。医学科研作为人类认识和改造自然、社会的强大武器，必然在研究主体以及研究对象之间的矛盾和价值冲突中来完成，这种矛盾和冲突主要分三类。

1. 研究主体与研究对象之间的矛盾　随着人类社会的发展，人们越来越重视被作为研究对象的动物及人的权利。有些法律明确规定,侵犯其权利是不道德的,甚至要受到法律的制裁。而且医学不仅需要动物试验,还需要人体实验。为了解决这一矛盾,有崇高医德的医学研究者只能采取两种途径解决:一是进行自我人体实验,为推进医学发展自冒风险,勇于献身;二是在迫不得已的情况下进行试验性治疗,以拯救垂死生命。可见,研究主体与研究对象之间的矛盾,其核心是双方的权利和义务的关系问题。目前,一些国际性医德文献已经明确地把这一问题提了出来,并确立了基本准则,如《赫尔辛基宣言》。

2. 研究对象的健康与医学发展之间的矛盾　一项研究对医学发展可能会有明显的意义,对研究者也是个成功的机会,但是对研究对象可能会造成损伤,甚至会出现不可预知的结果。此时,在研究对象的健康价值与医学发展价值发生冲突的情况下,该怎么办?在临床中最终还需要果断地作出决策,这就需要医学科研人员在医学临床科研中务必遵循以下原则:①人类根本利益原则;②知情同意原则;③最小损害原则;④履行审批原则。

3. 研究者群体内部之间的矛盾　研究课题开题之前,研究人员之间可能会出现分工矛盾;在研究过程中可能会存在具体操作的矛盾;研究结束后也可能会存在论文署名、荣誉及奖金分配等的矛盾。这些均需要研究人员具有良好的科研道德修养,没有科研道德及科研伦理准则的参与和把握,金钱、名利等许多实际问题及冲突就无法得到合理、公正的解决。

第二节　医学科研中的道德准则

随着我国医学事业的迅速发展以及世界医学科学的发展,医学科学研究中的伦理问题正日益受到重视,逐步使医学科研工作服从于科学化管理和医学伦理标准,以及保障研究对象个人权益等问题进入法制化阶段。医学科学领域的研究部门和研究工作者都应严格遵守国家的相关法律与法规,遵守社会主义道德规范。

一、热爱祖国,献身医学

医学科研工作者应当树立热爱祖国、热爱人民的高尚品德,为中华民族的繁荣和人民的健康贡献出自己的聪明才智,要想祖国人民之所想,自觉为祖国医学事业的发展勇挑重担。在科研的选题上,应以人民的需要为原则,而不能仅从个人的兴趣、爱好出发,片面追求"国际首创""填补国内、省内空白",对有名有利、容易出成果的课题项目一哄而起、竞相仿效,而对一些国家急需攻关,难度较大而又无名无利的课题置之不顾。这是对国家、人民的需要和医学科学发展不负责任或缺乏道德的表现。我们应遵循选题要服务于国家经济建设和人民生活健康的需要原则，一方面注意课题的学科价值，另一方面还要从自身的科研能力出发，充分估计到其可行性，以减少人力、物力、财力的浪费。只要脚踏实地地辛勤耕耘，最终必将有所收获。

医学科学工作者还应具备追求真理、献身医学科学的精神。这不仅是因为医学科研工作的艰辛，必须付出巨大代价，更因为医学科学本身就是在无数次的失败中、在同谬误相斗争的过程中发展起来的。献身医学科学事业，就是对医学事业怀有坚定的意志、毫不动摇的信念和深厚的感情，愿意把自己的全部身心都献给医学科学事业。马克思主义伦理学把献身科学作为科学道德的一个重要原则，其主要含义就是：科学研究工作者为了国家和人民的利益，应该勇往直前地战胜一切艰难险阻，去攻克科学堡垒；不管外界的褒贬毁誉与威逼利诱，无私无畏地宣传科学真理；不计个人得失，义无反顾、舍生忘死地坚持与捍卫科学真理，抛弃一己之小利，无私地用科技成果为人类的进步事业服务，心甘情愿地把自己的全部智慧、力量以至宝贵的青春和生命都献给科学事业。

热爱医学科学事业是对医学科研工作者的基本职业道德要求，在当今的信息化时代，人们已经把科学发展水平作为衡量一个国家和民族文明进步的重要标志。我国建设中国特色社会主义，实现民族振兴的宏伟目标，就必须依靠提高全民族的科学文化素质。医学科学工作者应该把热爱医学事业、献身医学事业作为基本的道德准则和为之终生奋斗的目标，面对医学的迅猛发展与挑战，要认识到自身的差距，努力学习医学科学理论，勇攀世界医学科技高峰。

二、实事求是，谦虚谨慎

科学的态度就是实事求是。科学研究是探索事物发展的客观规律，尊重事实和客观规律对于医学科研工作者来说尤为重要。因为任何人有意无意地歪曲事实，都可能导致严重的后果，甚至损害人的健康以至危及生命。达尔文曾经说过："所谓科学就是综合事实，从而根据事实得出一般规律和结论。"实事求是就是要做到：第一，科研设计必须合理，符合实际情况；第二，试验中应该客观地观察和如实地记录，不能暗示或诱导试验对象按照研究者的意图去做；第三，研究结果的分析和评价要客观，在与假说相比较时应尊重研究结果，而不能随意捏造、篡改和剽窃；第四，排除不利于科研的各种干扰，使科学研究服从事实；第五，坚持真理，修正错误，错误一经发现，就应立即改正，不怕影响声誉，要敢于正视自己的错误。

医学科学知识浩如烟海，人们对真理的探求永无止境。因此，一个医学科学工作者要保持谦虚谨慎的作风，正确看待个人的能力和作用，有自知之明的学识修养，学会取人之长，补己之短，从中汲取教益。每一项科研的成功，都是同事之间、科室之间协同作战攻关的结果。要把人民给予的荣誉和报酬看作是对自己的鼓励、鞭策,应谦虚谨慎,绝不能满足暂时的成功,更不能夜郎自大,盛气凌人。

实事求是、谦虚谨慎既是医学科研人员的美德,也是成才的基石、提高能力的阶梯。

三、勇于进取,开拓创新

创造性是科学研究的一个突出特征。科学研究是科学工作者掌握真理,努力探索并不断发现新事物、新规律,创造新理论、新技术的过程。创新是科研的生命。创新精神和创造意识对科学发展具有重大的意义。因此,勇于进取、开拓创新应成为现代科研最重要的道德规范之一。要做到这一点,必须具备以下条件:第一,要有坚实的智能素质,包括观察能力、记忆能力、思维能力、想象能力及应用操作能力等;第二,具有良好的心理和意志品质,如果断性、坚韧性、独立性、自制力等;第三,具有现代科学的思维方法,即创造性思维,包括求异思维、反向思维、侧向思维、发散性思维等。这些都是进行医学科学研究所必备的重要品质。

四、淡泊名利,戒骄戒躁

科研工作不是轰轰烈烈的事情,而是默默无闻的工作,这就要求科研人员要全身心投入,耐得住寂寞。坐不住,吃不了苦,没有恒心,心里浮躁的人是不能进行科学研究的。因为科学研究没有太多的眼前利益,要想取得成绩,必须经过顽强拼搏,现实中,不是每一项研究都会取得丰硕的成果,失败与成功并存。因此,科研人员必须淡泊名利、戒骄戒躁,把为社会作贡献放在首位,否则是不配承担艰巨而光荣的科研任务的。

五、团结协作,相互支持

控制论的创始人维纳曾说过:"由个人完成重大发明的时代,已经同爱迪生一去不复返了。"现代科学研究的发展趋势也证明了维纳的这种观点。现代医学科学的发展证明,科研成果的取得,往往不是靠某个人的力量就能实现的,而是靠同事间的互相帮助,信息的互相提供,思想的互相交流,实验的互相配合,部门间的互相协作等取得的。这种多方面的合作研究,已是现代医学科学活动中的一种重要方式,应当把这种方式升华到集体主义高度。在同行关系中,科研道德思想的核心是群体意识,也可以称为整体观念、合作观念。医学科学工作者要正确处理个人与集体的关系,特别是正确对待集体的荣誉。如在集体的研究成果发表时,对参加的人员要有说明。论文的署名,要根据研究工作中所起的作用和所负的责任,排定先后次序,绝不能把集体的科研成果占为己有。因此,在此基础上形成的自觉的群体意识和处理同行关系的科学道德标准，正是促进科学发展的重要因素。

随着现代医学模式的转变和医学的发展，在分工越来越细又趋向交叉与融合的情况下，医学科研既要适当分工，又必须充分合作。现代科学任何领域的一个重大突破，都是多学科、多方面团结协作的结果。因此，今天的科研工作者更应以较高的道德素质在科研中正确认识自己的科学劳动与他人科学劳动的关系，既承认前人的科学劳动，也肯定当代科学同仁的劳动。坚持平等的原则、支持及互助的原则、成果共享的原则、吸取国际先进技术的原则。

第三节　医学科研中的伦理学审查

一、伦理学审查的理由

从事医学科研的科学工作者应该尊重人的尊严和权利，保护生物多样性，加强对人、社会和生态环境的责任感，遵循国际和国内科学技术界认可的知情同意、保护隐私、保密、尽可能避免伤害、努力为人类造福、公正等伦理要求。所有从事医学科学研究的单位应建立伦理审查委员会，对研究计划进行伦理审查和监督，并参照国际上已有的法律或条例，制定对医学科研的监督管理办法。因此，研究者必须保证本人的研究符合公认的科研原则，建立在对相关科研知识充分掌握的基础上，并且能够达到理论和实践的统一。研究所采用的方法必须适合研究目的，而且适合研究现场。研究者或项目赞助者必须保证所有的参与者在经验和教育程度方面都有条件在研究中发挥作用。研究者在进行科研设计时要充分考虑这些问题，在送交伦理审查委员会审议和申请资助的项目计划中要体现这些原则。以人为实验对象进行科学研究的最重要的要求就是项目的设计具有科学性，以实现研究目的，研究人员有能力实施项目。针对每一个项目，研究者都要有一个详细、系统的计划，并且要送交伦理审查委员会进行审议以获得支持。

二、伦理学审查

(一)伦理审查委员会

伦理审查委员会是指经卫生部门批准，由卫生事业管理、科技管理、遗传学、法学、哲学、卫生统计、中医、药学、现代医学、生物医学工程、卫生学的专家和学者组成，并要求不同性别的人参与的组织。该委员会的职责是：对本行业及双边多边国际、国内合作的医药卫生科研项目中涉及人体的生物医学研究课题或内容，以会议形式进行伦理审查,参与伦理培训工作。

伦理审查委员会成员除了包括多方面的专业人士外,有时可以吸收能代表所在社区的文化和道德观的局外人参加,甚至也可以包括一些疾病患者、儿童、学生、老年人等群体的代表或代理人。对于审定外部资助项目的国家级或地方的伦理审查委员会,还应该包括熟悉项目实施地风俗习惯和传统文化的人员。委员会的成员应该定期轮换,防止与所评估的项目有直接或间接关系的人员参加伦理审查委员会。

伦理审查委员会应该独立于科研项目的研究小组,并且无法从该研究获得任何直接的经济和物质上的好处。研究者在实施项目之前要获得伦理审查委员同意,在项目实施过程中,伦理审查委员会要不断地进行检查和监督。

(二)科学审查、伦理审查及制裁

1. 科学性审查　科学性审查是指进行人类研究时,要保证该研究符合科研原则,并且要求研究者全面掌握该研究方面的科研文献,了解相关信息,充分进行了实验室工作,可能的话,最好建立在动物实验的基础上。科学性审查在评价研究设计的同时,要考虑研究是否包括合适的安全性监督措施。从事研究项目科学性审查的委员也应该由多学科的专家组成。

2. 伦理学审查　伦理审查委员会的职责之一就是保证研究对象的人权、安全以及健康。不能把科学性审查和伦理审查分割开,因为非科学性的研究往往会把研究对象置于危险当中,这在伦理上是绝不允许的,即使对研究对象没有任何伤害,没有成果的研究将浪费研究对象的时间,同样是资源的损失。因此,伦理审查委员会在对项目进行伦理审查时应保证该研究的科学性,或者保证该项目已经在具有科学性审查能力的部门进行过审查。同时,伦理审查委员会还要考虑研究项目对数据和安全性的监督。

如果伦理审查委员会认为项目有其科学性,或者验证其他团体所做的科学性评价后,他们会审查研究中实验对象承担的已知或可能的风险与预期收益相比是否合理,研究方法是否可以减小危害,扩大收益。如果项目书是合适的,并且危险/效益比值较好,委员会就要考虑取得知情同意书的过程是否合适以及选择研究对象的方法是否公平合理等。

3. 国家或地方审查　伦理审查委员会应该得到地方或国家政府、国家医学研究委员会和其他国家相关部门的支持。国家级审查委员会对项目的科学性和伦理要求进行统一审查,地方级审查委员会的权利往往限制在单一领域,或者只能在规定的地域内行使对医学研究项目的所有审查。地方级审查委员会的基本职责是:①证实专家组已评估了所有的研究计划,特别是对用于人体的药物、疫苗、医疗器械或有待发展的治疗或预防方法作出评价,以保证它们用于人类是安全的;②证实专家组已对研究的科学性作出评价;③保证所有的伦理问题不管是从原则上还是从实践上都能够得到很好的解决;④审查研究者的资格,并且对研究现场的条件进行考察,以保证研究实施的安全性;⑤记录以前的各项决定,采取适当的方法随访项目的实施。

4. 特别严格审查　对研究对象为儿童、精神障碍患者、对医学知识毫无了解的人群或某些社会脆弱人群,如文盲、穷人、孕妇或产妇;或者研究对象参加研究并无直接的健康利益,而参加研究确有很大的风险,此时,伦理审查委员会的审查就要尤其严格。委员会要特别注意参加本次研究的志愿人员是否是公平入选的,而且研究对象的选择方法是否可以使本研究对他们造成的损害减少到最低限度。

5. 制裁　伦理审查委员会没有权利制裁那些有悖伦理要求的研究者,但是委员会可以向有关部门或政府机关报告那些严重违背伦理标准的研究行为。必要时,委员会可以撤回对研究项目的支持。委员会要加强对获得伦理支持的项目进行监督检查,即使是已经通过伦理审查的项目,一旦出现严重违反研究计划中的伦理标准的,委员会可以及时报告给当局或有关部门。对拒不提交研究计划给委员会的,将被视为对伦理标准的明确侵犯。制裁手段包括罚款、停止项目资金的支持、中断其调查或治疗资格及用药资格,以及建议杂志编辑禁止发表违反伦理标准的研究论文,建议药品管理部门拒绝接收用不道德方式得到的药物实验数据,禁止其生产和销售药品等。

(三)国外资助项目的伦理审查

国外资助项目是指由国外机构资助,由项目国的研究机构和制药公司、政府、相关部门或个人合作实施的项目。国外资助项目的伦理审查要在本国进行,伦理审查委员会的审查标准要依据本国的标准。项目国在进行国家级或地方级审查后,要保证研究项目能够满足健康需求,是该国的优先发展项目,并且能够遵循伦理标准。对于没有独立审查能力的项目国,需要项目资助国或国际组织与项目国共同完成审查。

三、知情同意

(一) 个人知情同意

1. 知情同意　知情同意是指一个精神健全的个体在充分理解研究信息,在没有受到强迫、诱导或者胁迫的情况下,并在考虑后作出的是否参与研究的决定。知情同意的目的有两层含义:一是保证个人能够选择是否参与医学研究;二是只参与与其自身价值、利益、兴趣和爱好相一致的研究。对于以人为实验对象的生物医学研究,研究者必须取得研究对象自愿的知情同意;如果该个体没有能力给予知情同意,则需要得到其合法代理人的同意。免除知情同意的情况很罕见,属于例外情况，必须由伦理审查委员会予以考虑和批准。知情同意保护个体的选择自由并尊重个体的自主权。作为附加的保障措施，它须由一个独立的伦理学审查作出补充。

2. 获取知情同意的程序　获取知情同意是一个程序，它始于与未来的研究对象的初次接触，贯穿于整个研究过程。通过通知研究对象、解释与回答他们的提问，确保每位对象都能明白科研的每道程序。

研究者通知受试者不能是对既定书面文件简单的程序性背诵，必须以个体能理解的语言将信息以口头或书面形式进行传达，必须确保未来的研究对象能充分理解信息，并且研究者还需给予他们足够的机会提问，并诚实、及时地回答问题。

研究对象可以以其自愿的各种方式、口头及签名表明同意。通常的规定是对象应签署知情同意书，在对象没有能力签署的情况下，应该由其法定监护人或者授权的代表签署。如果研究的风险极小，也就是说，风险不高于常规的医疗或心理检查的风险，或者签字的知情同意书会不公正地威胁到对象的隐私权，那么伦理审查委员会可以同意取消签名的要求。但如果研究的条件或者程序发生实质性变化，研究者必须得到研究对象的再次同意。

如果要求临床试验中的受试者同意为研究目的使用他们的生物材料，研究计划的知情同意部分应该独立说明，有时需要单独的知情同意部分。

(二)未来研究对象必须知晓的信息

在征得个体参加研究的同意以前，研究者必须以受试对象本人能理解的语言或其他的交流形式提供下列信息：

1. 每名受试者均是受邀参加该研究的，选择其作为对象的原因以及参加实验与否属自愿行为。

2. 每个人可以拒绝参与也可以在任何时候自由退出，不会受到惩罚或损失其应该享有的利益。

3. 研究目的以及研究者和参与者开展实验的步骤，研究计划中增加的不属于常规医疗保健的方面。

4. 在对照实验中，对研究设计的解释(例如随机化和双盲)以及直到研究完成，不再需要盲法的时候，对象才被告之安排的治疗。

5. 参与的时限，实验提早结束及个体参与的可能性。

6. 是否要向参与的个人支付金钱或其他形式的物质作为回报，如果要支付，说明种类和数目。

7. 研究结束后，参与者将被告之研究结果。

8. 所有与参与研究相关的可预见的风险、不适或者给个体带来的不便(或者其他方面)，包括对象的配偶或伴侣的健康或福利。

9. 由研究带给参与者的直接利益。

10. 对社区或者较大的社团的预期利益，或者是对科学的贡献。

11. 受试者结束实验后，对象能否、何时、如何得到经研究证实安全有效的产品或干预服务，以及他们能否得到酬劳。

12. 所有可替代的、目前可获得的、治疗的程序或过程以及它们潜在的利益与风险。

13. 为确保尊重对象的隐私权以及对带有对象个体标记记录的保密而制定的措施。

14. 研究者保守秘密的能力会受到法律或其他方面的限制，以及泄密的可能后果。

15. 遗传实验及类似实验结果的公开和使用方面的政策，防止对象的遗传实验结果在没有征得本人同意的前提下告之直系亲属的措施。

16. 研究资金的来源、研究的资助方、调查者的供职单位与经济上的动机。

17. 在临床保健中，参与者的医疗记录与生物标本可能的直接或间接研究用途。

18. 在实验结束时，研究中收集的生物标本是否被销毁，若不被销毁，说明储存以及将来的可能用途的细节。受试者是否有权决定将来的用途、拒绝储存以及销毁。

19. 是否要从生物标本中开发商业性产品。

20. 研究者仅作为研究者还是具有研究者与对象的卫生保健工作者双重身份。

21. 研究者向参与者提供医疗服务的责任范围。

22. 免费提供某些与研究有关的损伤及并发症的治疗，治疗的资金是否存在不确定性。

23. 参与者或其家人及亲属能否从上述损伤所导致的伤残或死亡中获得赔偿。

24. 在某一国家获得赔偿的权利没有得到法律认可时的措施。

25. 该协议已经过一个独立的伦理审查委员会批准。

(三)资助方与研究者的责任

资助方与研究者有下列责任：①严禁欺骗、不适当的影响或胁迫；②只有在未来的研究对象充分理解实验相关事实以及参加实验的结果，并且有足够的机会考虑是否参与后，才能寻求其同意；③作为一个普通的规则，需获得每一位未来研究对象的书面知情同意——研究者必须判断该规则的所有例外情况的合理性，并得到伦理审查委员会的同意；④如果研究条件或程序有重大改变，或者得到了能影响对象继续参与的意愿的新信息,应更新该知情同意。

(四)参与研究的收益与风险

由于参加研究给对象带来了不便并花费了他们的时间,必须付给酬劳,给予免费的医疗服务。但支付的金钱数额不能过大,或提供的医疗服务不应太广泛,否则会诱导未来的对象同意参与研究,导致结果可能会不真实。因此,向对象提供的研究酬劳、赔偿以及医疗服务必须得到伦理审查委员会的同意。

由于参与研究,对象可以得到交通及其他方面的赔偿,有时还能得到一份适量的津贴。同时,研究者可以向他们免费提供与研究有关的医疗服务、医疗设施和检验。但对于无自主行为能力的研究对象的监护人,只能补偿其应花费的费用,不应再有其他补偿。对于研究对象由于难以接受的研究药物副作用,或者是健康等与研究有关的原因而退出时,研究者必须将其作为全程参与的对象支付报酬。对于对象因其他原因而退出研究,研究者只需支付其参与实验部分的报酬。对于依从性极差,必须将其撤出时,研究者有权扣留部分或全部的酬劳。

(五)人群或社区的研究

在人群或社区中开始研究以前,资助方和研究者必须努力确保:①研究对目标人群或社区的健康需求有所帮助,并且是最需要优先解决的问题;②任何研究的产品或获得的信息将能为人群或社区的利益所用。

为满足研究应对相关人群和社区的健康需求有所帮助的伦理要求,在研究开始前,应进行计划和商讨,平等、公正地制定标准,达成"制定预先协议",在整个研究过程中,应进行监督,并能使最终研究的成果为研究实施人群或社区所用。

(六)临床试验中的对照组

在一个新的诊断、治疗、预防方法的对照试验中,它的收益、风险、负担和有效性应当与目前最好的治疗或检查方法进行比较。如果没有最好的治疗或检查方法用于对照,或使用安慰剂对照不会给研究对象带来额外的严重风险或不可逆转的伤害,那么可以使用安慰剂作为对照。除了目前最好的方法外,任何用于对照的其他建议都要符合科学性和伦理要求。研究设计应保证对研究对象的可预见的收益和风险在所有研究组中均衡分配。同时,研究应能产出真实可信的结果,使研究人群受益。研究计划中应提供科学和伦理方面的理由。将这些因素在知情同意过程中传达给研究对象以及告知伦理审查委员会。

四、脆弱人群作为研究对象的伦理学审查

(一)脆弱人群作为研究对象的理由

脆弱人群是指那些相对(或绝对)没有能力保护自己利益的人。正式地说,他们没有足够的权力、精神、资源、力量或者其他优势来保护自己的利益。如儿童、

精神或行为失常的人等。

对一般医学科学研究而言，研究的结果最终要外推至整个人群，因此，研究对象必然是研究所在地的一般人群，而不分其种族、民族、经济状态或性别。如果把脆弱人群排除在外，那么结果外推的信息就非常有限，就会导致一种严重的不公正。如果有关疾病治疗的信息被看作一种利益，应该在一个社会中分配的话，那么剥夺这部分人的利益就是不公正的。如赫尔辛基宣言与联合国艾滋病规划署(UNAIDS)指南，以及许多国家的政府与专业社团的文件所提出的那样，在基础及应用性研究中，需要鼓励将上述的被排除者列为研究对象，以对这种不公正的局面作出调整。脆弱人群也有同样的权力获得研究机构许诺的治疗利益，特别是在没有更高级的或同等的治疗方法可用时。

(二)脆弱人群作为研究对象的伦理学审查

邀请脆弱人群个体作为研究对象需要特别公正，如果他们被挑选进去，需要严格使用保护他们的权利与福利的措施。伦理审查委员会将在以下问题上进行审查：①在非脆弱人群中已经开展了很好的研究；②研究脆弱人群中所特有的疾病，受益者为实验对象或脆弱人群的其他成员；③保证作为研究对象的脆弱人群能合理地利用研究结果的诊断、预防及治疗方法；④除非经伦理审查委员会批准风险的水准可以有轻度提高，否则对研究对象不能开展影响其直接的卫生相关利益，并且研究风险不能超出常规的医疗或心理学检查的风险；⑤当研究对象没有能力或实际上不能提供知情同意时，应取得法定监护人或其他合适代表的许可。

1. 儿童作为研究对象的伦理学审查　任何一种有可能用于儿童的新的治疗性、诊断性、预防性成果在推广前，资助方应有责任评估其在儿童中的安全性和有效性。因此，在对儿童期疾病和儿童易感性疾病的研究中，儿童的参加是必不可少的。

在开展涉及儿童的研究前，研究者必须确保：在与成人同等对待进行研究时，不应包含儿童；研究的目的是获得与儿童健康需求有关的知识；必须经过每个孩子的父母或法定监护人的同意；获得每个孩子能力范围所及的同意，孩子对参加研究的拒绝同样必须被尊重，除非根据研究计划，这项实验性研究肯定对治疗有益，并且没有可接受的替代疗法。

以儿童为研究对象的医学研究必须限制在儿童成熟和精神所及的范围内，应寻求孩子的自愿合作。同时，研究者必须获得符合当地法律或规定程序的父母、法定监护人或其他适当的授权代表人许可。针对儿童的研究应在为儿童及其父母配以足够的医疗和心理支持的环境中进行。作为对儿童的辅助保护，一个研究者在可能的情况下，可能会得到孩子的家庭医生、儿科医生或其他医疗服务提供者关于该儿童参加研究的建议。

2. 精神和行为异常者作为研究对象的伦理学审查　如果研究在精神正常者中能得到很好开展，就不应以精神或行为障碍者为研究对象。但在很多以某些严重的精神或行为障碍的病因和治疗方法为研究内容的研究中，精神或行为障碍者是唯一合适的研究对象。

涉及精神和行为异常而没有能力进行足够的知情同意的个体的研究，研究者必须确保：①当研究能够在精神和行为正常者中开展时，这些人就不能作为研究对象；②研究目的是为了获得与精神或行为异常人群的特殊健康需求有关的知识；③在其能力范围内取得每个对象的同意，无论其参加或拒绝，都应被尊重，该研究没有其他合理的替代疗法，并且在当地法律的容许下；④如某些研究对象没有同意的能力，在相应的法律规定下，取得责任亲属或法律授权代表人的许可。

一般来说，因患严重的精神或行为障碍而不能提供知情同意的人不适宜于参加正式的医学研究，只有在对他们的特殊健康需求有意义或医学研究只能在他们中开展时例外。

五、妇女作为研究对象的伦理学审查

伦理审查委员会和赞助者、研究者不应把处于生育年龄的女性排除在生物医学研究之外。虽然研究可能对怀孕女性及其胎儿造成潜在危险，但如果把那些具有生育能力的女性排除在正式的药物、疫苗和医疗设备的临床试验之外，结果却会造成适用于此类的女性对药物、疫苗和医疗设备的知识知之甚少，而这些知识的缺乏是很危险的。例如，如果反应停在怀孕女性使用前经过正式的、仔细审查的临床试验，就不会造成海豹肢畸形的危害。因此，把有生育能力的女性排除在此类临床试验的做法是不公平的，这不但剥夺了女性从试验获得的新知识中受益的权利，而且还是对女性自决权的侵害。尽管育龄女性可以参加研究，但她们必须被告之在参加研究过程中怀孕存在对胎儿带来伤害的危险。

在针对孕期妇女的研究中，无论是怀孕妇女还是未怀孕妇女，只有妇女本人提供的知情同意才是有效的。绝不允许配偶或同伴取代本人提供知情同意。对于那些在研究启动阶段没有怀孕，但之后可能会怀孕的妇女，在知情同意书中应包括有关转变为自愿退出，或在法律容许的情况下终止妊娠的处理意见。如果不终止妊娠，她们必须享受医疗随访。基于研究中可能会出现对孕妇和胎儿及今后发育成的人的危害和潜在利益，在可能的情况下，应征求胎儿父亲的意见。

特别是在一些认为胎儿比孕妇的生命或健康更重要的社区或社会中，孕妇会觉得参与受限，或选择不参加。如果研究对胎儿有益，应制定特殊的措施防止对参加研究不当的诱导，胎儿异常的孕妇是不能作为研究项目的招收对象的，因为在研究项目中胎儿异常可能会被认为是参加实验的结果。

六、保密的伦理学审查

研究者必须对研究对象建立起安全措施，用以对调查资料的保密。研究对象应被告知有保密的限制、研究者保守秘密的能力及泄密的可能结果等。

研究者应采取严密措施为研究对象保密，如可去除资料中包含有个人身份标识的信息，限制接触资料及采取匿名的方法。在获得知情同意的过程中，研究者应告知研究对象为保密而采取的措施。

有些特定的研究会给社区、社会或某些人群带来风险。如流行病学、遗传学和社会学等的研究结果的发布会使群体受辱或受歧视。例如，该群体有高于一般群体的精神病患病率或性传播疾病患病率，或容易出现某种基因疾病等。因此，研究者应考虑在研究期间和研究后的保密，论文发表时应能照顾到相关者的利益，或在某种情况下不发表结果。伦理审查委员会也应确保所有相关人的利益不受损害，通常可与社区磋商，作为对个体同意的补充。

在提取研究对象的生物学标本并开展基因检测时，必须征得研究对象的知情同意，并且研究人员不能将诊断性遗传实验的结果透露给研究对象的亲属。如果直系亲属想知道研究对象的遗传实验的结果，必须征得伦理审查委员会的认可。

七、研究对象获得赔偿的权利伦理学审查

研究对象由于参加研究而受伤时应该获得免费治疗，并获得经济上的赔偿或者其他帮助以补偿因参加研究而导致的损伤、残疾或功能丧失。因研究导致的死亡，应由其子女领取赔偿金。

一般只对那些由于为完成研究而发生伤残的研究对象进行赔偿，而不给那些在尝试性治疗或其他以治疗或防止疾病为目的的研究中发生的可预测的不良反应的受试对象进行赔偿和免费治疗，因为这些不良反应与在常规治疗中所发生的不良反应的性质相类似。

对于药物试验的早期，往往不知道试验是以研究还是以治疗为目的，伦理审查委员会应事先确定哪些是研究对象可以获得免费治疗和赔偿的损伤（包括伤害、功能不全和残废），哪些是研究对象不能获得赔偿的损伤。要将伦理审查委员会的决定在研究开展前作为知情同意的一部分通知给研究对象。对于伦理审查委员会无法事先预见的不良反应，应假定是需赔偿的，且一旦发生，要立即向伦理审查委员会报告。

研究者不能要求研究对象放弃获得赔偿的权利。知情同意中不能包括任何可以赦免研究者对于意外性伤害的责任，也不能暗示研究对象放弃获得对伤害、功能不全或残疾的赔偿的权利。

赞助者也应该具有赔偿的责任,不管研究的资助方是医药公司、政府还是研究所,在研究开始前应同意研究对象受到伤害时应获得赔偿,或预先同研究者达成在何种情况下研究者必须依靠自己的保险费理赔的协议,或二者兼而有之。赞助者应该具备足够支付那些并非因失误而造成的伤害的赔偿费用的能力。

第四节 医学科研过程中各个环节的道德要求

医学科研工作的内容包括科研设计、选题、组织、实施、收集资料以及科研成果的发表和应用等。科研道德贯穿于整个科研过程的始终。作为医学科技工作者,应了解遵循科研中的哪些行为规范是符合道德要求的,而哪些是不符合甚至是违反道德的,每一个医学科研人员都要有一个明确的道德是非界限。

一、医学科研目的

医学科研的目的在于:从理论上探索人类健康生活中的自然和非自然现象,并揭示其规律;从实践上促进医疗卫生事业的发展,推动科技体制改革的深入进行,促进医学人才的培养和医疗卫生技术水平的提高,更好地为人民健康服务,为社会主义现代化建设服务。从事任何一项医学科研活动都必须从这一基本目标出发。科研人员应根据国情、社会和人民利益需要,自己的主、客观条件和特长来选择研究课题,积极开展科研工作,使科研成果真正服务于人类。

二、科研设计阶段

科研设计阶段中,涉及人体的生物医学研究必须遵从赫尔辛基宣言规定的原则,并应在充分的实验室工作、动物试验结果以及对科学文献的全面了解的基础上进行。整个课题设计方案包括详细的实施方案,尤其是每一项人体试验的设计与实施,不仅应在试验方案中明确说明,还要将这些方案及时提交相关医学伦理委员会审议,以征求意见和得到指导。

科研课题在现场实施的过程中,如果要修改方案或发生其他变化,特别是在对受试者的利益与权利有损害时,详细材料应呈伦理审查委员会评审通过。在进行医学科研现场工作之前,只有在受试者或其他人员可能预期的风险和利益得到仔细评估时,只有在研究目的的重要性与受试者的内在风险性相称时,只有在科研方案的各个环节都能得到伦理审查委员会审议通过时,科研方案才能合法地在科研现场实施并执行。《药品临床试验管理规范》规定:在开始人群实验前,无论是在临床试验中使用某种研制的新药或某疗法,还是在现场试验中使用某种新的预防制剂，都必须首先开展动物实验，对其毒理学、药效学和药物代谢动力学等方面进行初步验证，在证明此种实验方法合理、效果良好、无危害性后，才能应用于人体。若已证明某一因素对人体有害，就决不能将该因素用于人体致病效应的实验性研究，特别是在设置对照时，必须以不损害受试对象的身心健康为前提。药品临床试验的过程中，必须对受试者的个人权益给予充分的保障，并确保试验的科学性和可靠性。伦理审查委员会与知情同意书是保障受试者权益的主要措施。

三、科研实施阶段

医学科研不同于其他学科门类的研究，它有自身的特殊性和特殊研究对象。医学科研工作者必须坚持实事求是的原则，一定要从对受试者负责、对人类健康负责的高度出发，在医学科学研究中严格按科学规律和科研设计方案办事，实事求是，一丝不苟，严肃客观认真地进行现场资料的收集工作。另外，任何课题的科研现场工作都不是单枪匹马所能完成的，需要多学科、多部门、多种知识的聚集融合和多成员团结互助、协同作战才能完成。这是开展课题现场工作所必需的实事求是和集体主义（团队）精神，也是圆满完成课题现场工作的前提。不但如此，在人群中进行医学科研，做好受试者的知情同意不仅是当代医学伦理学的迫切要求，还是顺利开展现场医学科研工作的重要保证之一。

知情同意是受试者权利，又是其自主权的具体体现。接受检查的过程也是受试者对自身的认知过程，知情同意体现了科研过程中的相互合作，体现出平等协作关系的建立。无视知情同意原则不仅不道德，而且触犯法律。结合我国医学科研工作的具体情况，在科研现场工作中医学科研人员不仅要尊重受试者个人，做好知情同意，签署（受试者）知情同意书，还要尊重科研现场所在地的风俗习惯和代表地方利益行政部门的知情同意，签署（社区）知情同意书。只有这样，才能在最大限度上尊重受试者自我保护的权利，采取尽可能谨慎的态度以尊重受试者的隐私权，并确保把对受试者身体、精神以及人格的影响减至最小。

在签署知情同意书之前，医学科研的现场工作者必须对每一位志愿参加的受试者告知研究的目的及意义、内容及方法、预期的收益、可能的风险及不适。承诺将免费为受试者提供医疗卫生保健的信息咨询服务；并告知受试者有权拒绝参加研究工作，或在研究过程中可以随时退出研究。最后，双方以书面的形式在知情同意书上签字，在真正完成知情同意事宜之后，方可正式开始科研资料的收集工作。

调查者在为研究项目获取知情同意书时，应特别注意受试者是否处于一种非独立的从属状态，或可能是在胁迫下同意参加试验。在此种情况下，知情同意书的获得应由不从事此研究或与此研究完全无关的调查者来进行。另外，对受试者知情同意的介绍要贯穿因人而异的原则，要从具体的年龄、知识和相关情况出发，使其知情达到最高限度。

科学是老老实实的学问，不能有半点虚假。医学科研直接对人的健康和生命负责，坚持诚实的态度更加重要。科研人员在收集资料过程中，不论是临床观察记录病情变化或实验室检查，还测量报告数据，都要尊重科学，实事求是。研究者应确保将任何观察与发现均正确而完整地记录于科研记录本上，记录者应在表上签名。科研记录本作为原始资料，不得更改。作任何更正时不得改变原始记录，只能附加叙述并说明理由，由作出更改的研究者签名并注明日期。复制科研记录本副本时，不能对原始记录作任何更动。临床试验中各种实验室数据均应记录或将原始报告粘贴在科研记录本上，在正常范围内的数据也应记录。对显著偏离或在临床可接受范围以外的数据须加以核实，由研究者作必要的说明。各检测项目必须注明所采用的计量单位。研究者应有一份受试者的编码和确认记录，此记录应保密。现场观察时研究者不能对受试者做诱导，暗示受试对象按照自己的意图来回答，不能将似是而非的结果一律划为“阳性反应”。在实验室试验中必须严格遵守操作规程，既要实验的数据又要实验的质量，如实验失败或发现错误，必须重做，以保证实验结果的可靠性和重复性，严格避免按自己的主观愿望随心所欲地取舍数据，甚至篡改记录和资料。否则，研究的结果用于人体，必将导致严重后果，这样就构成不道德行为。因此，收集资料应该实事求是。

四、统计分析、资料处理阶段

在临床试验统计结果的表达与分析过程中，必须采用规范的统计学分析方法，并贯彻于临床试验始终。各阶段均需有熟悉生物统计学的人员参与。临床试验方案中要写明统计学处理方法，此后出现任何变动都必须在临床试验总结报告中述明并说明其理由。若需作中期分析，应说明理由及程序。统计分析结果应着重表达临床意义，评价治疗作用时应将可信区间与显著性检验的结果一并考虑。对于遗漏、未用或多余的资料须加以说明，临床试验的统计报告必须与临床试验总结报告相符。数据管理的目的在于把得自受试者的数据迅速、完整、无误地纳入报告，所有涉及数据管理的各种步骤均需记录在案，以便对数据质量及试验实施情况进行检查。用适当的标准操作规程保证数据库的保密性，应具有计算机数据库的维护和支持程序。开始试验前需设计可被计算机阅读与输入的科研记录本及相应的计算机程序。临床试验中必须按试验设计确定的随机方案分配受试者，每名受试者的密封代码应由申办者或研究者保存。设盲试验应在方案中表明破盲的条件和执行破盲的人员。在紧急情况下，允许对个别受试者破盲而了解其所接受的治疗，但必须在科研记录本上述明理由。

统计、处理资料时首先要核实原始资料的正确性，如实估计影响试验结果的各种主观和客观因素，不得隐瞒伪造，正确运用卫生统计学方法进行统计学处理，经过综合、分析、归纳和演绎等方式，进行概括和推理，作出符合客观实际的总结并撰写成科研论文。统计分析时不能先入为主，将数据资料作数学游戏来印证自己的主观想象。作出结论时要恰如其分，不能任意夸大、缩小，甚至出现相反结论。更要反对凭主观想象杜撰论文，假报成果。

五、总结阶段

在科研总结阶段，不可避免地要涉及论文的署名、排序以及科研成果应用。医学科技论文署名是文责自负和拥有知识产权的标志。国际医学期刊编辑委员会明文规定医学科技论文署名的条件为：①课题的构思和设计，资料的分析和解释；②文稿的写作，或对其重要学术内容作重大修改；③最后定稿而达到出版标准。以上三项必须全部具备方可成为作者。仅仅筹集资料或收集资料者不应成为作者。一般性地对研究小组进行管理指导者也不足以成为作者。凡对研究内容提供过咨询服务或给予某种帮助或常规劳务的人员，均不宜署名，可在文末逐一致谢，以示尊重。医学科技论文多作者现象较为普遍，但署名不宜过多、过滥，应本着实事求是、客观公正的原则，不挂人情名，不图虚荣名。凡合作撰稿或研究者，应按其在该项工作中所做贡献的大小"论功"排序，而不得"论资"排序。

科研成果的推广应用是一个过程，需要进一步在实践中去证实和检验。如果科研人员的科研设计方案选择得当，执行严格，并且能够排除各种偏倚混杂因素，研究结论有说服力、可信，就要敢于坚持真理，积极推广科研成果，不要屈服于任何压力，要为维护真理、发展科学而奋斗。反之，如科研人员发现自己的科研成果是不全面的，甚至是错误的，则要敢于承认错误，公开报道失误的原因，及时更正，以免别人将自己的谬误当成真理，给医学事业带来危害，这必将有悖医学伦理道德。

总之，医学科研人员一定要尊重科学，坚持真理，修正谬误，不断攀登科学高峰，用崇高的医德指导自己，为人类的健康事业作出自己的贡献。

附　　世界医学会《赫尔辛基宣言》

——涉及人类受试者的医学研究伦理原则

《赫尔辛基宣言》制定了涉及人体对象医学研究的道德原则，是一份包括以人作为受试对象的生物医学研究的伦理原则和限制条件，也是关于人体试验的第二个国际文件，比《纽伦堡法典》更加全面、具体和完善。

《赫尔辛基宣言》在第18届世界医学会联合大会（赫尔辛基，芬兰，1964年6月）采用，并在下列联合大会中进行了修订：

第29届世界医学会联合大会，东京，日本，1975年10月
第35届世界医学会联合大会，威尼斯，意大利，1983年10月
第41届世界医学会联合大会，香港，中国，1989年9月
第48届世界医学会联合大会，西萨默塞特，南非，1996年10月
第52届世界医学会联合大会，爱丁堡，英国，2000年10月
第53届世界医学会联合大会，华盛顿，美国，2002年10月
第55届世界医学会联合大会，东京，日本，2004年10月
第59届世界医学会联合大会，首尔，韩国，2008年10月
第64届世界医学会联合大会，福塔雷萨，巴西，2013年10月

• 前言

1. 世界医学会(WMA)制定《赫尔辛基宣言》(以下简称《宣言》)，是作为关于涉及人类受试者的医学研究，包括对可确定的人体材料和数据的研究，有关伦理原则的一项声明。

《宣言》应整体阅读，其每一段落应在顾及所有其他相关段落的情况下方可运用。

2. 与世界医学会的授权一致，《宣言》主要针对医生。但世界医学会鼓励其他参与涉及人类受试者的医学研究的人员采纳这些原则。

• 一般原则

3. 世界医学会的《日内瓦宣言》用下列词语约束医生："我患者的健康是我最首先要考虑的。"《国际医学伦理标准》宣告："医生在提供医护时应从患者的最佳利益出发。"

4. 促进和保护患者的健康，包括那些参与医学研究的患者，是医生的责任。医生的知识和良心应奉献于实现这一责任的过程。

5. 医学的进步是以研究为基础的，这些研究必然包含了涉及人类受试者的研究。

6. 涉及人类受试者的医学研究，其基本目的是了解疾病的起因、发展和影响，并改进预防、诊断和治疗干预措施(方法、操作和治疗)。即使对当前最佳干预措施也必须通过研究，不断对其安全性、效果、效率、可及性和质量进行评估。

7. 医学研究应符合的伦理标准是，促进并确保对所有人类受试者的尊重，并保护他们的健康和权利。

8. 若医学研究的根本目的是为了产生新的知识，则此目的不能凌驾于受试者个体的权利和利益之上。

9. 参与医学研究的医生有责任保护受试者的生命、健康、尊严、公正、自主决定权、隐私和个人信息。保护受试者的责任必须由医生或其他卫生保健专业人员

承担，决不能由受试者本人承担，即使他们给予同意的承诺。

10. 医生在开展涉及人类受试者的研究时，必须考虑本国伦理、法律、法规所制定的规范和标准，以及适用的国际规范和标准。本《宣言》所阐述的任何一项受试者保护条款，都不能在国内或国际伦理、法律、法规所制定的规范和标准中被削减或删除。

11. 医学研究应在尽量减少环境损害的情况下进行。

12. 涉及人类受试者的医学研究必须由受过适当伦理和科学培训，且具备资质的人员来开展。对患者或健康志愿者的研究要求由一名能胜任的并具备资质的医生或卫生保健专业人员负责监督管理。

13. 应为那些在医学研究中没有被充分代表的群体提供适当的机会，使他们能够参与到研究之中。

14. 当医生将医学研究与临床医疗相结合时，只可让其患者作为研究受试者参加那些于潜在预防、诊断或治疗价值而言是公正的，并有充分理由相信参与研究不会对患者健康带来负面影响的研究。

15. 必须确保因参与研究而受伤害的受试者得到适当的补偿和治疗。

• 风险、负担和获益

16. 在医学实践和医学研究中，绝大多数干预措施具有风险，并有可能造成负担。只有在研究目的的重要性高于受试者的风险和负担的情况下，涉及人类受试者的医学研究才可以开展。

17. 所有涉及人类受试者的医学研究项目在开展前，必须认真评估该研究对个人和群体造成的可预见的风险和负担，并比较该研究为他们或其他受影响的个人或群体带来的可预见的益处。必须考量如何将风险最小化。研究者必须对风险进行持续监控、评估和记录。

18. 只有在确认对研究相关风险已做过充分的评估并能进行令人满意的管理时，医生才可以参与到涉及人类受试者的医学研究之中。当发现研究的风险大于潜在的获益，或已有决定性的证据证明研究已获得明确的结果时，医生必须评估是继续、修改还是立即结束研究。

• 弱势的群体和个人

19. 有些群体和个人特别脆弱，更容易受到胁迫或者额外的伤害。所有弱势的群体和个人都需要得到特别的保护。

20. 仅当研究是出于弱势人群的健康需求或卫生工作需要，同时又无法在非弱势人群中开展时，涉及这些弱势人群的医学研究才是正当的。此外，应该保证这些人群从研究结果，包括知识、实践和干预中获益。

• 科学要求和研究方案

21. 涉及人类受试者的医学研究必须符合普遍认可的科学原则，这应基于对科学文献、其他相关信息、足够的实验和适宜的动物研究信息的充分了解。实验动物的福利应给予尊重。

22. 每个涉及人类受试者的研究项目的设计和操作都必须在研究方案中有明确的描述。研究方案应包括与方案相关的伦理考量的表述，应表明本《宣言》中的原则是如何得到体现的。研究方案应包括有关资金来源、申办方、隶属机构、潜在利益冲突、对受试者的诱导，以及对因参与研究而造成的伤害所提供的治疗和/或补偿条款等。临床试验中，研究方案还必须描述试验后如何给予适当的安排。

• 研究伦理委员会

23. 研究开始前，研究方案必须提交给相关研究伦理委员会进行考量、评估、指导和批准。该委员会必须透明运作，必须独立于研究者、申办方及其他任何不当影响之外，并且必须有正式资质。该委员会必须考虑到本国或研究项目开展各国的法律、法规，以及适用的国际规范和标准，但是本《宣言》为受试者所制定的保护条款决不允许被削减或删除。

该委员会必须有权监督研究的开展，研究者必须向其提供监督的信息，特别是关于严重不良事件的信息。未经该委员会的审查和批准，不可对研究方案进行修改。研究结束后，研究者必须向委员会提交结题报告，包括对研究发现和结论的总结。

• 隐私和保密

24. 必须采取一切措施保护受试者的隐私并对个人信息进行保密。

• 知情同意

25. 个人以受试者身份参与医学研究必须是自愿的。尽管与家人或社区负责人进行商议可能是恰当的，但是除非有知情同意能力的个人自由地表达同意，不然他/她不能被招募进入研究项目。

26. 涉及人类受试者的医学研究，每位潜在受试者必须得到足够的信息，包括研究目的、方法、资金来源、任何可能的利益冲突、研究者组织隶属、预期获益和潜在风险、研究可能造成的不适等任何与研究相关的信息。受试者必须被告知其拥有拒绝参加研究的权利，以及在任何时候收回同意退出研究而不被报复的权利。特别应注意为受试者个人提供他们所需要的具体信息，以及提供信息的方法。

在确保受试者理解相关信息后，医生或其他合适的、有资质的人应该设法获得受试者自由表达的知情同意，最好以书面形式。如果同意不能以书面形式表达，那么非书面的同意必须进行正式记录并有证明人在场。必须向所有医学研究的受试者提供获得研究预计结果相关信息的选择权。

27. 如果潜在受试者与医生有依赖关系，或有被迫表示同意的可能，在设法获得其参与研究项目的知情同意时，医生必须特别谨慎。在这种情况下，知情同意必须由一位合适的、有资质的且完全独立于这种关系之外的人来获取。

28. 如果潜在受试者不具备知情同意的能力，医生必须从其法定代理人处设法征得知情同意。这些不具备知情同意能力的受试者决不能被纳入对他们没有获益可能的研究之中，除非研究的目的是为了促进该受试者所代表人群的健康，同时研究又不能由具备知情同意能力的人员代替参与，并且研究只可能使受试者承受最小风险和最小负担。

29. 当一个被认为不具备知情同意能力的潜在受试者能够表达是否参与研究的决定时，医生在设法征得其法定代理人的同意之外，还必须征询受试者本人的这种表达。受试者的异议应得到尊重。

30. 当研究涉及身体或精神上不具备知情同意能力的受试者时(比如无意识的患者)，只有在阻碍知情同意的身体或精神状况正是研究目标人群的一个必要特点的情况下，研究方可开展。在这种情况下，医生必须设法征得法定代理人的知情同意。如果缺少此类代理人，并且研究不能被延误，那么该研究在没有获得知情同意的情况下仍可开展，前提是参与研究的受试者无法给予知情同意的具体原因已在研究方案中被描述，并且该研究已获得伦理委员会批准。即便如此，仍应尽早从受试者或其法定代理人那里获得继续参与研究的同意意见。

31. 医生必须完全地告知患者在医疗护理中与研究项目有关的部分。患者拒绝参与研究或中途退出研究的决定，绝不能妨碍患者与医生之间的关系。

32. 对于使用可辨识的人体材料或数据的医学研究，通常情况下医生必须设法征得对收集、分析、存放和/或再使用这些材料或数据的同意。有些情况下，同意可能难以或无法获得，或者为得到同意可能会对研究的有效性造成威胁。在这些情况下，研究只有在得到一个伦理委员会的审查和批准后方可进行。

• 安慰剂使用

33. 一种新干预措施的获益、风险、负担和有效性，必须与已被证明的最佳干预措施进行对照试验，除非在下列情况下：在缺乏已被证明有效的干预措施的情况下，在研究中使用安慰剂或无干预处理是可以接受的；或者有强有力的、科学合理的方法论支持的理由相信，使用任何比现有最佳干预低效的干预措施或使用安慰剂或无干预处理对于确定一种干预措施的有效性和安全性是必要的，并且接受任何比现有最佳干预低效的干预措施或使用安慰剂或无干预处理的患者，不会因未接受已被证明的最佳干预措施而遭受额外的、严重或不可逆伤害的风险。要特别注意，对这种选择必须极其谨慎，以避免滥用。

• 试验后规定

34. 在临床试验开展前，申办方、研究者和主办国政府应制定试验后规定，以照顾所有参加试验,并仍需要获得在试验中确定有益的干预措施的受试者。此信息必须在知情同意过程中向受试者公开。

• 研究的注册、出版和结果发布

35. 每项涉及人类受试者的研究在招募第一个受试者之前,必须在可公开访问的数据库进行登记。

36. 研究者、作者、申办方、编辑和出版者对于研究成果的出版和发布都有伦理义务。研究者有责任公开他们涉及人类受试者的研究结果,并对其报告的完整性和准确性负责。他们的报告应遵守被广泛认可的伦理指南。负面的、不确定的结果必须和积极的结果一起发表,或通过其他途径使公众知晓。资金来源、机构隶属和利益冲突必须在出版物上公布。不遵守本《宣言》原则的研究报告不应被接受发表。

• 临床实践中未经证明的干预措施

37. 对个体的患者进行治疗时,如果被证明有效的干预措施不存在或其他已知干预措施无效,医生在征得专家意见并得到患者或其法定代理人的知情同意后,可以使用尚未被证明有效的干预措施,前提是根据医生的判断这种干预措施有希望挽救生命、重建健康或减少痛苦。随后,应将这种干预措施作为研究对象,并对评估其安全性和有效性进行设计。在任何情况下,新信息都必须被记录,并在适当的时候公之于众。

(张秀军)

第十五章　医学科研中常见统计学错误

统计学是一门研究数据的收集、整理和分析，从而发现变幻莫测的表面现象之后隐含的一般规律的科学。医学科研是研究医学现象中隐含规律的科学，包括基础医学研究、临床医学研究和预防医学研究等，不管哪个医学领域的科研，都离不开统计学的支持。要想做好医学科研，必须掌握足够的统计学知识，正确把握实验设计原则、合理选用统计指标和统计方法、正确理解统计推断结果、辨明不同设计类型的应用场合、弄清统计结论与实际意义的辩证关系等，是科学合理地应用医学统计学知识做科学研究的基本要求。同时，要了解当前医学科研中常见的统计学错误，如实验设计时违背实验设计应遵循的基本原则，进行资料描述时不能选择适当的统计指标，采用的统计图表不规范，统计推断时不顾资料与设计的类型而随意套用某种假设检验方法，不能正确理解 P 值与真实差异大小的关系，错误地将统计学结论与医学实际意义混为一谈，等等。简言之，合理、恰当地选用统计方法，可帮助医学科研工作者发现医学现象或事物的客观规律；反过来，如果采用的统计方法不当，不但发现不了客观规律，还可能得出错误结论。本章借助医学科研中一些统计学的误用实例，介绍并分析常见的错用情况，以避免类似错误的发生。

第一节　统计设计中的常见错误

科研设计是科学研究的关键环节，科研设计是否严谨、科学，直接关系到科研的质量和成败。实际医学科研设计中，也存在着不少的统计设计错误。

一、统计设计中的随机原则

随机是指在选取样本时，应保证总体中任何一个个体都有同等的机会被抽到；在分配样本时，应保证样本中任何一个个体都有同等的机会被分入任何一个组中去。常用的随机抽样方法有单纯随机抽样、系统抽样、整群抽样、分层抽样和多级抽样。一般采用随机数字表中的随机数字或计算机里随机函数产生的伪随机数字对总体中的个体进行抽样。遵循随机原则的目的就是使样本具有更好的代表性,使各组受试对象在重要的非实验因素方面具有较高的均衡性,从而提高实验资料的可比性。常见的错误是以随意、随便代替随机。

误用实例 1 有些临床医生常常根据患者来院就诊的先后顺序对他们进行分组,如将先来的 10 例患者作为对照组,中间来的 10 例患者作为 A 药组,后来的 10 例患者作为 B 药组。

分析 这种分组方法看起来似乎很合理,其实是违反随机原则的。这样分入各组的患者可能在病情等某些重要的非处理因素上相差很多。因为在某一段时间内人们可能容易患上某病,其中有一部分人看医生的态度比较积极,稍有不良感觉就会去看医生,但也有一部分人在这方面较为迟钝,病不重到一定的程度都不去看医生。换言之,在某一段时间内,患者来医院的先后顺序中,可能暗含着病情轻重不等的因素;按就诊的先后顺序分组的结果,就很可能造成某些组内重症者居多,而另一些组内轻症者居多的状况。这种带有主观人为因素、违反随机原则的设计,没能很好地降低重要的非实验因素对观测结果的影响,结果的可靠性必然要受到影响。

误用实例 2 原文题目:小剂量干扰素加三氮唑核苷治疗流行性乙型脑炎 99 例分析。原作者在一般治疗的基础上加用小剂量干扰素及三氮唑核苷治疗流行性乙型脑炎 99 例,采用同期的、接受一般治疗的 73 例该病患者作为对照。治疗组和对照组的病情,即轻型、普通型、重型和极重型的分布经 χ^2 检验差异无统计学意义。两组患者均采用传统降温、镇静、降颅内压、肾上腺皮质激素及抗生素预防感染等对症治疗;在此基础上治疗组选择发病在 5 天以内的患者,加用干扰素和三氮唑核苷静滴,疗程 5～7 天。两组比较疗效差异有统计学意义,结论:在一般治疗的基础上加用小剂量干扰素和三氮唑核苷治疗流行性乙型脑炎的疗效优于一般治疗的效果。

分析 这个研究结果似乎是合理的,因为原作者考虑到了病情严重程度这一重要的非处理因素在两组中的分布情况,经 χ^2 检验差异无统计学意义。其实,除了病情严重程度外,这个研究还涉及一个重要的非研究因素,即治疗的及时性。对于治疗组,要求发病到治疗的时间在 5 天之内,而对照组却没有这样的限制。根据常识,早期治疗对疾病的预后具有重要影响,通常有较高的治愈率和较低的死亡率。所以,在治疗的及时性方面,两组不具有可比性,这样得到的结论当然要受到质疑。其实,在制定实验设计方案时,应将所有重要的、可控的非处理因素考虑在内。本研究中除了病情严重程度外,治疗及时性也是一个重要的非处理因素,应采用随机化方法使各组患者在病情和治疗及时性上尽量达到均衡一致,从而提高组间的可比性。

二、统计设计中的对照原则

设立对照组的目的是寻找一个参照物或对比的基础，因为好与坏、高与矮、快与慢、长与短等都是相对而言的。观察一种药物的疗效时，比较的对象不同（安慰剂或当前市面上治疗此类疾病疗效最好的药物），结论也将不同。常用的对照形式一般包括空白对照、安慰剂对照、标准对照、历史对照、自身对照等。这里常见的错误是缺乏对照和对照设置不当。

（一）缺乏对照

误用实例 1　原文题目：银屑病发病与血型的关系探讨。原作者对 64 例银屑病患者进行血型观察，其中 O 型血 30 例，A 型血 17 例，B 型血 17 例，AB 型血 0 例。没有进行统计分析，就认为银屑病的发病与血型有明显的关系，同时也证实了遗传致病的决定意义。

分析　该文没有对照，也无统计分析，仅凭 64 例病人的血型分布，就下银屑病的发病与血型有关的结论，显然不妥。因为正常人群中的血型构成本身就不均衡；再者，64 名患者的血型构成是否与发病有关，必须经与对照组进行比较后才知道。如果正常人群的血型分布与银屑病患者的血型分布情况经统计学检验差异有统计学意义，则有理由认为血型构成可能与银屑病有关；如果差异无统计学意义，则没有理由认为银屑病发病与血型构成有关。

误用实例 2　原文题目：静脉应用维拉帕米治疗快速型心房颤动的临床观察。原作者选择快速型房颤 38 例（阵发性房颤 8 例，持续性房颤 30 例），其中男性 22 例，女性 16 例，年龄 24～78 岁，平均 52.9 岁，心室率 128～179 次/分，房颤持续时间 2 天至 11 年。基础心脏病分别为风湿性心脏病 11 例、冠心病 10 例、高血压性心脏病 5 例、肺心病 2 例、扩张性心肌病 2 例、甲亢性心脏病 2 例、先天性心脏病（房间隔缺损）2 例和特发性心脏病 4 例。心功能（NYHA）分级为Ⅰ级 11 例、Ⅱ级 13 例、Ⅲ级 14 例，无Ⅳ级和/或预激综合征者。用药方法：常规心电监护，维拉帕米注射液 5 mL 加入 5%葡萄糖溶液 10 mL 中，于 5 分钟内注射完毕；如果 15 分钟后心室率减慢不显著，再予以维拉帕米 2.5～5.0 mL 静注。观察用药后 5 分钟、10 分钟、15 分钟、20 分钟、30 分钟的心室率及血压变化。疗效判定标准：显效：用药后心室率减慢＞30%或心室率低于 100 次/分；有效：用药后心室率减慢 20%～30%但心室率不低于 100 次/分；无效：用药后心室率减慢＜20%且心室率不低于 100 次/分。结果：至 30 分钟显效 27 例、有效 11 例，总有效率达 100%；说明该法控制房颤的心室率起效迅速、效果可靠。

分析　此案例结论的可靠性难以保证。因为有比较才有鉴别，而该案例中未设置对照组。如能设置一个可比性好的对照（如给对照以常规治疗），严格控制重要的非实验因素,使其在各组间达到均衡一致,如此得到的结果才能较好地反映实验效应的差别。另外,将不同心脏病引起的房颤作为一个样本进行研究,样本的同质性不高,也不太妥当。可增加样本数量后分开进行比较研究。

(二)对照设置不当

误用实例 某人研究某新药治疗铅中毒的驱铅效果,设计了如下试验(表15-1)。统计分析后,原作者得出结论:此新药有明显的驱铅作用。

分析 本研究设有对照,但该种对照不合适。因为治疗前后患者所处的环境发生了变化,即脱离现场,而脱离现场前后本身也会引起尿铅和血铅的变化。如果要考察某种疗法的驱铅效果,可以采用标准对照(不宜设空白对照,这样违背伦理道德),将 30 名铅中毒工人随机分成两组,一组服用新药,另一组服用传统驱铅有效的药物,再进行两组治疗前后血铅、尿铅指标的比较。

表 15-1 30 名铅中毒工人脱离现场后住院治疗的结果($\bar{x}\pm s$)

观测指标	治疗前	治疗后
血铅(mg/L)	0.181±0.029	0.073±0.019*
尿铅(mg/L)	0.116±0.009	0.087±0.010*

注:与治疗前比,* $P<0.01$。

三、统计设计中的重复原则

重复原则主要是指样本量大小,也包括重复测量。样本量大小是指在保证可信结果的前提下所确定的最少研究对象数。重复原则的作用在于减少误差,提高结果的可信度。常见的错误是随意确定样本量大小和样本量不足。

误用实例 1 某研究者欲分析某药物治疗胃溃疡的有效率,对 10 例胃溃疡患者进行临床实验,结果发现该药物的有效率为 50%。

分析 该案例中样本量非常小,观察结果的波动性较大、稳定性差,得到的结论不可信。研究者需要按照研究目的、比较指标的类型选用合适的计算公式来计算所需的样本量大小。如果确实只有少量的研究对象,则如实汇报绝对数大小,不宜进行统计分析。同时本研究也没有设置对照。

误用实例 2 某研究者欲分析某基因表达与某癌症之间的关联,计划在一年时间内收集该癌症病例 100 例;后因计划有变,收集病例的时间缩短为半年,收集到 40 例癌症病例,并对此 40 例研究对象进行统计分析。

分析 该案例中研究者随意将计划所需的 100 例减少到 40 例,原本能发现两者之间的关联很可能就发现不了。同样,样本量也不能随意增加,样本量并非越大越好,因为样本量随意增加,会增大系统误差,给数据质量控制带来困难。随意减少或增加样本量大小的做法都违背医学科研的科学性和严谨性。

四、统计设计中的均衡原则

均衡原则是科研设计四个基本原则中最核心的内容。所谓“均衡”，是指某因素各水平组中的受试对象所受到的非实验因素的影响是完全平衡的，即这些组间的差别完全是由于研究因素的不同水平所致，而并非其他因素取值不同所造成的影响。前面所阐述的对照原则和随机原则都是保证不同组间的均衡性的。常见错误是设计不当，难以满足均衡的要求。

误用实例 1　某研究者为观察联合用药治疗鼠早期矽肺的效果，采用如下方法：石英粉尘 20 mg/只建立模型，采用低剂量不同抗矽肺药物分别治疗 60 天和 150 天后宰杀。给药组分别为克矽平、汉防己甲素、羟基磷酸哌嗪、柠檬酸铝单一用药组，克矽平＋汉防己甲素、汉防己甲素＋羟基磷酸哌嗪、羟基磷酸哌嗪＋柠檬酸铝联合用药组。另有生理盐水对照组和石英阳性对照组。分别称量大鼠全肺湿重、干重，测定大鼠全肺胶原蛋白。按单因素 k 水平设计资料进行方差分析，差异有显著意义；进一步用 q 检验进行两两比较。无论是预防性治疗 60 天或是 150 天，均以“柠铝＋羟哌”和“汉甲素＋羟哌”的疗效最好，明显优于单一给药组的疗效，“克矽平＋汉甲素”组在 150 天治疗时也优于单一给药组。

分析　类似的设计似乎比较常见，此类设计属于对照不全，很多组之间在某些方面不可比，其本质则是违反了科研设计的均衡原则。原作者设计本实验的目的是考察联合用药能否增加疗效，按单因素 k 水平设计资料进行方差分析，这样显然不妥。由于各组中并不全是单因素的每个水平，联合用药组涉及多个因素不同水平的组合；即使在所设计的组中某个联合用药组的疗效好于其他组，但由于对照不全，研究之外的联合用药组疗效是否会更好，则不得而知。仔细分析可以发现，该研究涉及 5 个实验因素，即克矽平用否、汉甲素用否、羟哌用否、柠铝用否及疗程，每个因素 2 个水平。所以采用 5 个因素的析因设计较为合适，这样既能分析出每个因素的实验效应，又能分析任意几个因素之间的交互作用。如此设计与原设计相比，能较为精确地估计和控制误差，结果更可靠，而且所需的动物数较少。

误用实例 2　某人研究耐力训练与提高战士体质的关系，设计如下：从某连队选取 20 名战士构成试验组，按训练方案进行耐力训练；以机关同龄的 20 名战士组成对照组，只进行日常活动。观察经 4 周试验后，两组进行一定量运动后血乳酸的变化。得出结论：按此方案进行训练能降低运动时血乳酸的蓄积，提高战士的耐力。

分析　首先，本研究得出的结论不妥当，因为该实验设计违反了均衡原则，对照组选择不合理。对照组除训练因素外，其他应尽可能与试验组一致，而机关战士和连队战士由于工作性质不同，体能基础可能存在较大的差别，所以研究开始时两组间就不具备可比性。另外，研究回答的问题缺乏实际意义，因为人们早就知道训练和不训练不一样。可以研究不同训练方案对提高战士体质之间的差异有无统计学意义,以探索最大限度地提高战士体质的最佳方案。

第二节　统计描述中的常见错误

统计描述是统计分析的重要工作之一,是展示数据特征的必要步骤。通常依据资料的性质和类型,选择适宜的统计指标以反映数据的集中水平和变异程度;多数时候还借助统计表、统计图来展示数据的分布情况。正确选择统计指标、合理运用统计图表,是进行恰当统计描述的前提。但实际运用中,统计指标选取不当、统计图表使用不规范的现象却较为普遍。

一、统计指标的选取

(一)描述定量资料的统计指标

1. 选择统计指标的一般方法　对于定量资料,在确定统计指标前,须先考察资料的分布特征,看其是否满足正态分布的要求,从而为选用恰当的统计指标提供参考。如果资料满足正态性,则考虑采用算术平均数和标准差,即以 $\bar{x}\pm s$ 表示样本数据的集中水平和离散程度;如果数据经对数变换后能满足正态性的要求(如等比资料),则采用几何均数(G)描述其集中水平;如资料分布不能满足正态性的要求(如传染病的潜伏期),通常采取中位数(M)和四分位数间距(Q)作为描述其集中趋势和变异程度的指标。

2. 常见的错误　①以 $\bar{x}\pm s$ 描述任何类型资料的特征,尤其是以 $\bar{x}\pm s$ 描述分布明显呈偏态的资料。②混淆标准差与标准误:标准差和标准误是统计学中非常重要的两个概念,二者本质上相同,均用于描述资料离散程度的大小,但描述的对象不同,含义也不同;标准差描述一组个体观测值的变异大小,而标准误则反映样本指标的抽样误差大小。均数±标准差($\bar{x}\pm s$)反映在相同实验条件下,观测值在均数附近的波动情况;而均数±标准误($\bar{x}\pm s_{\bar{x}}$)反映在相同条件下的重复研究中,$\bar{x}$ 与 μ 的接近程度。

误用实例1　某研究者在《猪活体脑片钙离子荧光强度的测定及对停循环后脑缺血损伤的评价》一文中,对资料进行了如下表达,见表15-2。

表15-2　猪小脑病理定量($\bar{x}\pm s$)

组别	数量(只)	空泡变性	轻度嗜酸性变性	中度嗜酸性变性	重度嗜酸性变性
实验组	8	11±20	19±27	3±12	0±0
对照组	8	2±8	21±25	31±26	32±18

分析　$\bar{x}\pm s$ 用于描述呈正态分布资料的特征，包括平均水平和变异程度。表中的数据明显不符合正态分布的要求，因为如果符合正态分布，均数通常比标准差要大，而表中多数的标准差反而比均数大，有的甚至达 4 倍，所以，用 $\bar{x}\pm s$ 进行统计描述是不适合的。正确的描述指标应是 $M(Q)$，即中位数与四分位数间距。

误用实例 2　某人在表达五组（正常人与四组患有不同疾病的患者）血清 PCⅢ测定结果时，编制出如下统计表（表 15-3）。

分析　表格中采用均数±标准误（$\bar{x}\pm s_{\bar{x}}$）进行统计描述也未尝不可，但根据标准误算出标准差大小（见表 15-3 最后一列），不难看出，本例资料显示的血清 PCⅢ值是呈偏态分布的。

表 15-3　正常人与四组不同疾病患者血清 PCⅢ的测定结果

组别	例数	$\bar{x}\pm s_{\bar{x}}$ (μg/L)	P 值*	标准差△
正常人	100	85.0±17.5		175
急性病毒性肝炎	22	131.1±30.2	<0.01	142
慢性迁延性肝炎	18	94.9±26.5	>0.05	112
代偿性肝硬化	20	266.2±157.5	<0.001	704
肝硬化合并肝癌	46	288.7±101.4	<0.001	687

注：* 表示各组与正常人比较，△ 表示数据是作者根据表中数据还原出来的。

因此，需要进行正态性检验或绘制频数分布图直接观察，服从正态分布就可以采用均数与标准差进行描述，否则采用中位数与四分位数间距。

（二）描述定性资料的统计指标

定性资料是指对每个研究对象某方面的特征和性质进行表达和描述的资料，可以是名义的，也可以是有序的和等级的。常用描述指标包括率、构成比和相对比等，实际应用中存在的常见问题是率与构成比的混淆，两组或多组率比较时组间不可比等。

误用实例 1　某工厂在“某年职工健康状况报告”中写道：“在 946 名工人中，患慢性病者 274 人，其中女性 219 人，占 80%，男性 55 人，占 20%。所以，女性易患慢性病。”

分析　该报告得出“女性易患慢性病”的结论，显然是根据在 274 例慢性病中，女性占的比重大于男性所占的比重，误认为构成比大，发病率就高。殊不知，构成比的大小只能反映总体中某一组分所占比重的大小，却不能反映该组分出现的频率或发生的强度，而率的大小则可以较好地反映发生的强度。这里，显然是混淆了率与构成比的含义，错把构成比当作了率。

误用实例 2　某研究者在《术后病人探视需求的调查分析》一文中，根据对外科术后 101 例病人的探视需求进行了调查，并绘制了一张统计表（表 15-4）。

表 15-4　101 例术后病人对探视时机的需求

探视时机(术后天数)	例数	百分率(%)
1	9	8.9
2	24	23.8
3	41	40.6
≥4	27	26.7

分析　表 15-4 中百分率实际上表示的是不同探视需求者的占比情况，反映一事物内部各组成部分在事物总体中所占的比例，是“构成比”，而非“率”。这里用百分率代替构成比显然不妥，应将“百分率”改为“构成比”，同时在统计表的下部加上“合计”，见表 15-5。

表 15-5　101 例术后病人对探视时机的需求(修改)

探视时机(术后天数)	例数	构成比(%)
1	9	8.9
2	24	23.8
3	41	40.6
≥4	27	26.7
合计	101	100.0

误用实例 3　某研究者比较甲、乙两地 2015 年 3 月到 8 月的总体死亡率，得出“前者高于后者(0.436%>0.291%)”。

分析　死亡现象与人口的年龄构成有关，如果两地的人口年龄构成没有差别，确实可以直接进行比较。实际情况是，该研究者进一步对甲、乙两地的人口进行了调查，发现该期间甲地的绝大多数青壮年人口去外地打工，有小孩的也携带小孩一起外出，留下的老年人占大多数；而该期间乙地的绝大多数青壮年人口都留下来了。这种情况下，不宜直接比较两个率，可以按人口年龄分成“年轻段”“年老段”两层分别进行比较；或者采用标准化法，按统一人口年龄构成的标准重新计算两地的标准化率，再进行大小比较。

二、统计图表的使用

(一)统计表

统计表是用表格的形式描述统计资料，使统计事物之间的关系条理化、系统化和明晰化，便于对指标进行计算、分析和比较。统计表由标题、标目、线条与数字等四个部分构成，各部分均有相应的要求。例如：标题应简明扼要地说明统计表的内容，一般不宜超过 15 个字；横标目说明各行数字的含义，纵标目说明各列数字的含义；通常把主语置于横标目，谓语置于纵标目；表的线条宜少勿多，常用三线表；除顶线、底线以及标目线外，绝对不用竖线，特殊情况下可加辅助横线；数字一律用阿拉伯数字，同一指标的小数位数应一致，位次对齐。

不规范问题包括：①标题过于简略，甚至不写标题，或过于烦琐以及标题不确切；②标目过多、层次不清；③线条过多；④表内同一指标的小数位数不一致；⑤表中数字代表的含义不清楚。

误用实例1　某研究者在探讨丙型肝炎特异性诊断的比较及其意义时，将研究结果整理成如下表格(表15-6)。

表15-6　四种方法对104例静脉药瘾者检测结果

	Abbott	CP	GOR	PCR
阳性	72	67	52	48
阴性	32	37	52	56
合计	104	104	104	104
%	69.2	64.4	50	46

分析　用纵标目表示采用的方法(原因)，用横标目表示检测的结果，不符合常规。表格横纵标目的安排，一般要求从左到右阅读可以读成一句话，这样便于理解表格所要表达的意思；另外，表示同一指标数据的小数位数要一致。这个表格如能用下面的方式表达，则会更为明了、规范，易于阅读，见表15-7。

表15-7　四种方法对104例静脉药瘾者检测结果(修改)

检查方法	人数			检出率(%)
	阳性	阴性	合计	
Abbott	72	32	104	69.2
CP	67	37	104	64.4
GOR	52	52	104	50.0
PCR	48	56	104	46.2

误用实例2　在《矽肺动物模型全肺灌洗治疗的病例观察》一文中，原作者对10只幼猪给予SiO_2染尘处理制作矽肺动物模型，4～5周后，将其分为药物组、盐水组和对照组；药物组和盐水组分别给予全肺大容量灌洗，对照组不作处理。3～5月后处死各组动物，观察右肺膈叶表面病变范围，结果整理成下表(表15-8)；经卡方检验，各组间差异有统计学意义($P<0.05$)。

表15-8　各组猪右膈叶矽肺病变范围比较

组别	病变范围分级			
	Ⅰ	Ⅱ	Ⅲ	Ⅳ
盐水组($n=4$)	50	25	25	0
药物组($n=4$)	25	50	25	0
对照组($n=2$)	0	50	0	50

分析　列表格的主要目的之一就是简单明了地表达数据，而这个表格却像个

谜！经仔细观察、小心推敲发现，原来表中的 0、25 和 50 表示的既不是病变范围，也不是动物数，而是每组动物不同病变范围分级所占的构成比。比如药物组中的 25、50、25、0 分别表示病变范围在Ⅰ、Ⅱ、Ⅲ、Ⅳ级的动物数为 1 只、2 只、1 只和 0 只。真让人费解！其实，各组动物数太少，使用百分比表达也是不妥当的。如将表15-8改成表 15-9 的形式，则较为妥当。

表 15-9 各组猪右膈叶矽肺病变范围比较(修改)

组别	动物数(只)				合计
	Ⅰ	Ⅱ	Ⅲ	Ⅳ	
盐水组	2	1	1	0	4
药物组	1	2	1	0	4
对照组	0	1	0	1	2

(二)统计图

统计图是用点的位置、线段的升降、直线的长短或面积的大小等形式，形象而直观地表达被研究事物之间的数量关系。绘制统计图时常犯的错误有用条图表达各种各样的资料，尤其是表达连续性资料；在坐标轴上随意标刻度。

误用实例 1 某研究者将 4 种处理条件下某定量资料随时间推移的变化数据绘制成条图(图 15-1)。

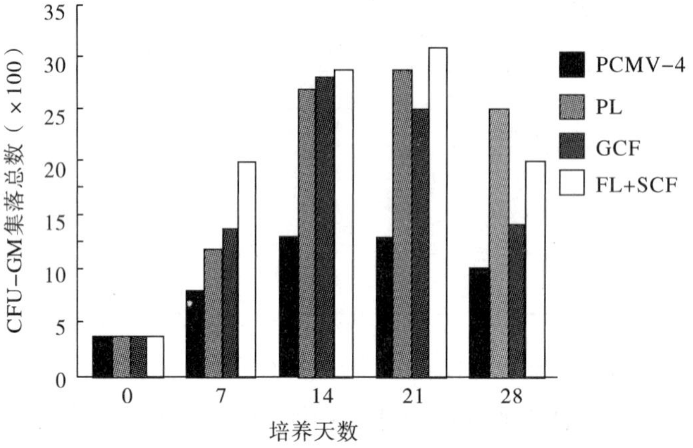

图 15-1 4 种不同条件下 CFU-GM 集落总数随培养时间的变化结果

分析 条图适合表达彼此之间相互独立项目的数量大小，不适用于表达某事物或现象随时间推移的变化情况；而培养时间是一个连续性变量，宜用线图表达，条图割断了时间点之间的联系。

误用实例 2 某人用狗作为受试对象，研究不同处理条件下血钾浓度随时间推移的变化趋势，使用了普通线图(图 15-2)。

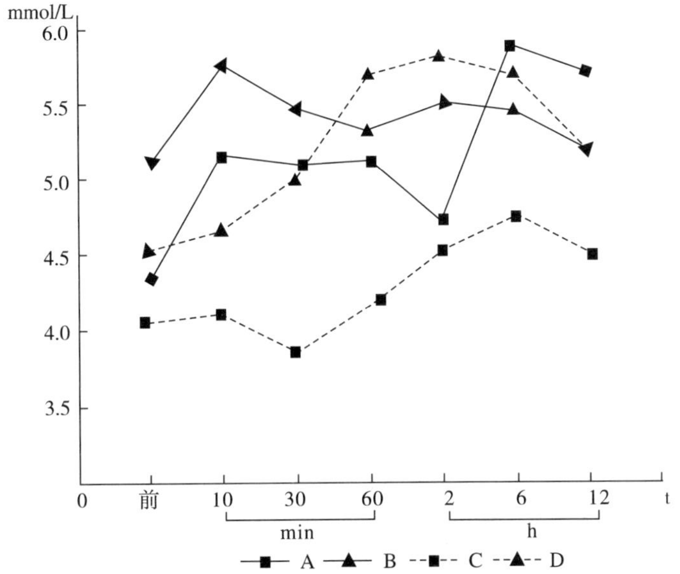

图 15-2　注肛组 4 只狗血钾含量随时间推移的变化趋势

分析　选用线图是正确的，但原作者在图坐标刻度的标注上违反了数学原则，即等长的间隔代表的数量却不等。如横坐标上，一会儿代表 10 min，一会儿代表 30 min，甚至代表 6 h；在纵坐标上，一会儿代表 3.5，一会儿又代表 0.5；这样标注刻度，必然导致图中所反映出来的曲线升降趋势是假象。正确的做法是，将坐标轴上的刻度正确表示出来后再绘图。

第三节　统计推断中的错误

没有一种统计方法是万能的，每一种方法均有其应用条件，通常依据资料类型、研究设计方案、统计推断的目的等选择相宜的统计推断方法。对于定量资料，常用的统计推断方法有 t 检验、Z 检验、方差分析等；对于定性资料，最常用的方法则是 χ^2 检验；另外，相关与回归以及非参数检验也是较为常用的推断方法。推断中的常见错误是：①应用条件不满足，导致结论可信度低甚至错误；②对 P 值的理解不透彻，导致结论不严谨，把统计学结论等同于专业结论等。

一、t 检验的选用

W. S. Gosset 于 1908 年以笔名“Student”发表了一篇关于 t 分布的论文，该论文首次提出 t 检验。常见的 t 检验有单样本 t 检验、两独立样本 t 检验和配对样本 t 检验等三种类型。t 检验有其相应的适用条件，如要求资料满足正态性和方差齐性等，适用于两组以下资料的统计分析等。在实际应用中，常见错误有应用条件不足、设计类型不符、强用 t 检验分析一切定量资料等。

(一)单样本 t 检验

单样本均数检验是一种关于总体均数的假设检验问题。这种问题中只有一个随机抽样的样本,研究目的是推断这个样本所代表的总体均数是否等于(或大于/小于)某个已知的总体均数。本方法的应用条件一般是样本来自正态分布的总体,特别是样本量较小。但该法是一种非常稳健的统计方法,只要没有明显的极端值,其分析结果都是比较稳定的。

(二)两独立样本 t 检验

该方法常用于解决两个总体均数的比较问题,应用时应满足三个条件:①正态性,即各样本均来自正态分布的总体;②方差齐性,即各样本所在总体的方差相等;③独立性,即各观测值之间是相互独立的,不能互相影响。如果数据不能满足正态性和方差齐性的要求,则应考虑通过适当的数据转换使之满足条件后再进行检验;若转换后仍无法满足检验的前提条件,则可考虑采用近似 t 检验或非参数检验的方法进行分析。该检验方法在实际应用中存在较为严重的错用和误用现象,主要是应用条件不能满足、设计类型不符的情况下强行使用等。

误用实例 为探讨开胃理脾口服液对脾虚小鼠肠功能的影响,某研究者取 20 只小白鼠,随机分成 2 组,每组 10 只;第 1 组为含 10%炭末的开胃理脾口服液,第 2 组为含 10%炭末的开胃理脾丸剂。给药 30 分钟后处死小鼠,打开腹腔,剪取小肠,分别测量小肠总长度和炭末在肠内推进的距离,以推进距离除以小肠总长度计算炭末推进百分率。具体数据见表 15-10。

原作者用两独立样本 t 检验处理,结果显示:两组比较,差异有非常显著意义;提示本品具有促进小鼠小肠运动功能的作用,其作用强度较丸剂好。

表 15-10 各组对小肠运动的影响

组别	剂量(g/kg)	推进率(%)
口服液组	21.06	$95.00 \pm 3.87^{\triangle}$
丸剂组	2.34	80.20 ± 12.22

注:与丸剂组比较,$^{\triangle}P < 0.05$。

分析 该案例中,两组推进率的标准差相差较大(3.87%与 12.22%),进一步方差齐性检验发现:$F=9.97$,$P<0.05$,提示方差不齐,不能直接采用 t 检验;可以考虑进行变量值的对数变换,再进行方差齐性检验,等方差齐了之后再进行 t 检验;也可以采用 t' 检验或非参数检验。

(三)配对样本 t 检验

配对设计可增强组间可比性,进而提高研究效率。在配对设计得到的样本数据中,每对数据之间都有一定的相关性,如果忽略了这种关系,就会浪费大量的统计信息，甚至得出错误的结论，因此，必须采用相对应的配对设计分析方法进行统计学处理。常见错误是以两独立样本 t 检验分析配对设计的资料。

误用实例　为了解某降压药的降压效果，某研究者选取 10 位高血压病人作为研究对象，在治疗前后对每一位研究对象的舒张压进行测量，结果见表 15-11。对该资料如果采用成组 t 检验进行分析，资料的正态性和方差齐性($F=0.537$，$P=0.473$)均能得到满足，$t=-1.602$，$P=0.127$；结果无统计学意义。

表 15-11　某降压药治疗前后舒张压的改变情况(mmHg)

编号	1	2	3	4	5	6	7	8	9	10
治疗前	120	127	141	107	110	114	115	138	127	122
治疗后	123	108	120	107	100	98	102	152	104	107

分析　这是一个典型的配对设计，用成组 t 检验进行分析不妥当，因为设计类型不符，独立性得不到满足；采取错误的检验方法得到的统计学结论不可信。配对资料是不能拆散的，配比资料不是比较治疗前后两组的均数是否有差别，而是检验每一对子治疗前后差值的均数是否为零。正确的做法是采用配对 t 检验进行分析：对子间舒张压的差值经 K-S 检验，满足正态性($Z=0.632$，$P=0.819$)，分析结果 $t=2.645$，$P=0.027$，按照 0.05 的检验水准，提示差别有统计学意义；这个结论与经成组 t 检验分析的结果完全相反。

二、方差分析的选用

方差分析由 R. A. Fisher 于 1923 年首先提出，又称 F 检验。其基本思想是将全部观测值的总变异按影响因素分解为相应的若干部分变异，在此基础上计算假设检验的统计量 F 值，实现对总体均数是否有差别的推断。当要比较的样本组数 $k\geqslant3$ 时，t 检验就不再适用，方差分析则是解决上述问题的重要分析方法。方差分析的常见类型有完全随机设计方差分析、随机区组设计方差分析、重复测量设计方差分析、析因设计方差分析、正交设计方差分析、拉丁方设计方差分析、嵌套设计方差分析、裂区设计方差分析等。方差分析不是万能的，它也有自己的适用条件，如正态性、方差齐性、独立性等。

常见错误是：反复运用两独立样本 t 检验处理各种设计类型的方差分析资料；不顾应用条件是否满足就强行进行方差分析；采用的方差分析方法与设计类型不符等。

(一)完全随机设计方差分析

该类型的方差分析在实际运用中较为广泛，其常见错误包括：①混淆因素与水平的概念，把多个因素的多个水平混为一谈，作为一个因素多个水平进行分析；②应用条件未能满足而强行使用方差分析；③用两独立样本 t 检验进行两两比较;④用完全随机设计方差分析去处理其他类型的方差分析,如带有协变量的资料、析因设计资料、具有重复测量的资料等。

误用实例 1 外源性的 NO 供体硝普钠(SNP)对培养的心肌细胞 DNA 具有损伤作用,某人研究超氧化物歧化酶(SOD)和过氧化氢酶(CAT)对心肌细胞的保护作用。将新生 Wistar 大鼠培养的心肌细胞随机分成单纯 SNP、SNP+SOD、SNP+CAT、SNP+SOD+CAT 等 4 组,每组 5 个培养皿。以上各组经 5 h 避光培养后,将心肌细胞从培养皿上分离并分别进行电泳和染色,在 Olympus 荧光显微镜下观察 DNA 迁移度。结果见表 15-12,采用单因素方差分析进行处理。

表 15-12 SOD、CAT 加入后 DNA 迁移度的改变(50 个细胞, $\bar{x} \pm s$)

组 别	DNA 迁移度(μm)
单纯 SNP 组	48.49±21.28
SNP+SOD 组	34.24±9.86▲
SNP+CAT 组	41.14±11.22▲△△
SNP+SOD+CAT 组	29.45±8.69▲☆△

注:与单纯 SNP 组比,▲:$P<0.01$;与 SNP+SOD 组比,△:$P<0.05$,△△ $P<0.01$;与 SNP+CAT 组比,☆:$P<0.01$。

分析 由表 15-12 中组别可见,各组的 SNP 相同,所以 SNP 不应作为一个因素;若 SNP 作为一个因素,其实验条件至少要有两种。进一步分析可以发现,这 4 组涉及 2 个因素,即 SOD 加否和 CAT 加否,并不是单因素 4 个水平的设计;本资料实际上是一个 2×2 的析因设计,采用单因素方差分析显然不妥当。

误用实例 2 为探讨尼莫地平对新生儿缺氧缺血性脑病(HIE)的治疗作用,将患有 HIE 的新生儿 43 例分为尼莫地平治疗组 21 例和对照组 22 例。治疗组于生后 12 h 内开始使用尼莫地平口服治疗,其余治疗和处理同对照组;两组于生后 12 h、24 h 和 72 h 监测 RBC TCa 和 Ca_i^{2+} 的含量(表 15-13)。采用 t 检验和方差分析进行统计处理,结果显示:对照组 12 h、24 h 的 RBC TCa 和 Ca_i^{2+} 的含量均高于治疗各时相组,差异具有统计学意义($P<0.01$);由此得出结论:早期使用尼莫地平能阻止 Ca^{2+} 内流,从而达到保护神经元、改善临床症状的作用。

表 15-13 治疗组与对照组各时相两两比较

时间(h)	组别	例数	Ca_i^{2+}($\bar{x} \pm s$)	TCa($\bar{x} \pm s$)
12	对照组	22	2.2923±0.3781	4.7314±0.4804
24	对照组	22	1.8716±0.2400	4.0071±0.2733
72	对照组	22	1.1886±0.2400	2.9979±0.2733
12	治疗组	21	1.2724±0.2049	3.5824±0.3775
24	治疗组	21	1.1304±0.1527	3.0829±0.2676
72	治疗组	21	1.1578±0.2522	2.6870±0.4078
	F		7.1324	2.9481
	P		<0.01	<0.05

分析 本例采用单因素多水平设计定量资料的方差分析对资料进行处理是

不妥的，因为这里的数据之间不能满足独立性的要求，同时，设计类型既不是成组设计，也不是单因素多水平设计。该资料涉及两个因素，即使用尼莫地平与否和测量时间，其中前者为分组因素，后者是与重复测量有关的实验因素；这是一个具有一个重复测量的两因素设计定量资料。正确的处理方法是：采用具有一个重复测量的两因素设计定量资料的方差分析对资料进行处理，如果在不同时点上测量值的差异有统计学意义，还需进一步做两两比较。

(二)随机区组设计方差分析

对于随机区组设计的资料采用 t 检验或完全随机设计的方差分析进行处理，都是较为常见的误用现象。

误用实例　某研究者准备 13 人份高胆固醇结石，每份 4 枚，且 4 枚结石在外形、重量上相近；每份中的 1 枚作 CT 分型、生化分析和剖面结构观察，另外 3 枚分别采用超生助溶、灌注助溶、静置对照三种方法溶石，见表 15-14。采用 t 检验进行统计处理，得出结论：超声可促进非钙化石的溶解，超声组与灌注组比较，有显著性差异($P<0.05$)，与静置组比较，有非常显著型差异($P<0.001$)。

表 15-14　结石溶解时间

结石号	溶解时间		
	超生*	灌注△	静置▲
1	40	43	644
2	30	36	690
3	25	30	645
4	32	35	390
5	22	35	420
6	13	16	700
7	8	15	690
8	12	30	570
9	8	13	670
10	10	18	690
11	14	16	660
12	10	15	712
13	20	25	676
$\overline{x}$	19.15	25.77	627.46
S_d	10.71	10.75	105.15

注：* 与△比较，$P<0.01$；* 与▲比较，$P<0.001$。

分析　该研究者在分组时，将结石的来源、外形和重量作为重要的区组因素，并把同一区组中的 3 枚结石采用随机的方法分配到 3 个不同的处理组；研究者在考虑重要的实验因素的同时，还考虑了对实验结果可能造成重要影响的非处理因素(区组因素)，此类实验设计是很好的配伍组设计。此类设计应采用随机区组的方差分析法进行统计处理，用 t 检验进行处理是不妥的。

(三)重复测量设计方差分析

无视重复测量数据间的相关性，采用 t 检验或单因素多水平设计的方差分析去处理具有重复测量设计的定量资料，是较为常见的误用之一。

误用实例 1 某人研究脑梗死组中不同分子量的蛋白质磷酸化情况，见表 15-15。原作者采用 t 检验进行处理，并将同一分子量及同一时间点上不同组别的数据采用 t 检验进行比较。

表 15-15 不同组别各两例患者底物蛋白磷酸化放射活性(cpm)测定结果

组别	底物蛋白磷酸化放射活性(cpm)							
	A 组	0	3	10	B 组	0	3	10
对照组		2119	2608	3213		1942	2489	2824
		2130	2630	3305		2001	2499	2903
脑梗死组		4190	5319	7010		2318	3247	4305
		4199	5327	6995		2438	3348	4509

注：A 组：蛋白质分子量为 47000，B 组：蛋白质分子量为 20000。

分析 这个资料虽然是定量的，但采用 t 检验进行分析显然是不妥当的。要选对正确的分析方法，除对资料的类型作出正确判断外，还要弄清资料的设计类型。这个资料中实际涉及三个因素，即蛋白质分子量大小、是否伴有脑梗死和测量时间，前两个是分组因素，测量时间是与重复测量有关的实验因素；这个资料应是具有一个重复测量的三因素设计定量资料，将资料进行重新整理，将更容易弄清设计类型(见表 15-16)。对该资料，正确的方法是采取相应设计定量资料的方差分析进行处理，而不是简单地用 t 检验进行处理。

表 15-16 对照组及脑梗死组底物蛋白磷酸化放射活性(cpm)测定结果

组别	分子量	底物蛋白磷酸化放射活性(cpm)			
		测定时间(h)	0	3	10
对照组	47000		2119	2608	3213
			2130	2630	3305
	2000		1942	2489	2824
			2001	2499	2903
脑梗死组	47000		4190	5319	7010
			4199	5327	6995
	2000		2318	3247	4305
			2438	3348	4509

误用实例 2 如“完全随机设计方差分析”部分的误用实例 2，也属于重复测量设计方差分析的误用。

(四)析因设计方差分析

常见错误是采用 t 检验或单因素多水平设计的方差分析去处理具析因设计的资料。

误用实例 1 为探讨发育期营养不良伴发癫痫持续状态对海马神经发生的影响，原作者将 28 只新生 Wistar 大鼠建立模型后分成 4 组，分别为营养良好组、营养不良组、营养良好与惊厥组、营养不良与惊厥组，每组 7 只大鼠。测量各组齿状回 Brdu 阳性细胞数(资料见表 15-17)，并采用 t 检验比较得出不同营养状态下 Brdu 阳性细胞数差别有统计学意义($P<0.01$)，有无惊厥组间的差别也有统计学意义($P<0.01$)。

表 15-17　营养状态及有无惊厥幼鼠齿状回 Brdu 阳性细胞数($\bar{x}\pm s$)

营养状态	Brdu 阳性细胞数	
	单纯组	伴惊厥组
不良组	303±20	374±18
良好组	269±18	312±24

分析　本研究设立 4 个实验，涉及 2 个实验因素，分别是“是否营养不良”和“是否伴有惊厥”，每个因素均有 2 个水平；实际上，研究中的 4 个组正是 2 个因素不同水平组合的结果，这是一个典型的两因素两水平的析因设计；如果资料满足正态性和方差齐性，应采用析因设计的方差分析进行统计处理。但遗憾的是，原作者却采用成组样本的 t 检验进行两次分析。造成这种现象的原因很多，可能是不了解析因设计，而对成组设计的 t 检验却非常熟悉。诚然，对于析因设计资料，采用 t 检验分析有不少的缺点：①割裂了整体设计；②资料的利用率降低，作 t 检验时，每次只利用部分数据；③误差的自由度变小，结果的可靠性降低；④增加了犯假阳性错误的概率；⑤无法分析因素之间可能存在的交互作用。

误用实例 2　某人为研究不同药物对小鼠发生迟发超敏反应时耳肿重量的影响，将 80 只小鼠随机分为 8 组，分别给予不同的处理，并采用 t 检验对资料进行分析，资料和分析结果见表 15-18。

表 15-18　不同药物对小鼠发生迟发超敏反应时耳肿重量的影响($\bar{x}\pm s$)

药物	剂量(g/kg)	鼠数(只)	耳肿重量(mg)	P 值	
				与对照比	与 Cy 药比
对照	0	10	21.2±2.7		
补肾药	5	10	22.3±3.5	>0.05	
补肾药	10	10	18.8±3.1	>0.05	
补肾药	20	10	16.5±2.4	<0.01	
Cy 药	0.025	10	11.2±1.5		
Cy 药+补肾药	0.025+5	10	14.3±2.9		<0.01
Cy 药+补肾药	0.025+10	10	18.6±3.6		<0.01
Cy 药+补肾药	0.025+20	10	19.2±3.4		<0.01

分析　原作者采用 t 检验进行分析是不妥的，因为这不是多个单因素两水平设计的定量资料。乍一看，该资料似乎是单因素 8 水平设计，但经仔细分析后发现，这里涉及两种药物，即补肾药和 Cy 药，分别设有 4 个水平和 2 个水平；而这两种药不同水平的组合可得到 8 种情况，这 8 种情况恰恰就是表 15-18 中的 8

个组。由于两种药物在实验中是同时施加的,且没有充足的理由认为哪个因素对观测指标(耳肿重量)的影响作用更大些。所以,有理由认为这是一个两因素的析因设计(2×4),资料的表达方式可作适当转换,见表15-19。对于析因设计资料,采用 t 检验或者单因素多水平设计定量资料的方差分析进行处理都是不妥当的,其结论也是不可信的。

表15-19 转换后的资料表格

Cy药(g/kg)	补肾药(g/kg)			
	0	5	10	20
0	21.2±2.7	22.3±3.5	18.8±3.1	16.5±2.4
0.025	11.2±1.5	14.3±2.9	18.6±3.6	19.2±3.4

三、χ^2检验的选用

χ^2检验常用于定性资料的统计推断,该法的用途较为广泛,可用于频数分布的拟合度检验、两属性变量间的关联分析和两个及多个样本率或构成比的比较等。这里仅关注两个和多个率或构成比比较的 χ^2 检验,如完全随机设计下两组频数分布的 χ^2 检验和多组频数分布的 χ^2 检验,以及配对设计下两组频数分布的 χ^2 检验等。

该法在实际应用中常见的错误是:采用 χ^2 检验分析一切定性资料;用皮尔森(Pearson) χ^2 检验代替校正 χ^2 检验和确切概率法;将 χ^2 检验用于等级资料或有序列联表的分析等。

(一)一般四格表资料的 χ^2 检验

在一般四格表资料的 χ^2 检验中,要特别注意样本量 n 和理论频数 T 的取值范围,以助于选对方法。通常,若 $n \geqslant 40$,且 $T \geqslant 5$,采用 Pearson χ^2 检验;当 $n \geqslant 40$,但有 $1 \leqslant T < 5$ 时,需要进行连续性校正;当 $n < 40$ 或 $T < 1$ 时,应改用四格表确切概率法。实际应用中,常见的错误是用 Pearson χ^2 检验去分析一切四格表资料。

误用实例1 某人将病情相似的淋巴系肿瘤患者随机分成两组,分别作单纯化疗与复合化疗,两组的缓解率见表15-20。采用普通 Pearson χ^2 检验,$\chi^2=3.89$,$P<0.05$,认为两种疗法的总体缓解率不同。

表15-20 两种疗法缓解率的比较

组别	属性		合计	缓解率(%)
	缓解	未缓解		
单纯化疗	2	10	12	16.7
复合化疗	14	14	28	50.0
合计	16	24	40	40.0

分析　本案样本总量为40，通过计算不难发现，其中有1个格子的理论频数为4.8；正确的处理方法是采用连续性校正公式，直接运用Pearson χ^2检验进行处理是不妥当的。通过连续性校正发现，$\chi^2=2.62$，$P>0.05$，尚不能认为两种治疗方案的总体缓解率不同。其实，对于样本总量为40这样的临界情况，可同时用确切概率法进行处理，结果$P>0.05$。

误用实例2　有人研究含结核清(DPC)方案和含对氨基水杨酸钠(P)方案治疗耐多药肺结核，比较静脉炎副作用的发生率，得到资料如下(表15-21)。采用Pearson χ^2检验，$\chi^2=5.14$，$P<0.05$，认为两种方案在静脉炎副作用发生率上的差异有统计学意义。

表15-21　两组病人静脉炎发生情况

治疗方案	例数	
	发生	未发生
DPC	0	22
P	3	11

分析　本例要采用Pearson χ^2检验，需要样本总数n不少于40，且理论频数T大于5才行；本例样本总数为36<40，显然不能用Pearson χ^2检验。正确的做法是采用确切概率法进行处理。

(二)配对设计四格表资料的χ^2检验

与一般四格表一样，配对设计四格表资料的χ^2检验也要注意是否需要校正的问题；同时，要避免采用一般四格表资料的χ^2检验方法处理配对设计的四格表资料。

误用实例　为比较甲、乙两种方法的诊断效果，某研究者随机抽查110例乳腺癌患者，同时用甲、乙两种方法对各位患者进行检查，结果整理成表15-22；采用Pearson χ^2检验进行统计分析，$\chi^2=13.94$，$P<0.001$，认为两种方法对乳腺癌的检出率不同。

表15-22　甲、乙两种方法检查乳腺癌患者的情况

甲法	乙法		合计
	检查	未检查	
检查	42	8	50
未检查	30	30	60
合计	72	38	110

分析　这是一个配对设计的四格表资料，这里的“两份样本”实质上是一组样本；而原作者却用处理两独立样本四格表资料的Pearson χ^2检验进行统计分析，显然不妥，这是设计类型不符的问题。正确的做法是采用McNemar检验，具体来说，由于表中两种检测方法检测结果不一致的对子数为38，是小于40的，所以应采用McNemar检验的校正法进行处理。

(三)行×列表资料的 χ^2 检验

行×列表通常记作 R×C 表,包括 2×C 表和 R×2 表。根据表中两个定性变量的性质,可将 R×C 表分为 4 类,即双向无序的 R×C 表、单向有序的 R×C 表、双向有序且属性不同的 R×C 表、双向有序且属性相同的 R×C 表。不同类型的 R×C 表资料对应的统计分析方法也不同;χ^2 检验通常只能用于分析双向无序的 R×C 表资料,在具体分析时,尚须注意理论频数的问题,如各格子的理论频数均应大于 1,且理论频数小于 5 的格子总数不应多于格子总数的 1/5 等。

常见错误:采用 χ^2 检验分析所有类型的 R×C 表资料;在理论频数不能满足条件的情况下强行进行 χ^2 检验。

误用实例 1 为了研究果糖二磷酸钠治疗新生儿缺氧性脑病的疗效,某研究者将 254 例患者随机分为观察组(120 例)和对照组(134 例),分别运用果糖二磷酸钠和胞二磷胆碱治疗。疗效分为显效、有效和无效三个等级,见表 15-23;采用一般 χ^2 检验,结果:$\chi^2=4.74$,$P<0.05$,认为两组疗效的差异有统计学意义。

表 15-23 两组疗效的比较

组别	显效	有效	无效
观察组	58	44	18
对照组	56	43	35

分析 本资料涉及两个变量,分组变量(名义变量)和结果变量(疗效,有序变量),属于结果变量为有序变量的单向有序列联表资料;此类资料应采用秩和检验或 Ridit 分析等方法进行统计学处理。原研究者采用一般 χ^2 检验进行处理是不妥的,因为用一般 χ^2 检验分析的是两组疗效的频数分布是否相同,得不出两组疗效的差别是否有统计学意义的结论。另外,采用秩和检验的分析结果显示,$P>0.05$,结论与原研究者的相反。

误用实例 2 为研究中老年职工最大呼气流量与工作能力的关系,某人采用工作能力指数(WAI)法和 75%肺活量位最大呼气流量(V_{75})法评价 285 名中老年职工的工作能力,并将工作能力划分为好、中、差三级,见表 15-24;采用一般 χ^2 检验,结果:$\chi^2=11.02$,$P=0.026<0.05$,认为 WAI 分级与 V_{75} 分级具有较好的一致性。

表 15-24 WAI 分级与 V_{75} 分级的关系

WAI 分级	人数		
	差	中	好
差	21	25	7
中	49	99	56
好	4	13	11
合计	74	137	74

分析 本例属于双向有序且属性相同的列联资料，目的是考察两种方法检测结果之间是否具有一致性；正确的分析方法应是一致性检验，即 Kappa 检验。用一般 χ^2 检验不能说明两种方法的检测结果是否一致的问题。

四、相关与回归分析的选用

(一)相关分析

相关分析是分析两个变量 x 与 y 的相关关系，描述两变量间呈直线关系的密切程度和方向，两个变量之间的相关关系是双向的；但不能把相关关系直接看作因果关系。两事物间有数量关系，可能是因果关系，也可能不是因果关系，而仅仅是伴随关系。缺乏专业上有关联的依据，强行做相关分析；以 χ^2 检验代替相关分析；以 Pearson 相关分析法代替等级资料的相关分析等，是在相关分析中较常见的错用现象。

误用实例 1 某人研究胰腺坏死程度与腹膜后扩展即临床严重程度的关系，将 90 例急性坏死性胰腺炎（ANP）腹膜后扩展范围按 Balthazar 分级，ANP 坏死程度分级与 Balthazar 分级情况见表 15-25。采用 χ^2 检验进行分析，认为 ANP 坏死程度分级与 Balthazar 分级呈正相关。

表 15-25 ANP 坏死程度分级与 Balthazar 分级情况

腹膜后扩展	胰腺坏死程度分级			合计
	＜30％	30％～50％	≥50％	
C 级	11	1	0	12
D 级	22	12	8	42
E 级	7	10	19	36
合计	40	23	27	90

分析 不难发现，腹膜后扩展与胰腺坏死程度分级都有序，但二者属性不同；该资料属于双向有序且属性不同的资料。若要分析 ANP 坏死程度分级与 Balthazar 分级是否有相关性，应采用相关分析，而不是 χ^2 检验。因为 χ^2 检验只能回答列联表各行上的频率分布是否有差别的问题，而不能说明两个有序变量之间的相关性是否有统计学意义的问题。至于相关分析方法，应选择 Spearman 等级相关，而不宜选用 Pearson 相关分析。

误用实例 2 某人在研究急性胰腺炎患者尿激酶型纤溶酶原激活物及其受体的变化时，选用急性胰腺炎患者 30 例；所有患者于发病 72 小时时行胰腺增强螺旋 CT，按 CT 分级标准分为 A、B、C、D、E 五级；采用 Pearson 相关分析，认为急性胰腺炎患者血清 u-PA 与胰腺 CT 分级呈负相关（$r=-0.435, P=0.016<0.05$）。

分析 这里要分析的两个变量中一个是定量变量，另一个是等级变量；要分析它们之间是否存在相关关系,应采用 Spearman 等级相关分析法进行处理。若要运用 Pearson 相关分析,需要求两个变量均为定量变量且属于"双变量正态分布资料"。

(二)回归分析

回归分析的目的是定量地描述两个变量之间的依存关系,以便用一个变量(自变量)的值去推测另一个变量(因变量)的值。通常根据因变量的性质和自变量的个数将回归分析进行分类,自变量只有一个(不考虑高次项)时,称为单因素回归分析,自变量有多个时,称为多因素回归分析;因变量为定量变量时,一般采用线性回归,因变量为无序分类变量时,一般采用 Logistic 回归。当自变量相同,但需要同时考察的在专业上有一定联系的因变量有多个时,称为多元回归分析。

常见错误:相关分析与回归分析两种方法混为一谈;能做多元回归分析的数据却只做多次的单因素分析。

误用实例 1 某人为研究化疗药物在诱导胰腺癌细胞凋亡过程中 *p*53 和 *bcl*-2基因表达量的变化,采用斑点杂交及激光密度扫描技术对化疗药物配伍[5-氟尿嘧啶(5-FU)、丝裂霉素(MMC)和表柔比星(E-ADM)]诱导胰腺癌细胞株细胞发生凋亡过程中 *p*53 和 *bcl*-2 的基因表达量进行了检测分析,并与细胞凋亡数量进行相关分析;原文中关于统计方法的描述是"使用回归方程进行相关分析"。结果:*p*53 基因表达量与细胞凋亡数量变化呈正相关,*bcl*-2 基因表达量与细胞凋亡数量变化呈负相关,未给出回归方程或统计量,只是注明 P 值均小于 0.05。

分析 该研究者旨在分析 *p*53 和 *bcl*-2 基因表达量与细胞凋亡数量的变化间是否存在相关性,但却采用回归分析,显然不妥;虽然线性相关与线性回归等价,但两者有区别。相关分析的目的是了解两变量间直线关系的密切程度和方向,而回归分析的目的是描述两个变量之间的依存关系,应用时所采用的方法名称与其对应的分析结果要一致;原研究者混淆了相关与回归的概念。

误用实例 2 某人对烧伤患者中 HCV 感染暴发流行情况进行了调查分析:收住 132 例大批突发烧伤患者,在伤后 40 天发现首例 HCV 感染者,通过 HCV RNA、抗-HCV、ALT 检测方法证实,有 105 例烧伤患者感染 HCV;对感染者进行临床流行病学调查分析,结果见表 15-26 至表 15-28,认为烧伤患者感染 HCV 与有无输血及血制品有关($\chi^2=12.05, P<0.01$),与烧伤严重程度有关($\chi^2=5.03, P<0.05$),而与输血及血制品的量($\chi^2=0.015, P>0.05$)、年龄($\chi^2=0.017, P>0.05$)无关。除了严格筛选血液及血制品外,大批烧伤患者集中于一所医院抢救治疗;另外,由于烧伤伤员相互接触和医源性因素,如清洗创面、剃除毛发、多次剥痂植皮手术及更换敷料、器械消毒、灭菌等,通过烧伤创面感染的途径不可忽视。

表 15-26　不同年龄组输血及血制品与 HCV 感染

年龄组（岁）	烧伤人数	输血、血制品人数	HCV 感染		未输血、血制品人数	HCV 感染	
			有	无		有	无
8～	95	67	65	2	28	13	15
16～	10	8	8	0	2	2	0
≥30	27	17	13	4	10	4	6
合计	132	92	86	6	40	19	21

表 15-27　输血及血制品不同用量与 HCV 感染

HCV 感染	例数	输血及血制品(mL)		
		＜400	400～1000	≥1000
有	86	22	19	45
无	6	5	1	0

表 15-28　不同烧伤程度与 HCV 感染

HCV 感染	例数	烧伤程度		
		重度	中度	轻度
有	105	51	29	25
无	27	1	7	19

分析　本资料的结果变量即因变量是有无 HCV 感染，为二值变量，原因变量即自变量有多个，如年龄、有无输血及血制品、输血及血制品量、烧伤程度等。要探讨影响 HCV 感染的危险因素，应采用非条件 Logistic 回归分析进行处理，采用逐步回归法进行变量筛选，结合专业知识作出合理的解释。但原研究者却将资料进行拆分，组建多个二维联表和三维联表后采用多次 χ^2 检验进行分析，这样做不妥。因为在分析某因素时，若不能排除其他因素的混杂作用，即使 P 值小于事先建立的检验水准，也难以认可某因素的作用，即用多次单因素分析取代多因素分析，降低了结果的可靠性。

五、结论表达不当

(一)对 P 值的含义理解不透

P 值是指从 H_0 规定的总体中做随机抽样，获得大于等于或小于等于现有检验统计量的概率。对这个概念的正确理解是作出统计学结论的必要前提，然而要真正理解 P 值的含义并不容易；许多人认为 P 值越小，差别越显著，如 $P<0.05$ 时表示有差别，$P<0.01$ 时表示差别很大，$P<0.001$ 时表示差别极大等，这是对 P 值的错误理解，根本原因是对 P 值的含义理解不透。

特别强调：P 值的大小与各组的实际差别大小没有直接关系，并不能说 P 值越小差别越显著或越大；而是 P 值越小，越有理由认为各组之间的差别不是由抽样误差导致的。另外,关于 P 值与检验水准 α 的关系,可以理解为:检验水准 α 是研究者事先设立的作本次假设检验能容忍的犯假阳性的概率,也可认为是研究者确定的小概率事件的判定标准,而 P 值是通过本次假设检验计算而得到的。

(二)结论缺乏专业性,过于绝对化

由于统计学结论具有概率性,假设检验是依据小概率原理下结论,而小概率原理中一般规定 α 为 0.05,说明所下的结论会犯 0.05 风险的错误,所以下统计学结论时一定要避免绝对化。统计推断时,不但会犯假阳性错误,还会犯假阴性错误,即统计学上所说的第一类错误 α 和第二类错误 β。

另外,统计学结论不等于专业结论,下专业结论时,除了要参照统计学结论外,还要结合专业知识;有统计学意义并不一定保证在专业上有意义。

误用实例 1 某人对 500 名门诊老年人(排除有明显心肺疾病、胸廓及脊柱畸形者)拍了 X 线胸片,按年龄分为 60～69 岁与≥70 岁两组,采用统一标准测量了升主动脉宽径、主动脉结宽径和主动脉长径,见表 15-29。经统计分析,$P<0.05$,结论为:两组之间在以上三个指标上均有差异。

表 15-29 500 名正常老年人主动脉 X 线测量值(cm,$\bar{x}\pm s$)

组别	升主动脉宽径	主动脉结宽径	主动脉长径
60～69 岁	3.35±0.42	3.65±0.44	11.21±0.97
≥70 岁	3.47±0.37	3.77±0.47	11.46±0.89

分析 这里仅根据 $P<0.05$ 就认为组间指标有差异是不合适的。因为 $P<0.05$并不能表示组间有差异,只能说差异有统计学意义;另外,升主动脉宽径、主动脉结宽径和主动脉长径在 60～69 岁与≥70 岁两个年龄组人中的差别尽管有统计学意义,但有无实际意义,尚需要结合专业知识才能作出明确的结论。

误用实例 2 为探讨学习困难(LD)儿童视觉-运动整合(VMI)的发育情况,以及 VMI 与韦氏总智商、三因子智商的相关性,某人采用 BeeryVMI 发育测量及中国韦氏儿童智力量表,对 60 名年龄 7～12 岁 LD 儿童进行个体测试。结果:LD 儿童均有 VMI 能力发育落后,比实际年龄落后 15%～45%;与数学成绩的相关系数为 0.305($P<0.05$)。VMI 测定结果与韦氏总智商、三因子智商作相关性分析,相关系数为 0.384($P<0.01$)。得出结论:LD 儿童视觉-运动整合发育明显落后;在智力正常但有学习困难的儿童中进行 VMI 测试可以判断儿童学习能力缺陷的有无和程度,对儿童学习能力的预测和早期干预有较高的价值。

分析 仅根据相关系数有统计学意义,就下"在智力正常但有学习困难的儿童中进行 VMI 测试可以判断儿童学习能力缺陷的有无和程度"这样的定论,是不妥的。因为相关系数有统计学意义,并不意味着这种相关性就有实际意义;须结合决定系数(相关系数的平方)r^2 作出解释。r^2 的意义是:因变量的变异中，有多大比例是与自变量的变化有关的，决定系数通常要在 0.25 以上时，相关系数的数值才有实际意义。这里 VMI 测试结果与数学成绩的相关系数 $r=0.305$，其 $r^2=0.093$；提示 VMI 测试结果的变化中约有 9%与数学成绩有关，也就是说约 91%与数学成绩无关，说明 VMI 测试结果与数学成绩的关系并不密切。

（王　静　朱继民）

第十六章　医学科技成果申报

第一节　医学科技成果概述

一、科技成果的概念

所谓“科技成果”，目前的共识是：某一科学技术课题通过实验研究和思维活动，取得新的成就，并经过技术鉴定或社会实践承认，具有一定学术意义或实用价值的创造性劳动结果。科技成果一般应具有科学性、新颖性、先进性，并具有一定学术意义或实用价值。

医学科技成果是指为认识人类生命现象、生存环境、疾病发生发展过程，或在为探索防治疾病、增进健康、优生节育新途径而进行的变世人未知、未有、未用为已知、已有、已用的活动中，所取得的有价值、符合规律的结果。

二、医学科技成果的特征

医学科技成果的主要特征可概括为：①科技成果必须是通过实验、研制、考察、观测等一系列综合研究活动而取得的，是科研工作者经过分析归纳而形成的一个完整的新思想体系，可使其进一步认识自然，借以改造自然。也可以说是科技工作者对特定领域的问题进行研究或通过实践而总结出的科学结论。没有科技工作者的智力劳动，就不可能产出科技成果。②科技成果必须具有创新性、先进性，创新是科学研究的灵魂。这种创新性，同现有技术相比较必须具有实质性的特点和进步，尽管该实质性的特点和进步并不一定具有显著性，层次上也可能有一定差异，但无论如何，都必须具有一定的创造性和先进性。③科技成果必须具有一定学术意义或实用价值，必须通过鉴定、验收、评估或在刊物上公开发表等方式，得到同行或社会承认。科技成果是一种具有使用价值的无形资产，在其使用、实施过程中，会不断地和超常规地增值。因此，科技成果与科研结果、科技工作成绩、专利的概念是不完全相同的，因为科研结果和科技工作成绩并不一定表现为科技成果，而专利则是科技成果的一部分。

第二节　医学科技成果的分类

由于科研的对象、任务和目的不同，所取得的科技成果的表现形式、特点、评价标准和方法也不相同。因此，应根据科技成果管理的不同需要对科技成果进行分类。医学科技成果的分类与研究课题的分类有密切的关系，如按成果的形态分类，可分为有形成果和无形成果；按成果能否物化分类，可分为物化型成果和非物化型成果；按科学研究体系分类，可分为基础研究成果、应用研究成果和发展研究成果；按成果的功能分类，可分为科学理论成果、应用技术成果和软科学成果；按成果的性质分类，可分为科学发现、技术发明和技术进步等。

一、按成果的形态分类

所谓“成果的形态”，是指科技成果的表现形式，即它是以什么形式表现出来。科技成果可以据此分为有形成果和无形成果。有形成果是指新药品、抗生素、生物制品、医疗器械、新材料等；无形成果是指科技论文、实验研究报告、新工艺流程、新操作方法、新颁布实施的卫生标准等。

二、按成果能否物化分类

所谓“成果的物化”，即研究成果以产品的形式表现出来。科技成果可以据此分为物化型成果和非物化型成果。

（一）物化型成果

这类成果的特点是以物化成产品的形式或最终能成为产品的形式出现。在医药卫生领域，主要表现为药品试剂、生物制品、医用材料、人工器官、生物新品种、医疗设备与器械等。

（二）非物化型成果

非物化型成果是指不能直接转化为生产力的一类应用技术成果。主要表现为新理论、新观点、新见解等纯理论成果，以及临床诊断、治疗、预防、康复等新方法、新技术等。

三、按成果的性质分类

所谓“成果的性质”，是指成果的属性，科技成果以成果的性质分类有科学发现、技术发明和技术进步三类。如我国一般科研成果奖项就是依据成果性质分别设立的。目前,我国设立的国家级科研奖项如国家技术发明奖、国家自然科学奖、国家科学技术进步奖等就是按成果性质划分的。

(一)科学发现

科学发现是指首次认识客观事物的现象、特征或规律,在此之前虽然客观存在,但一直未被人类所认识。科学发现常是通过基础研究和应用基础研究获得的成果,对推动科学进步、丰富科学知识内容有重要的意义和价值。在医疗卫生领域,科学发现是指人们发现、阐明人体及其疾病的现象、特征或规律的研究成果,如新的生理现象的发现、新的致病因素的发现、新的病理变化的发现等。如艾滋病病毒的发现,性激素作用的发现,肾上腺皮质激素结构及其生物效应的发现,人体药物受体的发现,新的中药品种的发现等,均属科学发现。

(二)技术发明

技术发明是指利用自然规律、特性和有关科学技术知识,设计和创造出前所未有的东西,这种东西在世界上是首创的、先进的,经过实证是实用的。它与科学发现的根本区别点就在于,科学发现是发现在客观世界中已存在的现象、规律等,技术发明则是创造出客观世界上未曾有过的东西。但两者也有联系,技术发明常利用科学发现成果来创制新东西。如肾上腺皮质激素结构及其生物效应的发现,促进了可的松药物的发明等。在医疗卫生领域,技术发明包括预防、诊治、康复、优生优育等方面的新技术、新方法,以及新药物、生物制品、试剂、医疗器械与设备的发明。药物生产的新工艺、新技术、新品种,新中草药的培育技术,新的手术方式等,也属于技术发明。

(三)技术进步

技术进步是指对于社会生产、发展具有重要推动作用并作出重要贡献的综合性科技成果,具体地讲,是指对已有技术的改进、提高、完善或对先进技术的引进、消化、吸收、开发等。一般用研究的技术对解决实践中问题的效果以及由此而产生的效益来衡量技术进步的程度。在医疗卫生领域,技术进步主要包括诊断方法的改进、外科手术方式的改进、引进医疗设备的技术改造、治疗方案的新设计、新器官移植等,在医学科研管理、医学标准计量、医学科技情报等研究中有创造性的贡献,并获得明显效果的,均属于技术进步。

四、按成果的功能分类

所谓“成果的功能”,即成果的具体用途和作用。科技成果以此分类可分为科学理论成果、应用技术成果和软科学成果。目前,我国科技界包括医学界一些科研管理部门常以成果的功能分类,制定基金招标申报书的评审办法,开展鉴定、评奖及科研项目归档管理等。按成果的功能分类是目前最常用的分类方法。

(一)科学理论成果

科学理论成果是在认识客观世界的过程中所取得的发现,能够阐明自然现象、特征、规律及其内在联系,在学术上具有新见解,并对科学技术发展或国民经济建设具有指导意义的研究成果。在医学领域,这类成果主要是指为认识生命和疾病现象,揭示人体和疾病的本质,探索疾病病因和健康与疾病相互转化的规律以及在预防、诊断、治疗和康复等实际工作中,对所遇到的问题进行理论探索所取得的成果。如人体功能与结构的研究,人体衰老过程规律的研究,化学药物的构效关系、植物药的亲缘与有效成分的关系研究,基因与疾病发生、发展的关系,针刺镇痛的作用机制,肾上腺皮质激素昼夜分泌节律等,均属于科学理论成果。

(二)应用技术成果

应用技术成果是指为解决社会、经济发展中的科学基本问题所取得的具有创新性、先进性和实用性的研究结果。在医学领域,该类成果是指在防病治病过程中,运用人体及疾病本质、特点和规律所取得的预防、诊断、治疗、康复以及优生优育等的新技术、新方法和新产品(药品、试剂、医疗器械与设备)。如聚合酶链式反应技术(PCR)、单克隆抗体技术、干扰素、褪黑素等,均属于应用技术成果。

(三)软科学成果

软科学又称科学指挥学,是相对于硬科学而言的概念,是对科技体系及其各个环节进行宏观指挥与监督、预测与规范、组织与管理,使之有机地协调并充分发挥整体优势的学科。它综合运用哲学、社会学、经济学、管理学等的理论和数学、计算机等手段和方法去解决社会问题。软科学成果则是运用学科知识开展提高决策水平和管理水平的研究成果。此类成果可分为软科学理论成果和软科学应用技术成果。软科学应用技术成果主要包括医院管理、疾病预防体系、医疗人员医技水平综合评价指标体系等研究成果。

五、按科学研究体系分类

(一)基础研究成果

基础研究成果是探索人体及其疾病本质、特点和规律所取得的成果。如研究人类疾病病因学、发病机制、病理改变及其转归所获得的新发现、新理论性成果。这类成果运用基础医学的理论来认识疾病内在的变化规律,为解决临床诊断和治疗方法提供理论依据,对提高医疗卫生事业的水平有很重要的意义。

(二)应用研究成果

就其所涉及的特定领域的问题来看,应用研究成果的特点是临床试验性强,它是医务工作者紧密结合临床、在防治疾病实践中取得的具有先进性的实用技术或技能。如新的诊断技术、治疗方法、预防控制策略和措施等。这类成果在临床科研中所占比例较大。

(三)发展研究成果

发展研究成果有明确的实用目的,能直接为经济建设服务,具有推广应用的特点。发展研究成果的形式就是产品,如新药品、新诊断试剂、新医疗设备及器械等。它在临床医学科技成果中占有一定的比例,经推广转化能产生较大的社会及经济效益。

六、其他分类

(一)按学科专业分类

医学科技成果可分为基础医学成果、临床医学成果、预防医学成果、药学成果、中医药学成果和军事医学成果等。

(二)按成果实际达到的科技水平分类

医学科技成果可分为国际先进水平成果、国际水平成果、国内先进水平成果、省内先进水平成果等。

第三节　医学科技成果的表现形式

不论是基础研究、应用研究,还是发展研究,其研究成果必然需要通过一定的形式表现出来。不同科技成果的表现形式各有不同,有的只有一种表现形式,有的有多种表现形式。医学科技成果常见的表现形式有以下几种。

一、研究报告

研究报告是所有科技成果最基本的表现形式,无论是基础研究、应用研究还是发展研究,无论是动物实验、临床实验还是现场流行病学调查,研究完成后都要以研究报告的形式对研究内容、过程及其取得的数据、技术资料、技术方法等进行全面归纳和总结。研究报告有的可以公开,有的则需保密。研究报告的撰写要求都有一定的范式。

二、学术专著与论文

学术专著与论文是医学科技成果的主要表现形式,即以文字方式作为专著或论文公开发表。一般以研究报告为基础,将其中最能说明研究发现的新观点、新认识、新方法、新技术等精华部分提取出来撰写成专著与论文。一般情况下,理论研究单纯以专著与论文的形式表现，而应用研究除了以专著与论文的形式表现外，还伴有其他表现形式，如样品、样机、声像等。

三、样品、样机及其生产制造方法

一部分医学科技成果以样品、样机为主要表现形式，主要有药品、试剂、生物制品、人工器官、生物新品种、新菌种、各种诊断治疗的医疗器械及科研新设备等，这些成果在尚未正式投入批量生产前，都属于样品和样机。这些样品和样机一般都有其制备生产的具体方法、注意事项等说明，有的还需介绍材料和理论依据。其最终目的是转化为现实的生产力，使其发挥出应有的社会效益与经济效益。

四、医用计算机软件

随着医药卫生事业的快速发展和科技进步，计算机在医院管理和诊疗中的作用越来越突出。门诊挂号、划价、交费、就诊、化验、取药、药品库存与流通、入出院、病床周转、病案等各个环节都需要实行快速、准确、明细、规范的现代化计算机管理。因而，医用计算机软件的研究与开发作为医学科技成果的一种独特形式悄然兴起。

计算机软件是指计算机程序及其有关文档。计算机程序包括源程序和目标程序，是指为了得到某种结果而可以由计算机等具有信息处理能力的装置执行的代码化指令序列。文档是指用自然语言或者形式化语言所编写的文字资料和图表，用来描述程序的内容、组成、设计、功能、测试结果及使用方法，如程序设计流程图、用户手册等。

第四节　医学科技成果的鉴定

科技成果鉴定是有关科技行政管理机关聘请同行专家，按照规定的形式和程序，对科技成果进行审查和评价，作出相应的结论。当一项科研课题研究结束后，首先应及时结题和验收；其次，邀请相关专家对研究课题结果的科学性、新颖性、先进性及其水平与价值进行评定，即进行科技成果的鉴定。

一、医学科技成果的结题和验收

科技成果的认可包括行政认可和社会认可两类。行政认可是由科研主管部门和(或)科研计划下达部门按照法定或规定的行政程序组织的认定行为。社会认可是指完全由社会各界根据生产和生活中的实际应用情况进行评判或评定的行为。结题和验收为常见的科研项目或课题完成后的行政认可方式,标志着项目或课题的结束和完成。

项目或课题完成后,计划执行终结的手续就是结题或验收,通过结题或验收的项目或课题才能获得相应认可。自然科学基金面上项目、人文社会科学项目、各级政府部门计划项目取得的理论成果通常采取结题的形式而不采取鉴定的形式;不具备鉴定资格及条件的课题一般也采取结题的形式。而国家应用科技计划项目、重点和重大自然科学基金项目、横向项目、合同约定的项目一般采取验收的形式,推广应用和引进消化吸收项目一般也采取验收的认可方式。验收与结题不同,结题只需要课题承担者报送相应的结题材料(如研究工作总结、结题简表、发表的论文和出版的著作目录及代表作等)即可办理,而验收则采取专家函审或专家会议评议的方式进行。

二、医学科技成果的鉴定形式

科技成果鉴定的形式是根据研究项目的内容、特点的不同,在保证质量、简便节约的原则下确定的,一般有三种鉴定形式,即会议鉴定、函审鉴定和检测鉴定。

(一)会议鉴定

1. 会议鉴定内容　对涉及面广、难度较大的科研项目或需要现场考察(测试)并经过讨论、答辩才可作出评价的项目,应组织同行专家进行会议鉴定。组织鉴定单位根据被鉴定科技成果的技术内容可聘请7～15名同行专家组成鉴定委员会。鉴定委员会到会专家不得少于应聘专家的五分之四。被聘专家不得以书面意见或委派代表出席会议。组织鉴定单位或主持鉴定单位不得因专家不到会临时更换鉴定委员。鉴定结论必须经到会专家的四分之三以上通过才有效。会议鉴定常用于应用研究成果的鉴定,鉴定专家需直接接触物品或到现场参观后,才能对研究结果作出判断。会议鉴定由研究者向鉴定专家面陈研究过程与结果,提供相关资料图片与物品,有的需对研究的仪器设备、试剂、方法等当面操作演示。专家根据研究者的汇报及现场参观,提出相关问题,由研究者当场解答。然后再由专家讨论、评定成果的水平与价值,给予公正评价。在讨论过程中,当事人应当回避,专家应公正、客观地评价成果,做到不夸大、不贬低、不保留意见、不带偏见。所有专家意见,无论是肯定的,还是否定的,均应如实汇总在专家鉴定意见中,并在鉴定会议上当场向研究者及全体与会者宣读。

会议鉴定的优点是:鉴定专家之间以及研究者之间可面对面地交换意见,充分酝酿讨论,有利于科学合理地评定鉴定结果;同时,鉴定会本身就如一次学术讨论会,与会人员也可从中受益。由于会议鉴定需时较长,受邀请的专家因各种原因限制,鉴定会议的时间难以确定,且会议鉴定所需费用相对较多,这是其不足的一面。因此一般不采用此种形式，除非有此必要。

2. 会议鉴定步骤

(1)会前准备。组织鉴定单位或主持鉴定单位应在鉴定会前 10 天将召开鉴定会的通知和技术资料以及起草的《鉴定证书》寄到或送到应聘参加鉴定工作专家处，不准在召开鉴定会时再发资料给专家。需要进行现场测试的，测试组专家必须在鉴定会召开前完成测试工作。成果完成单位应该为测试组积极创造条件，配合测试组顺利完成测试工作。会前申请鉴定单位应做好会务的准备工作。

另外，组织鉴定单位或主持鉴定单位以及鉴定委员会的正、副主任在鉴定会前应召开准备会，听取成果完成单位关于鉴定准备情况的汇报，商定会议的具体议程，并由鉴定委员会主任指定一名鉴定委员起草鉴定意见。

(2)鉴定会过程(通常程序)。①组织鉴定单位或主持鉴定单位的负责人宣布鉴定会开始，并宣布有关事宜。②在鉴定委员会主任或副主任的主持下，成果完成单位、专家测试组、用户单位等分别作技术报告、测试报告和应用报告。③专家进行现场考察或观看演示。④专家质疑：专家根据已经审阅的鉴定材料和听取的技术报告、测试报告、用户报告、现场考察或观看演示等，提出质疑。成果完成单位必须据实回答专家提出的问题和提供所需要的原始技术资料。⑤专家评议：采取背靠背的形式，由鉴定委员会进行独立评议，除组织鉴定单位或主持鉴定单位可派1～2名代表列席会议外，其他人员一律不得参加。根据专家评议情况，由鉴定委员会指定的鉴定委员起草鉴定意见，不能由其他人代拟。不明确写上“存在问题”和“改进意见”的鉴定意见视为无效鉴定。⑥鉴定意见形成后，鉴定委员会委员在鉴定意见原稿和《鉴定证书》中签字，不同意鉴定意见的委员有权拒绝签字。经专家签字的鉴定意见原件由组织鉴定单位存档，复印件交成果完成单位填写《鉴定证书》用。⑦最后由组织鉴定单位或者主持鉴定单位的领导主持会议，鉴定委员会主任或副主任在鉴定会上宣布鉴定意见，有关领导讲话，鉴定会结束。

(二)函审鉴定

1. 函审鉴定内容　函审鉴定也叫通讯鉴定，是指不需要组织同行专家到现场进行考察、测试和答辩，而由专家通过书面审查有关技术资料即可进行科技成果的评价。函审鉴定由组织鉴定单位聘请 5～9 名同行专家组成函审组，每位专家可就送审材料提出自己的书面评定意见，然后寄给组织鉴定部门。由组织鉴定部门从评审专家中选出一位专家，或由鉴定部门就各位专家的评审意见公正、全面、实事求是地写出总的评审结论。提出书面函审意见的专家不得少于应聘专家的五分之四，鉴定结论必须依据函审专家四分之三以上的意见形成。不同的意见应在结论中明确记载。

函审鉴定的优点是：专家有较充裕的时间就评审材料提出评审意见，由于评审不需要当面交流,对一些不同看法的提出也少有顾虑,基本能够做到畅所欲言;函审鉴定的费用相对而言较少。其不足之处是函审鉴定主要依据提供的书面材料,对某些问题不能和研究者开展面对面的答辩,不能直接到场参观,所以其应用范围受限。

2. 函审鉴定步骤　①组织鉴定单位选聘函审专家组成函审组,并指定正、副组长。②组织鉴定单位将同意鉴定的批复件《科学技术成果函审表》(以下简称《函审表》)、技术资料以及起草的《鉴定证书》初稿送函审专家审阅,函审专家收到函审材料后进行认真审查,在《函审表》中填写审查意见,1个月内将已填写审查意见的《函审表》、技术资料、《鉴定证书》初稿寄回组织鉴定单位。③组织鉴定单位将各函审专家已填写审查意见的《函审表》寄给函审组正、副组长,函审组正、副组长根据专家的函审意见,写出综合鉴定意见,签字后寄至组织鉴定单位。④鉴定意见经组织鉴定单位审核后填写在《鉴定证书》的鉴定意见栏,即完成。

(三)检测鉴定

1. 检测鉴定内容　凡通过国家、省、自治区、直辖市和国务院有关部门认定的专业技术检测机构检验,测试性能指标可以达到鉴定目的的科技成果(如计量器具、仪器仪表、新材料等),组织鉴定单位采用检测鉴定的形式进行鉴定。专业技术检测机构出具的检测报告是检测鉴定的主要依据。专业技术检测机构应依据检测报告对检测项目作出质量和水平评价。凭检测报告难以对被鉴定的科技成果作出质量和水平评价时,组织鉴定单位或主持鉴定单位可以会同专业技术检测机构聘请3～5名同行专家,成立检测鉴定专家小组,根据检测报告提出综合评价意见。

2. 检测鉴定步骤　①由组织鉴定单位指定对口检测机构,向检测机构和完成成果单位下达委托书,委托书是检测机构受理检测鉴定的依据。②成果完成单位持委托书并携带成果实物和相关技术资料到指定的检测机构进行检测。必要时,成果完成单位应向检测机构介绍成果的具体情况,但不得干扰检测机构独立进行检测工作。③检测机构在接到委托书和被检测成果后,一般在1个月内完成检测工作,并出具检测报告。④检测机构须在检测报告上加盖由认定机构统一刻制的"成果鉴定检测专用章"。⑤检测数据难以全面表征被鉴定成果的性能和水平时,组织鉴定单位可会同检测机构聘请同行专家,并指定一名负责人,对成果作出综合评价,形成书面评价意见。⑥检测机构将检测报告和评价意见一并送至组织鉴定单位进行审查,组织鉴定单位将检测报告和评价意见作为《鉴定证书》中的鉴定意见。

三、医学科技成果的鉴定材料

科技成果鉴定材料是对成果作出正确评价的重要基础和依据,是成果的创造性、先进性和实用性存在和表现的主要形式，也是研究者对研究结果的全面整理、系统归纳与自我正确评价。鉴定材料撰写质量的高低，附件材料提供的齐全与否，直接反映出研究者对研究过程与研究结果认识的全面性与严谨性，关系到专家评委对成果水平的评价，因此，鉴定材料的准备必须认真、严谨。

鉴定材料和有关文件必须齐全、完整、正确、翔实并符合有关规定。齐全是指反映成果的创新性、先进性、实用性和指导实践的资料应齐备；完整是指保持材料的内在有机联系；正确是指材料的内容必须具有科学性和可靠性，数据准确，来源可靠，引用文献资料和他人技术必须说明来源，设计合理，数据处理方法得当；翔实是指资料内容丰富，细致真实，提供的技术文件论据充分、分析合理、文字流畅、图文并茂。有关规定是指国家有关行业管理部门的具体规定，如档案管理部门对文件资料打印、装帧的规定，卫生健康部门对计量单位、标准编制的规定等。

鉴定材料应撰写的内容主要有以下几个方面。

(一)成果简介

成果简介应简明扼要地对成果的立项、完成情况、取得的成果及其实际意义与应用价值等进行介绍，相当于整个鉴定材料的摘要，因此，有的称为成果摘要。撰写成果简介的目的是便于鉴定专家及组织鉴定部门对成果有初步的认识，从而有利于对整个鉴定材料内容的全面认识。

(二)研究工作报告

研究工作报告是被鉴定课题全部研究过程和研究结果的工作总结报告。主要是介绍情况、总结经验，提出进一步完善、深入或扩展研究以及推广应用的打算，便于组织鉴定单位、主持鉴定单位和专家们了解全面情况。

研究工作报告一般不需太长，以1500～3000字为宜。内容主要包括：①立项情况：简单介绍选题意义、研究目的、课题论证及资助情况等。②计划执行情况：简要介绍研究实施过程中的程序、方案的执行情况，遇到的问题和困难及解决的办法，有哪些经验体会，有哪些教训等。③研究结果情况：重点突出介绍所取得的研究结果、结论情况，包括主要特征、技术要点、性能原理、主要数据、学术理论价值、社会经济价值和所提出的新观点、新见解等。本节是整个研究工作报告的缩影。④存在的问题：对研究中存在的问题要如实反映，简述其对研究结果的影响，说明下一步的打算。研究工作报告是对整个研究工作的总结，反映了研究的具体实施过程、研究的难易程度及研究最终取得的结果。与技术报告相比较，研究工作报告重在研究过程与结果，而技术报告则重在对具体研究内容、方法、对象、指标等技术内容详加阐释。

(三)技术研究报告

技术研究报告是反映研究的创新性、科学性、实用性的书面材料，是科技成果鉴定的核心材料,是专家评审的主要根据,课题完成者要认真负责、全面系统、实事求是地进行科学总结。

技术研究报告必须包括如下内容:①技术方案论证,即研究过程中的技术方案是否可行;②技术特征、技术难易程度及创造点;③总体性能指标与国内外同类先进技术的比较;④技术成熟程度;⑤对社会经济发展和科技进步的意义,对行业进步和发展有何推动作用;⑥推广应用的条件和前景;⑦还存在什么问题及改进意见。尤其要重视该技术与国内外同类先进技术进行比较。一般来讲,通过比较可表明研究的水平。通过技术特征和性能指标的比较,可反映出研究的创新之处。对技术成熟度的说明,有利于成果的推广应用。在应用过程中成果的应用情况及效果,应用中发现的问题和原因,今后改进的方向等都需要说明。

鉴定材料除了包括上述三种外,还应有一些其他材料,包括文献检索证明、发表的论文或出版的专著、引用证明、实验动物合格证、试验测试记录及图像资料或物品等。对立项资助的课题应有计划任务书。除试验测试记录及图像资料或物品外,其余资料应装订成册。装订顺序的要求是:封面(课题名称、研究者、研究单位、提供材料单位和日期)、目录、成果简介、研究工作报告、技术研究报告、检索报告、实验动物合格证、发表的论文或出版的专著、引用证明、应用证明及主管部门规定的其他材料等。

四、医学科技成果的鉴定组织与程序

(一)鉴定组织

一般情况下,鉴定由国家科技部或者省、自治区、直辖市科技部门以及国务院有关部门的科技成果管理机构负责组织。有时由国家科技部授权省级人民政府有关主管部门组织鉴定,或者委托有关单位主持鉴定。对鉴定专家的鉴定结论,组织鉴定单位和主持鉴定单位应当进行审核,并签署具体意见。鉴定结论不符合有关规定的,组织鉴定单位或者主持鉴定单位应当及时指出,并责成其改正。鉴定通过的科技成果,由组织鉴定单位颁发《科学技术成果鉴定证书》。科技成果鉴定的文件和材料分别由组织鉴定单位和申请鉴定单位按照规定进行归档。

(二)鉴定内容

鉴定内容包括:①对成果的总体评价,即是否完成合同或计划任务书要求的指标;②技术资料是否齐全完整,并符合规定;③应用技术成果的创造性、先进性和成熟程度;④应用技术成果的应用价值及推广的条件和前景;⑤存在的问题及改进的意见。对鉴定结论不写明“存在问题”和“改进意见”的,应退回重新鉴定,予以补正。

下列科技成果不组织鉴定:①基础理论研究成果;②软科学研究成果;③已申

请专利的应用技术成果；④已转让实施的应用技术成果；⑤企业、事业单位自行开发的一般应用技术成果；⑥国家法律、法规规定，必须经过法定的专门机构审查确认的科技成果。对于违反国家法律、法规，对社会公共利益或者环境和资源造成危害的项目，一律不受理鉴定申请。

（三）鉴定程序

需要鉴定的科技成果，由科技成果完成单位或者个人根据任务来源或者隶属关系，向其主管机关申请鉴定。隶属关系不明确的，科技成果完成单位或者个人可以向其所在地区的省、自治区、直辖市科技部门申请鉴定。鉴定的基本程序包括如下三个步骤：

1. 提出申请　凡符合申请条件的科技成果，由研究者提出申请，由科技成果完成单位填写《科学技术成果鉴定申请表》，经其主管部门审查（应对申请表的填写内容及申请鉴定的科技资料进行全面审查，对研究项目进行客观评价）并签署意见后，向组织鉴定单位提交申请，同时递交申请鉴定的技术材料。

2. 审查批准　组织鉴定部门接到科技成果鉴定申请后，主要进行形式审查和技术审查。形式审查主要审查所申请鉴定成果的内容是否符合鉴定的范围，是否具备鉴定的条件；提交的文件和技术资料是否齐全，是否符合要求，完成单位和完成人员排列是否正确，是否存在成果权属方面的争议等。技术审查主要审查是否完成合同或计划书规定的任务；报送的技术资料是否真实、准确、可靠，水平是否先进，内容质量是否符合鉴定要求；推广应用的条件和前景及存在的问题等。组织鉴定单位一般在 30 天内完成审查，并对是否同意组织鉴定及鉴定形式作出批复。

3. 组织鉴定　组织鉴定单位可以根据科技成果的特点选择合适的鉴定形式。参加鉴定工作的专家由组织鉴定单位从国家科技部或者本省、自治区、直辖市科技部门、国务院有关部门的科技成果鉴定评审专家库中遴选，申请鉴定单位不得自行推荐和聘请。组织鉴定单位或者主持鉴定单位应当在确定的鉴定日期前 10 天，将被鉴定科技成果的技术资料送达承担鉴定任务的专家。参加鉴定工作的专家在收到技术资料后，应当认真进行审查，并准备鉴定意见。经鉴定通过的科技成果由组织鉴定单位颁发《科学技术成果鉴定证书》。

第五节　医学科技成果的申报登记与奖励

一、申报登记

为加强科技成果的管理，规范科技成果登记工作，保证及时、准确和完整地统计科技成果,为科技成果转化和宏观科技决策服务,国家科学技术部制定了《科技成果登记办法》。其中对科技成果的登记进行了明确规定。

(一)科技成果的申报

经过鉴定的科技成果,都应该及时上报。科技成果一般按其完成单位的行政隶属关系上报。对于完成受单位委托的研究任务所取得的科技成果,除按隶属关系上报外,还应同时报送任务的委托部门。两个或两个以上完成人共同完成的科技成果,由第一完成人提出申请。对于共同完成的科技成果,无论是主持单位还是参加单位,都不得单独上报。

上报的每一项科技成果均应附送以下材料:①《科学技术研究成果报告表》;②《技术鉴定证书》;③研究试验报告等有关技术资料;④科技成果的推广应用方案。

(二)科技成果的登记

科技成果登记是成果的进一步审查和确认,是成果的注册。科技成果登记是检索、利用科技成果的重要途径,是成果查新的依据。科技成果完成人(含单位)可按直属或属地关系向相应的科技成果登记机构办理科技成果登记手续,不得重复登记。科技成果登记机构对已经登记的科技成果应当及时登录国家科技成果数据库,并在国家科技成果网站或者科学技术研究成果公报上公告。凡存在争议的科技成果,在争议未解决之前,不予登记;已经登记的科技成果,发现弄虚作假,剽窃、篡改或者以其他方式侵犯他人知识产权的,注销登记。经公告后取得登记资格的科技成果,发给《成果证书》,以作为成果持有者的凭证。

(三)办理科技成果登记应提交的材料

1. 应用技术成果相关的评价证明(鉴定证书或者鉴定报告、科技计划项目验收报告、行业准入证明、新产品证书等)和研制报告;或者知识产权证明(专利证书、植物品种权证书、软件登记证书等)和用户证明。

2. 基础理论成果学术论文、学术专著、本单位学术部门的评价意见和论文发表后被引用的证明。

3. 软科学研究成果相关的评价证明(软科学成果评审证书或验收报告等)和研究报告。《科技成果登记表》格式由科学技术部统一制定。

二、奖励

科技奖励是对优秀科技成果和在科学技术进步活动中作出突出贡献的公民、组织给予的表彰和鼓励。对调动科技工作者的积极性和创造性,加速科学技术事业的发展,提高综合国力具有重要意义。随着我国科学技术的进步,经济和社会的发展,国家颁布了一系列科技奖励法律、法规和政策性文件,使科技奖励制度日臻完善。《国家科学技术奖励条例》设立了国家最高科学技术奖、国家自然科学奖、国家技术发明奖、国家科学技术进步奖和国际科学技术合作奖等5个奖种，并逐步形成了中央和地方两级政府设立，政府和社会两种性质互为补充，多层次、多渠道、多种类、全方位的依法有序运作的科技奖励体系。

(一)科技奖励的种类

我国的科技奖励种类主要有国家级科学技术奖、省(部)级科学技术奖和社会力量设奖。

1.国家级科学技术奖

(1)国家最高科学技术奖。国家最高科学技术奖每年评奖一次，获奖者必须在当代科学技术前沿取得重大突破或者在科学技术发展中有卓越建树；在科学技术创新、科学技术成果转化和高技术产业化中，创造巨大经济效益或者社会效益。

(2)国家自然科学奖。国家自然科学奖授予在基础研究和应用基础研究中阐明自然现象、特征和规律，作出重大科学发现的公民。所谓重大科学发现，应当具备如下条件：①前人尚未发现或者尚未阐明；②具有重大科学价值；③得到国内外自然科学界公认。

(3)国家技术发明奖。国家技术发明奖授予运用科学技术知识做出产品、工艺、材料及其系统等重大技术发明的公民。重大技术发明必须具备下列条件：①前人尚未发明或者尚未公开；②具有先进性和创造性；③经实施，创造显著经济效益或者社会效益。

(4)国家科学技术进步奖。国家科学技术进步奖授予在应用推广先进科学技术成果，完成重大科学技术工程、计划、项目等方面，作出下列突出贡献的公民、组织：①在实施技术开发项目中，完成重大科学技术创新、科学技术成果转化，创造显著经济效益的；②在实施社会公益项目中，长期从事科学技术基础性工作和社会公益性科学技术事业，经过实践检验，创造显著社会效益的；③在实施国家安全项目中，为推进国防现代化建设、保障国家安全作出重大科学技术贡献的；④在实施重大工程项目中，保障工程达到国际先进水平的。其中重大工程类项目的国家科学技术进步奖仅授予组织。

2.省、部级科学技术奖　省、自治区、直辖市人民政府可以设立一项省级科学技术奖；国务院有关部门根据国防、国家安全的特殊情况，可以设立部级科学技术奖。

3.社会力量设奖　社会力量设奖是指国(境)内外企业事业组织、社会团体及其他社会组织和个人利用非国家财政性经费或自筹资金，面向社会设立的经常性科学技术奖，用来奖励在科学研究、技术创新与开发、实现高新技术产业化和科技成果推广应用等方面取得优秀成果或作出突出贡献的个人和组织。

(1)中华医学科技奖。中华医学科技奖是面向全国医药卫生行业设立的科技奖,2001年设立,由中华医学会负责评审的组织管理工作。该奖内容涉及广泛,包括医药领域里的自然科学、技术发明、科学技术进步和国际科学技术合作,设一、二、三等奖,每年评选、授奖一次,旨在奖励医学科学技术领域有杰出贡献的个人和集体,对提高中国医学科技创新能力和科技水平,推广和普及先进医学科学技术,激励科技人员攀登科技高峰起促进作用。卫生健康委员会将从获得中华医学科技奖项目中推荐国家科学技术奖。

(2)中华预防医学会科学技术奖。2006年12月,中华预防医学会宣布设立中华预防医学会科学技术奖,分设基础研究类、技术发明类、应用研究类和国际科学技术合作类。用于奖励在预防医学基础研究、应用基础研究、应用研究和开发研究中取得优秀成果的个人和集体。奖励分一、二、三等级,每两年评审一次,授奖一次。由中华预防医学会聘请全国预防医学领域的知名专家和学者组成中华预防医学会科学技术奖励委员会和评审委员会评出。

(二)国家级科技奖励的推荐和受理

国家科学技术奖候选人由下列单位和个人推荐:省、自治区、直辖市人民政府;国务院有关组成部门、直属机构;中国人民解放军有关部门;经国务院科学技术行政部门认定的符合国务院科学技术行政部门规定的资格条件的其他单位和科学技术专家(即国家最高科学技术奖获奖人、中国科学院院士、中国工程院院士);我国驻外使馆、领馆可以推荐中华人民共和国国际科学技术合作奖的候选人。

符合奖励条例和实施细则规定的推荐单位和推荐人,应当在规定的时间内向奖励办公室提交推荐书及相关材料。奖励办公室负责对推荐材料进行形式审查。经审查不符合规定的推荐材料,不予受理并退回推荐单位或推荐人。

(三)国家级科技奖励的评审和授奖

1.科技奖励的评审　对形式审查合格的推荐材料,由奖励办公室提交相应评审组进行初评。初评可以采取定量和定性评价相结合的方式进行。对通过初评的国家最高科学技术奖、国际科学技术合作奖人选,及通过初评且没有异议或者虽有异议但已在规定时间内处理的国家自然科学奖、国家技术发明奖、国家科学技术进步奖人选及项目,提交相应的国家科学技术奖评审委员会进行评审。

国家科学技术奖的评审表决规则如下:①初评以网络评审或者会议评审方式进行,以记名限额投票表决产生初评结果。②国家科学技术奖各评审委员会以会议方式进行评审,以记名投票表决产生评审结果。③国家科学技术奖励委员会以会议方式对各评审委员会的评审结果进行审定。其中,对国家最高科学技术奖以及国家自然科学奖、国家技术发明奖和国家科学技术进步奖的特等奖以记名投票表决方式进行审定。④国家科学技术奖励委员会及各评审委员会、评审组的评审表决应当有 2/3 以上多数(含 2/3)委员参加，表决结果有效。⑤国家最高科学技术奖、国际科学技术合作奖的人选，以及国家自然科学奖、国家技术发明奖和国家科学技术进步奖的特等奖、一等奖应当由到会委员的 2/3 以上多数(含 2/3)通过。国家自然科学奖、国家技术发明奖和国家科学技术进步奖的二等奖应当由到会委员的 1/2 以上多数(不含 1/2)通过。

2. 科技奖励的授奖　国家自然科学奖、国家技术发明奖、国家科学技术进步奖由国务院颁发证书和奖金。国家自然科学奖、国家技术发明奖、国家科学技术进步奖奖金数额由科学技术部会同财政部另行公布。国际科学技术合作奖由国务院颁发证书。每年奖励项目总数不超过 400 项。其中，每个奖种的特等奖项目不超过 3 项，一等奖项目不超过该奖种奖励项目总数的 15%。

三、申报奖励的注意事项和要求

(一)报奖前的准备工作

仔细阅读申报奖励的通知和《科学技术奖励推荐工作手册》，详细了解材料申报要求、评审范围、申报材料形式、审查要点等有关规定，并严格按照要求准备材料。确保网络申报材料与纸制申报材料一致。推荐奖励的材料是客观、准确、全面地反映所报项目的依据。填写前认真阅读科学技术奖励推荐书的“填写说明”，并注意以下几点：①推荐书要完整，不能漏填或缺页；②完成单位、完成人前后要一致；③需要盖公章的地方一定要加盖公章，而且必须是具有独立法人资格的公章；④推荐书填写要实事求是，过于吹捧和过于谦虚均不合适；⑤要突出创新、突出特点；⑥要求打印，并注意排版，字号不能太小，做到美观整洁。

(二)申报奖励的技巧

1. 思想重视　主动早做准备(专利抢先申请，论文抢先发表；采取多层次、多渠道、多形式进行成果推广，为成果获奖创造条件)；讲究申报时机，过早过晚均不合适；围绕一个专题进行系统深入研究；重视各种成果申报表格的填写；重视成果答辩的组织、演练工作。

2. 熟悉评审程序　①形式审查；②第一级评审(初审)；③第二级评审(终审)；④授奖委员会审批；⑤异议期；⑥授奖。

3. 理解评审指标及权重　①创新性(25%)；②先进性(20%)；③经济效益与社会效益(20%)；④应用、引用情况(15%)；⑤学术意义(10%)；⑥系统性(10%)。

(三)申报推荐书的填写内容

科技奖励申报推荐书包括以下内容：项目基本情况；项目简介；立项背景；详细科学技术内容；发现、发明和创新点；保密要点；与当前国内外同类研究、同类技术的综合比较；应用情况；经济效益和社会效益；本项目曾获科技奖励情况；知识产权情况；主要完成人情况表；主要完成单位情况表；推荐单位(部门)意见。

(四)申报材料的整理要求

申报奖励必须具备的相关材料:①《科学技术成果鉴定申请表》(国家科技部制)一式3份;②工作总结报告(包括课题来源、选题背景、工作过程、主要结论、应用情况和市场前景等概况)1份;③技术总结报告(技术方案论证、技术特征、总体性能指标与国内外同类先进技术的比较、技术成熟程度、对社会经济和科技进步的意义、推广应用的条件和前景、存在的问题等)1份;④查新报告及收录、引用证明各1份;⑤国内外情况对比分析报告1份;⑥应用报告或经济效益证明(需加盖应用单位财务章)1份;⑦检测报告(需要进行检测的项目)1份;⑧其他证明材料(立项报告、批复文件等)各1份;⑨拟聘评审专家名单(注明单位、职务、职称和通讯方式)1份。

第六节 医学科研专利的申请

一、专利概述

(一)专利的概念

专利通常是专利权的简称,是指一个国家或地区的专利行政部门对申请人就一项发明创造提出专利申请后,经依法审查合格,向申请人授予的在规定的时间内对该项发明创造享有的专有权。由于医学研究具有高科技、高投入、高风险以及高效益等特点,医学科研成果的专利申请显得尤为重要。

(三)专利的特点

任何一项专利都具有专有性、地域性、时效性等特点。

1. 专有性 也称排他性,一项发明创造的专利权只能为相应的专利权人所拥有,其如何实施一般只能由专利权人决定。除强制许可外,未经专利权人许可,任何人不得实施该专利,否则就是侵权,将受到相应的处罚。

2. 地域性 由于专利制度是各个国家设立的法律制度,在一国获得的专利权只在该国有效,要想在他国也得到专利保护,必须依据他国的法律提出申请。

3. 时效性 基于对专利权人和公众利益平衡的考虑,任何一项发明创造专利都有一定的受保护期限。专利权人只在法律规定的期限内享有发明创造的独占权,一旦专利期限到了,公众就可以无偿使用该发明创造。

(二)专利的类型

依据我国专利法,专利包括发明专利、实用新型专利和外观设计专利三种类型。

1. 发明专利　发明专利是指对产品、方法或者其改进所提出的新的技术方案。其特点是:①发明是一项新的技术方案,是利用自然规律解决生产、科研、实验中各种问题的技术方案,一般由若干技术特征组成。②发明分为产品发明和方法发明两大类型,产品发明包括所有由人创造出来的物品;方法发明包括所有利用自然规律通过发明创造产生的方法。发明专利不仅可以保护产品的结构、组分、配方及比例,还可以保护产品的生产工艺及产品制造方法。

2. 实用新型专利　实用新型专利是指对产品的形状、构造或者其结构所提出的适于实用的新的技术方案。其特点是:实用新型专利必须是一种有用的产品,须具有一定的形状和构造,如仪器、设备、用具或日用品等。

3. 外观设计专利　外观设计专利是指对产品形状、图案或者其结合以及色彩与形状、图案的结合所做出的富有美感并适于工业应用的新设计。

二、专利的授权条件

对于发明专利和实用新型专利,授权的实质条件包括新颖性、创造性和实用性。

1. 新颖性　新颖性是指在申请日以前没有同样的发明或者实用新型在国内外出版物上公开发表过、公开使用过或者以其他方式为公众所知;也没有同样的发明或者实用新型由他人向专利局提出过申请并且记载在申请日以后公布的专利申请文件中。

2. 创造性　创造性是指同申请日以前的技术相比,该发明或实用新型有突出的实质性特点和显著进步。实质性特点是指发明相对于现有技术,对所属领域技术人员来说,不是在现有技术的基础上通过逻辑分析、推理或者试验就能轻易得到的;显著进步是指发明与最接近的现有技术相比,克服了现有技术的缺点和不足,有长足的进步。

3. 实用性　实用性是指该发明或实用新型能够制造或者使用,并且能产生积极效果。对于外观设计专利,授权的条件是该外观设计同申请日以前在国内外出版物上公开发表过或者在国内公开使用过的外观设计不相同并且不相近似。

三、专利的申请和维护

(一)专利申请的范围

医学科研成果通过专利申请,有利于医学技术资源共享,避免重复研究和资源浪费,促进医学技术向更高、更新的方向发展。

1. 药品本身、制备方法和用途　对于药品,可以从药品本身、药品的制备方法、药品的用途三个方面申请专利。药品专利保护的范围包括新开发的以医药为用途的原料药及活性成分(药物化合物)、新的药物组合物或复方(制剂)、药物化合物或制剂的新的制备方法、新的医药用途等。

2. 微生物菌种和遗传物质本身、制备方法和用途　我国对微生物菌种和遗传物质专利保护是从1993年开始。依据专利法实施细则和审查指南相应规定,分离得到且有特定工业用途的微生物菌种和遗传物质,只要能重复得到,就属于可授予专利的主题。微生物菌种包括各种细菌、放线菌、真菌、病毒、原生动物和藻类等;遗传物质如基因、DNA、RNA和染色体等,属于生物化学物质,因而也可以像其他化学物质一样被授予专利;人们首次从自然界分离或提取出来的基因或DNA片段,其碱基序列是现有技术中不曾记载的,并能被确切地表征,且在产业上有利用价值,则该基因或DNA片段本身及其取得方法也属于可受专利保护的客体。

3. 生物制品本身、制备方法和用途　生物制品是指用微生物、微生物代谢产物、动物毒素、人或动物的血液或组织等经加工制成,作为预防、诊断和治疗特定传染病或其他有关疾病的免疫制剂,如疫苗、抗病毒的血清、抗生素等。根据生物制品的具体属性,可以按化学物质或药品进行专利申请和审查。

4. 医疗器械、设备和防护用具本身、制造方法和产品的包装和造型　该类型的发明创造除可以申请发明专利以外,还可以申请实用新型和外观设计专利保护。其中申请实用新型专利保护时,产品必须有形状和构造方面的改进;申请外观设计专利保护时,产品的外观应当是形状、图案或色彩方面的富有美感的新设计。

(二)专利申请的程序

依据专利法,专利申请和审批程序包括:专利受理、初步审查、公布审查以及专利授权等。发明专利的申请流程:申请→初步审查→公布→实质审查→专利授权;实用新型或者外观设计专利申请在审批中不进行实质审查,只有专利受理、初步审查和专利授权三个阶段。

(三)专利的维护

1. 专利保护期限　发明专利的保护期限为自授权之日起20年;实用新型专利和外观设计专利保护期限为自授权之日起10年。专利权人自被授予专利权当年开始需缴纳年费。

2. 专利权终止　专利权终止是指专利权因某种法律事实的发生而导致其效力消失的情形。专利权终止有两种情形:①因保护期限届满而终止;②因某些原因在保护期届满之前终止,如没有按照规定缴纳年费或专利权人以书面声明放弃专利权。

3.专利权转让　专利权转让是指专利权人将其发明创造专利的所有权或将持有权转让给受让方，受让方支付约定价款，并订立合同，从而取得专利权，成为新的合法专利权人。专利权转让方式分为主动许可和被动许可两种：主动许可又分为独家许可、独占许可、普通许可、分许可和交叉许可；被动许可包括计划许可和强制许可。

（姚应水　陈　燕）

参考文献

[1] 刘民. 医学科研方法学(第 3 版)[M]. 北京:人民卫生出版社,2014.

[2] 陈世耀,刘晓清. 医学科研方法[M]. 北京:人民卫生出版社,2015.

[3] 陈坤,陈忠. 医学科研方法[M]. 北京:科学出版社,2016.

[4] 叶冬青. 医学科研方法[M]. 合肥:安徽大学出版社,2010.

[5] 詹思延. 流行病学(第 8 版)[M]. 北京:人民卫生出版社,2017.

[6] 赵仲堂. 流行病学研究方法与应用(第 2 版)[M]. 北京:科学出版社,2018.

[7] Rothman K J, Greenland S, Lash T L. Modern Epidemiology(3rd ed)[M]. Lippincott Williams & Wilkins,2012.

[8] 郭继军. 医学文献检索与论文写作(第 5 版)[M]. 北京:人民卫生出版社,2018.

[9] 刘续宝,孙业桓. 临床流行病学与循证医学(第 5 版)[M]. 北京:人民卫生出版社,2018.

[10] 叶冬青. 临床流行病学[M]. 合肥:安徽大学出版社,2010.

[11] Gregg M B. Field Epidemiology(3rd ed)[M]. Oxford University,2008.

[12] 华琳,李林. 医学数据挖掘案例与实践[M]. 北京:清华大学出版社,2016.

[13] 王禾,武国军. 医学论文写作指南(第 2 版)[M]. 北京:人民卫生出版社,2016.

[14] 胡良平. 医学论文写作与编辑统计学运用[M]. 郑州:河南科学技术出版社,2019.

[15] 郭秀花. 实用医学调查分析技术(第 2 版)[M]. 北京:人民军医出版社,2014.

[16] 陈勰. 医学伦理学案例与实训教程[M]. 杭州:浙江大学出版社,2019.

[17] 张文彤,董伟. SPSS 统计分析高级教程(第 3 版)[M]. 北京:高等教育出版社,2018.

[18] 罗家洪,郭秀花. 医学统计学计算机操作教程(第 2 版)[M]. 北京:科学出版社,2018.